权威·前沿·原创

皮书系列为
"十二五""十三五"国家重点图书出版规划项目

图书在版编目(CIP)数据

中国健康城市建设研究报告.2016/王鸿春,解树江,盛继洪主编.--北京:社会科学文献出版社,2016.9
（健康城市蓝皮书）
ISBN 978-7-5097-9676-4

Ⅰ.①中… Ⅱ.①王…②解…③盛… Ⅲ.①城市卫生-研究报告-中国-2016 Ⅳ.①R126

中国版本图书馆CIP数据核字（2016）第212852号

健康城市蓝皮书
中国健康城市建设研究报告（2016）

主　　编 / 王鸿春　解树江　盛继洪
副 主 编 / 王大树　张志辉

出 版 人 / 谢寿光
项目统筹 / 曹义恒
责任编辑 / 赵慧英　吕霞云

出　　版 / 社会科学文献出版社·社会政法分社（010）59367156
　　　　　　地址：北京市北三环中路甲29号院华龙大厦　邮编：100029
　　　　　　网址：www.ssap.com.cn
发　　行 / 市场营销中心（010）59367081　59367018
印　　装 / 三河市东方印刷有限公司
规　　格 / 开　本：787mm×1092mm　1/16
　　　　　　印　张：20.75　字　数：343千字
版　　次 / 2016年9月第1版　2016年9月第1次印刷
书　　号 / ISBN 978-7-5097-9676-4
定　　价 / 79.00元

皮书序列号 / B-2016-528

本书如有印装质量问题，请与读者服务中心（010-59367028）联系

▲ 版权所有 翻印必究

《中国健康城市建设研究报告（2016）》编辑委员会

编委会主任 　王彦峰　〔德〕施贺德

编委会副主任　王鸿春　杨利明　张青阳

主　　　　编　王鸿春　解树江　盛继洪

副　主　　编　王大树　张志辉

执行副主编　张晓冰　鹿春江

主 编 助 理　杜博伦

编　　　　委　（按姓氏笔画为序）

卜　秋　丁贵红　王　军　王春勇　王　海
王　微　平　昭　任　英　刘　军　刘泽军
刘炳武　汤伟民　安　红　许吉星　苏　工
李小峰　李忠阳　李　茜　李桂英　李　晨
李　晶　李　骥　肖士兵　吴恒洁　吴海兰
张青阳　张晓明　张　翔　陈　苏　邵　婕
范冬冬　周彩贤　房敏敬　赵亚莉　郜　杰
姜晓明　施卫平　姚发岐　贾建强　夏吴雪
黄江松　梅　扬　曹义恒　韩卫强　韩　迪
赫　军　蔡一华

组织编写单位

中国城市报·中国健康城市研究院
中国医药卫生事业发展基金会
首都社会经济发展研究所
北京健康城市建设促进会
北京健康城市建设研究中心

主要编撰者简介

王彦峰 中国医药卫生事业发展基金会理事长、中国城市报·中国健康城市研究院名誉院长，曾长期在中央理论宣传等部门工作。编著有《世界动荡之源》《中国国情辞书》《中国健康城市建设研究》《中国健康城市建设实践之路》《健康是生产力》《北京健康城市建设研究》《2012北京健康城市建设研究报告》《2013北京健康城市建设研究报告》《健康城市蓝皮书·北京健康城市建设研究报告（2015）》《健康城市蓝皮书·北京健康城市建设研究报告（2016）》等十余部著作。曾在发起和推动的"健康奥运、健康北京"全民健康活动中做出突出贡献，并在2008年底被北京市人民政府及北京奥组委授予"特殊功勋奖"；在2009年8月北京市启动的"健康北京人——全民健康促进十年行动规划"活动中，被聘为总顾问。自2005年中国医药卫生事业发展基金会成立以来，其提出的"健康是生产力"这一科学理念相继在国家重要期刊、报纸、网站上发表，引起了广泛的社会反响。

〔德〕施贺德 医学流行病学博士，世界卫生组织（World Health Organization）驻华代表。就职世卫组织驻华代表处之前，他曾在日内瓦担任联合国艾滋病规划署总部证据、政策与创新司司长，在中国北京担任联合国艾滋病国家协调员。施博士曾担任一系列高层国际职务，包括全球抗击艾滋病、结核病和疟疾基金绩效评价与政策司司长，世界卫生组织艾滋病司司长，联合国艾滋病规划署评价与战略信息司司长。2000年，施博士承担了世界银行的一项特别任务，对艾滋病疫情及其应对措施的成本和影响进行经济学分析。加入联合国工作之前，施博士曾担任德国国家艾滋病规划处主任和位于柏林的德国联邦卫生部中央生物医学与传染病研究及参比实验室罗伯特·科赫研究所传染病流行病学处主任。施博士在科学杂志和书籍中广泛发表文章，并在柏林教授应用流行病学。他在发展政策、传染病流行病学以及全球与国家层面的规划方面富有经验。施博士是一位医生,在德国及美国疾病预防控制中心完成了教育和专业培训。

王鸿春 首都社会经济发展研究所原所长,现任中国城市报·中国健康城市研究院院长、北京健康城市建设促进会理事长、北京健康城市建设研究中心主任和首席专家,研究员、高级经济师,北京师范大学北京文化发展研究院兼职教授。近年来主持完成决策应用研究课题30余项,其中省部级项目6项,主编或合作主编决策研究书籍17部。主持决策研究课题获北京市委、市政府领导批示20项,《转变医疗模式政策研究》获得北京市第九届优秀调查研究成果一等奖等市级奖项共11项。著有《凝聚智慧——王鸿春主持决策研究成果文集》并先后担任《北京健康城市建设研究》、《2012北京健康城市建设研究报告》、《2013北京健康城市建设研究报告》、《健康城市蓝皮书·北京健康城市建设研究报告(2015)》、《健康城市蓝皮书·北京健康城市建设研究报告(2016)》、*Studies on Beijing's Efforts to Build a Healthy City* 等书主编。

解树江 经济学博士、博士后,《中国城市报》总编辑、中国经济发展研究会副秘书长、中央民族大学教授。主要研究领域为城市经济、产业经济和资本市场。先后出版了《中国智慧城市发展报告(2015)》《虚拟企业:理论分析、运行机制与发展战略》《中国的资本市场:基于竞争理论的分析》《中国能源集团500强分析报告》《中国能源装备年鉴》等著作,并在《人民日报》《光明日报》《经济学动态》《经济理论与经济管理》《社会科学辑刊》《当代经济研究》《中央党校学报》等报刊发表论文50余篇。

盛继洪 首都社会经济发展研究所所长、北京市决策学学会秘书长,中国城市报·中国健康城市研究院特约研究员,高级政工师,曾担任《2013北京健康城市建设研究报告》、《健康城市蓝皮书·北京健康城市建设研究报告(2016)》、《首都安全战略研究》副主编,《首都全面深化改革政策研究》主编。长期在北京市委和区县从事决策应用研究工作,组织落实多项市、区级重点课题,主持北京市社会科学基金项目多项,获北京市调查研究成果奖二等奖3次,三等奖1次,参与组织起草北京市第十一次党代会报告,为市委、市政府领导科学决策提供服务。

摘　要

健康城市作为纳入国家"十三五"规划、努力打造的重要的国家战略，其对城市可持续发展的重要意义在近年来愈加凸显。从国务院在《关于进一步加强新时期爱国卫生工作的意见》中提及要加快推进健康城市建设，党的十八届五中全会将"健康中国"上升为国家战略、纳入"十三五"规划，到《关于开展健康城市健康村镇建设的指导意见》发布，中国健康城市发展正在逐步迈入新时期。

本书是在全国爱国卫生运动委员会办公室、世界卫生组织驻华代表处的指导下，由中国城市报·中国健康城市研究院、中国医药卫生事业发展基金会、首都社会经济发展研究所、北京健康城市建设促进会和北京健康城市建设研究中心联合组织编写的第一本"中国健康城市蓝皮书"。全书由总报告、健康环境篇、健康社会篇、健康服务篇、健康人群篇、城市案例篇、国外借鉴篇和附录八个部分组成。所有报告基于大量的实证研究和调查分析，重点突出对健康城市的四大方面，即健康环境、健康社会、健康服务和健康人群的调查研究。本书力求通过组织中国相关领域专家进行年度梳理与分析，研究总结中国健康城市发展方向与脉络，对目前存在的问题进行剖析，并有针对性地提出发展建议，为党和政府的健康城市发展提供决策参考。

总报告以我国健康城市运动 20 多年来的发展为切入点，梳理了中国健康城市建设的实践之路，总结出"大卫生、大健康"理念、"政府主导、部门协作、社会参与"运行机制、"政府规划＋项目推进"建设方式、卫生城市奠定良好基础、建设内容多样化、正面宣传教育为特征的中国健康城市发展的特点。与此同时，在健康城市建设过程中也还存在着宏观规划缺位、城市规划可操作性有待加强，爱卫工作协调能力有待提高、工作内涵内容有待拓宽，居民认知程度低、健康素养待提升，健康城市建设动力不足、非政府组织作用有待增强，建设高要求、科研低水平，项目任务多、人才培训少等六个方面的不

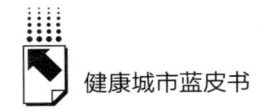

足。为推动下一阶段健康城市建设工作更好地开展，实现"健康中国"的宏伟目标，报告还提出了五项有针对性的对策建议。

健康环境篇以中国城市生活垃圾管理和生物多样性保护为例，对中国城市的健康环境状况进行管理评估。前者通过利用2006年以来的统计数据，结合案例调查，从无害化、减量化、资源化和低成本化四个角度评估了全国288个地级以上城市的生活垃圾管理效果；后者从城市化与生物多样性之间的关系入手，从如何协调社会、经济和环境的角度，用区域生态学和城市生态学的观点对城市生物多样性资源展开调查和规划研究，对城市可持续发展和人居环境建设提出了独到的观点。

健康社会篇运用德尔菲专家咨询法、文献资料复习法等研究方法针对社会公共安全发展趋势与体系规划、国内外健康社区、健康城市评价指标体系的应用进行了对比分析研究，发现虽然全国范围内已经开展了健康城市和健康社区建设，但各省市认识和进展不同，需要进一步加强社区卫生工作，正确认识健康社区和健康城市的关系，建立健康社区评价标准，维护公共安全则必须从建立健全长效机制入手，推动思路理念、方法手段、体制机制创新，加快健全公共安全体系，明确八大理念和重点任务，构建基于大数据和安全风险治理的城市公共安全智慧治理体系。

健康服务篇在分析健康城市建设内涵的基础上，采用文献资料法、访谈法、问卷调查法、数理统计法等相关方法，融合城市化与公共服务供给的观点，从健康城市发展的角度，对健康服务的体系建设和机制完善、中国"医体结合"的大众健身模式特别是苏州市"阳光健身卡"实施情况展开对应性研究，对影响大众进行体育建设消费的因素等内容出发，从社会学、管理学角度，分析现行医疗体制存在的问题，实施"医体结合"大众建设模式的重要性等，对新时期推动医疗体系改革、"医体结合"大众健身模式建言献策。

健康人群篇以人群的健康为核心，通过面板数据资料和现场抽查数据，运用横断面比较及历史发展前后对比，结合专家访谈和定性分析，对中国人群健康状况、健康影响因素进行分析总结。一篇以数据调查为依托，直面城乡居民健康影响因素变化和重点健康状况水平，分析问题、提出对策建议；一篇以成绩和问题为导向，总结成功经验、梳理特异性问题，提出加强健康赋权、以预防为导向、多部门合作的全民健康教育发展方向。

城市案例篇重点概括全国健康城市示范城市经验，选取上海市、杭州市、苏州市、威海市、泸州市和金昌市六座城市的健康城市发展经验，通过总结凝练、提纲挈领，对上海市健康城市第四轮行动实施情况、杭州市健康楼宇试点项目经验、苏州市健康城市发展阶段的工作思考、威海市推进健康城市发展的实践情况、泸州市对贫困地区全民预防保健试点工作的探索以及金昌市在健康城市方案落实和督查考核的评估等方面进行分享，以飨读者。

国外借鉴篇以加拿大温哥华市健康城市策略和澳大利亚悉尼市2030年可持续发展城市规划为分析背景，为中国的健康城市发展提供了国外的经验借鉴。

附录则以记录在全国宏观政策视角下，中国健康城市发展在里程碑意义上的重要文件和信息为主要内容，刊登了全国爱国卫生运动委员会办公室《关于开展健康城市健康村镇建设的指导意见》，同时对中国城市报·中国健康城市研究院成立的相关情况作了综述。

关键词： 健康城市　城市病　可持续发展

目 录

序言一 ……………………………………………………………… 陈　竺 / 001
序言二 ………………………………………………………〔德〕施贺德 / 001

Ⅰ 总报告

B.1 中国健康城市实践与发展对策分析研究
　　　…………………… 王彦峰　王鸿春　张晓冰　李　骥　龙　倩 / 001
　　一　绪论 …………………………………………………………… / 002
　　二　中国健康城市实践历程 ……………………………………… / 008
　　三　中国式健康城市建设道路 …………………………………… / 014
　　四　中国健康城市建设问题分析 ………………………………… / 022
　　五　中国健康城市发展对策建议 ………………………………… / 029

Ⅱ 健康环境篇

B.2 中国城市生活垃圾管理评估报告 ………………… 宋国君　孙月阳 / 033
B.3 生物多样性保护是城市赖以发展的基础
　　　………………………… 胡京仁　杜博伦　邵　婕　李彩虹 / 052

Ⅲ 健康社会篇

B.4 "十三五"城市公共安全发展趋势与体系规划研究 …… 张黎明 / 067
B.5 中国健康社区建设情况分析 ………………………… 姚　维　邹煦熙 / 079

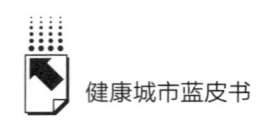

Ⅳ 健康服务篇

B.6 健康城市建设与医疗体制改革 …………… 王大树　朱璐璐 / 097

B.7 中国体医结合健身模式现状与对策
　　——以苏州市"阳光健身卡"为例 ………… 黄亚玲　赵　彤 / 110

Ⅴ 健康人群篇

B.8 中国城乡居民健康状况及健康影响因素变化分析
　　…………………………………… 李　滔　郝晓宁　刘　志 / 128

B.9 2015年中国人群健康状况：直面挑战，保护
　　和促进全民健康 …………………………… 田向阳　晋菲斐 / 151

Ⅵ 城市案例篇

B.10 上海市建设健康城市第四轮行动实施情况报告
　　………… 姜综敏　李忠阳　李光耀　唐　琼　徐　园　乐之春 / 166

B.11 杭州市健康楼宇试点项目现状
　　………………… 蔡一华　王建勋　李金涛　陈珺芳 / 178

B.12 苏州市健康城市建设实践与思考 ………… 卜　秋　刘俊宾 / 192

B.13 健康城市的威海实践 ………… 杨正辉　李　静　王泽珣 / 208

B.14 贫困地区预防保健体系建设
　　——泸州市创建健康城市中关于开展全民预防保健
　　试点的探索 ………… 任　英　李正业　罗　刚　王光明 / 217

B.15 2012~2015年金昌市建设健康城市案例介绍
　　………………………………………………… 姚发岐　赵有成 / 238

Ⅶ 国外借鉴篇

B.16 加拿大温哥华健康城市规划研究
　　………………〔瑞典〕约什·韦恩伯格　荆　晶　王　微 / 250

B.17 悉尼城市建设规划与健康城市 …………… 赵亚莉　陈　苏 / 262

Ⅷ 附录

B.18 关于开展健康城市健康村镇建设的指导意见 ………………… / 276

B.19 创建健康城市一流智库　推动全国健康城市建设
——中国健康城市建设评价指标体系研讨会暨中国城市报·中国健康城市研究院成立仪式在京召开 …… 杜博伦 / 286

B.20 后记 ………………………………………………………………… / 288

Abstract ……………………………………………………………… / 290
Contents ……………………………………………………………… / 294

皮书数据库阅读**使用指南**

序言一[*]

健康是人类存在和发展的前提，没有健康的、现实的人的存在，就谈不上社会的良性发展。党的十七大指出，"健康是人全面发展的基础，关系千家万户幸福"。党的十八大进一步提出，"健康是促进人的全面发展的必然要求"。党的十八届五中全会更提出要将健康中国上升为国家战略，"十三五"规划建议稿中也明确提出了建设"健康中国"的目标。健康，已经成全社会关注的焦点，它既是社会生产力的一部分，又是社会发展的重要目标。

2015年9月，联合国可持续发展峰会通过了《改变我们的世界——2030年可持续发展议程》，该议程再次强调了经济、社会、环境三位一体的可持续发展观。纵观人类历史，城市化是人类谋求生存和发展的必经阶段，但"高污染、高消耗、高浪费、低效益"的传统城市发展模式滋生了诸如交通拥堵、环境污染、资源短缺等各种威胁人类健康的"城市病"。与此同时，快节奏的都市生活带来的精神压力、锻炼缺乏、不良饮食及作息等问题对人们的身心健康产生不可低估的负面影响。健康城市建设可谓刻不容缓。

健康城市是20世纪80年代世界卫生组织为应对"城市病"而提出的一种全新的城市发展战略，其思想渊源主要是西方的"新公共卫生运动"、"人人健康"战略思想和《渥太华宪章》。健康城市以人的健康为核心，着重关注健康人群、健康环境、健康社会和健康服务四个方面。在发展理念上，将健康贯穿于城市的规划、建设、管理、运行等各个环节；在治理方式上，健康城市采取以预防为主的源头治理；在涉及领域上，健康城市涵盖了公共卫生服务、环境建设、城市规划与建设、产业发展等多个方面。健康城市的目标是通过促进

---

[*] 本文作者是第十二届全国人民代表大会常务委员会副委员长、农工党中央主席、欧美同学会·中国留学人员联谊会会长、中国红十字会会长、中国和平统一促进会副会长陈竺。

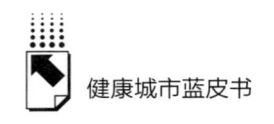

城市自然环境、社会环境和人群的和谐统一，居民生活方式的健康、心态积极向上，来提升人的健康水平。

作为世界上最大的发展中国家，中国的城市化进程正在不断加快。据估计，到2020年，我国的城市化率将达到60%。快速城市化带来的消极后果之一就是容易诱发各种慢性疾病，导致居民健康水平日益下降，这将对我国经济社会的可持续发展造成极其不利的影响。建设健康城市不仅有助于提升人民健康水平，也是我国城市转变经济发展模式、践行科学发展观和"创新、协调、绿色、开放、共享"五大发展理念的必然要求。健康城市是我国转型时期城市发展的方向，是全面建成小康社会的重要一环。

从20世纪90年代起，健康城市理念开始在我国广泛传播，引起了国内一些地方政府、专家学者、社会组织的高度关注。1994年我国与世界卫生组织正式开展健康城市项目合作，2007年正式确定了北京市东城区和西城区、上海市闵行区七宝镇和金山区张堰镇、杭州、苏州、大连、张家港、克拉玛依为建设健康城镇的试点地区。经过多年努力，这些试点地区都取得了可喜的成绩。2008年，北京市以举办奥运会为契机，开展"健康奥运、健康北京——全民健康促进活动"，以北京为代表的一批城市的健康城市创建工作逐步深化。一些地方政府也先后推出了一系列建设健康城市计划，如：《健康北京"十二五"发展建设规划》、《健康杭州"十二五"规划》、广州的《建设健康城市规划（2011～2020年）》、《上海市建设健康城市三年行动计划》等。

2012年，国务院发布的《卫生事业发展"十二五"规划》，明确提出：全面启动健康城镇建设活动，继续开展国家卫生城（镇）创建活动。2014年，国务院在《关于进一步加强新时期爱国卫生工作意见》中进一步强调，要"鼓励和支持开展健康城市建设，努力打造卫生城镇升级版"。可以说，中国的健康城市正迈入全面发展的阶段。

今后加强健康城市的建设力度，既需要尽快制定和出台国家层面的健康城市建设指导性文件和指标评价体系，也需要进一步深化开展有关研究，努力探索和总结适合我国国情的健康城市建设模式，力争形成具有中国特色、中国风格、中国气派的健康城市建设理论，促进健康城市建设的良性发展。

序言一

《健康城市蓝皮书：中国健康城市建设研究报告（2016）》的编撰，是对我国健康城市建设开展理论探讨和实践总结的一种有益的尝试，对我国健康城市未来的发展具有重要意义。在此，也向为这本书付出心血的编撰工作者致以感谢和敬意。

陈竺

2016 年 2 月 26 日

序言二

纵观全球，我们正在经历一个空前快速的城市化进程。中国人口城市化的速度甚至比世界其他地方还要更快。目前，有1/2的中国人生活在城市；到2030年，这一比例将增至近3/4。

城市的快速扩张已经在多个方面增加健康风险。空气污染，道路交通拥堵，方便的（但往往是不健康的）快餐食品，以及缺乏步行、骑行和运动的安全空间，都将使中风、心脏疾病、癌症、呼吸系统疾病和伤害所导致的死亡率上升。在某些地方，不良的城市卫生和废物管理将滋生虫媒传播疾病和传染病，如痢疾和肺结核。其中的很多问题，如空气污染，都是复杂的、极具挑战的问题，其解决绝不在一朝一夕之间。

在这样的背景下，什么是健康城市？世界卫生组织将健康城市定义为不断创造和改善其自然和社会环境的城市，使生活和工作在其中的人们能够实现人生的所有功能并发挥其最大潜力。换言之，一个健康的城市不仅要看有多少诊所和医生，还要看如何将保持社区和人民的健康放在首位。

有一点是毋庸置疑的：解决当前以及将来城市面临的诸多健康挑战，并保持我们自己、家人和社区的健康和生产力，这不仅仅是卫生领域的责任。为了保护和促进健康，需要大家共同承诺、共同行动，以及政府强有力的领导。这是健康城市运动的核心。

自20世纪80年代引入健康城市的理念以来，它已经被世界各地的城市所吸纳，从加拿大传播到日本、新加坡、新西兰、澳大利亚以及欧洲等国家和地区。中国1989年启动的国家卫生城市项目则着眼于改善城市的基础卫生设施和环境。至今全国已有200多个城市被授予了卫生城市称号。建立在卫生城市这一独特模式的基础上，中国近年来逐步引入和扩展健康城市的做法——针对更加广泛的健康影响因子和健康决定因素，以改善城市的健康环境。自2007年以来，全国已经有34个城市纳入健康城市的试点。这些城市的不同部门密

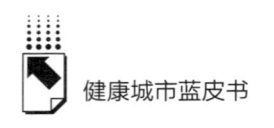

切合作，实施了一系列干预措施，致力于控烟、健康生活方式、道路安全和健康市场等。

在此期间，健康城市的概念日渐吸引着中国的各级领导者。2014年12月，《国务院关于进一步加强新时期爱国卫生工作的意见》明确提出鼓励和支持健康城市建设。在本书即将付印之际，国家关于健康城市建设的相关指导意见和健康城市的评价指标体系正在开发制定中。这些政策措施显示了政府高层领导对健康城市理念的重视。

即将发布的指导意见和评价指标体系的一个独特之处，就是将持续改善健康（及城市中的健康指标）和总体的治理能力联系起来。这一点十分重要，因为它将形成一个机制，即领导者和政府作为一个整体来负责城市中的健康，而不仅仅是由卫生部门来承担责任。这将是一个独特的模式，如果成功，将使中国成为世界上推行健康城市行动革新的引领者。

在2015年9月联合国大会正式通过可持续发展目标（SDGs）之后，中国的这些重要政策进展恰逢其时。城市及其领导者在可持续发展议程中发挥着关键作用：在17个可持续发展目标中，大多数目标都在不同程度上与可以促进人类身心健康和福祉的社会、经济及环境决定因素密切相关。诸多影响这些决定因素的决策都发生在城市一级，并影响着居住在中国城市里的数以亿计的市民。因此，健康城市行动将在可持续发展议程的成功上发挥重要作用。换言之，没有健康城市，也就没有可持续发展。

在华期间，我目睹了许多改善城市健康的重大举措。北京的无烟立法就是一个卓越的例子。

但是我们现在需要更进一步，创建一个遍及全国的健康城市的行动。这并不意味着所有城市都千篇一律，但是需要所有城市承诺持续地改善影响人们健康的环境。要创建一个有意义的行动，我们需要具体的目标和取得成功。我们需要知道现在就可以采取行动并取得进展的领域，比如创建无烟公共区域，这有助于创造动力推动进一步改革的风潮。

我衷心祝贺《健康城市蓝皮书：中国健康城市建设研究报告（2016）》的出版。确保学术界、政策制定者和市民之间的协作来丰富我们的知识和实践，对于推动健康城市行动至关重要。本书在此方面做出了重要贡献：展示了中国建设健康的城市、人群、服务、社会、环境等多方面的努力，并梳理了挑战和

序言二

建议。

  我希望通过我们的联合行动，数以亿计的生活在城市环境的居民，无论在国家的哪一个角落，都能享受到生活在健康城市的好处。让我们都承诺共同努力，使这个目标成为现实！

〔德〕施贺德
世界卫生组织驻华办事处代表
北京，中国
2016年6月

总 报 告
General Report

B.1
中国健康城市实践与发展对策分析研究[*]

王彦峰　王鸿春　张晓冰　李骥　龙倩[**]

摘　要： 健康城市的实质和核心是以人为本，是促进居民健康和身心和谐的最有效途径，是21世纪全球城市化进程中最合乎民意

---

[*] 该研究成果为北京市社科基金重点项目《中国健康城市实践与发展对策研究》的主报告。

[**] 王彦峰，中国医药卫生事业发展基金会理事长、中国城市报·中国健康城市研究院名誉院长，曾长期在中央理论宣传等部门工作，编著有《世界动荡之源》《中国国情辞书》《中国健康城市建设研究》《中国健康城市建设实践之路》《健康是生产力》《北京健康城市建设研究》《2012北京健康城市建设研究报告》《2013北京健康城市建设研究报告》《健康城市蓝皮书·北京健康城市建设研究报告（2015）》、《健康城市蓝皮书·北京健康城市建设研究报告（2016）》等十余部著作；王鸿春，研究员、高级经济师，中国城市报·中国健康城市研究院院长、北京健康城市建设促进会理事长、北京健康城市建设研究中心主任、首席专家，主要研究方向是决策应用研究和健康城市建设研究，著有《凝聚智慧——王鸿春主持决策研究成果文集》并先后担任《北京健康城市建设研究》、《健康城市蓝皮书·北京健康城市建设研究报告（2015）》、《健康城市蓝皮书·北京健康城市建设研究报告（2016）》、*Studies on Beijing's Efforts to Build a Healthy City* 等书的主编；张晓冰，副研究员，首都社会经济发展研究所经济处处长、中国城市报·中国健康城市研究院副秘书长，主要研究方向为决策研究；李骥，就职于北京市石景山区城市管理综合行政执法监察局，主要研究方向为决策研究与城市管理；龙倩，博士，就读于中国人民大学哲学院，主要研究方向为中国传统伦理。

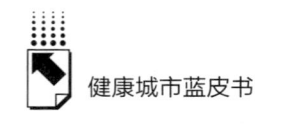

的战略选择。我国健康城市运动已经历20多年的发展，以"大卫生大健康"理念、"政府主导、部门协作、社会参与"运行机制、"政府规划＋项目推进"建设方式、卫生城市奠定良好基础、建设内容多样化、正面宣传教育为特征的中国式健康城市发展道路日益显现和成熟。与此同时，在健康城市建设过程中也还存在着宏观规划缺位、城市规划可操作性有待加强，健康城市协调力度待提高、工作内涵内容有待拓宽，居民认知程度低、健康素养待提升，健康城市建设动力不足、非政府组织作用有待增强，建设高要求、科研低水平，项目任务多、人才培训少等六个方面的不足。为推动下一阶段健康城市建设工作更好地开展，实现"健康中国"的宏伟目标，本文还提出了五项有针对性的对策建议。

关键词： 健康　健康城市　中国健康城市发展道路

一　绪论

（一）健康

健康是人类数万年来不断追寻的目标之一，没有健康的、现实的人的存在，也就没有社会，更不会出现乡村和城市。西方心理学家马斯洛曾提出著名的需求层次理论，即把人的需求分为五个层次，由低到高分别为生理需求、安全需求、爱和归属感需求、尊重需求、自我实现需求。如果没有健康作为基础，那么这五种人类生存必需的需求就会变成空中楼阁。因此，健康是人类生存和发展的第一前提。

人类对于健康的认识，大致经历了三个阶段，即从关注疾病治疗和预防到重视个人生物生理因素和行为生活方式，再到强调社会经济因素。世界卫生组织于1989年正式提出了"四维健康新概念"，即躯体健康、心理健康、社会适应良好和道德健康。《中国大百科全书·现代医学卷》中也将健康定义为"人体的一种状态,在这种状态下人体查不出任何疾病,其各种生物参数都稳定地处在正常变异范围以内,对外部环境(自然的和社会的)日常范围的变化有良好的适应能力。"[1] 可见,健康具有两种属性,即自然属性和社会属性。当代人的健康不仅仅是指身体的无痛苦,更是指一种良好的心理和精神状态。

随着人类对健康认识的深化,影响健康的根源也越来越清晰。研究表明,失业、贫穷、社会不公、机会不平等、居住条件恶劣等社会因素对人类健康的危害远远超过了其他因素。2004年,世界卫生组织报告就指出,在西欧地区改进人们健康的多种因素中,环境因素、气候变化及卫生服务只各占10%,而社会经济因素和行为生活方式因素则各占40%。可见,社会经济因素和行为生活方式对人的健康影响更大。反过来,健康也影响着社会经济的可持续发展。世界银行和哈佛大学曾做过类似测算,"在过去40年的世界经济增长中,大约有8%～10%来自于人们健康水平的提高,亚洲经济发展的奇迹大约30%～40%来源于本地区人群健康的改善"[2]。

(二)城市

城市是人类的聚居地,人们为了获得更好的资源、促进更好的发展、享受更好的生活而聚集在一起,组建了城市,正如亚里士多德在《政治学》中所说的,"城市持续存在是为了'优良的生活'"[3]。在近代,工业革命带来了生产力的巨大飞跃,城市日益取代乡村成为区域发展的核心,代表着社会最先进的生产力,越来越多的人口开始涌向城市,城市化进程不断加快。据统计,1950～1995年,发展中国家超过百万人口的城市由34个增加到213个,发达国家这类城市数量也由49个增加到112个。《世界城市化展望》(2009年修正版)指出:预计到2025年全球城市人口将达到62.9亿,城市化水平超过84%[4]。可以说,城市化已经成为一个世界性的潮流。然而,快速城市化和"高污染、高消耗、高浪费、低效益"的传统城市发展模式让人们在享受城市

---

[1] 总编辑委员会:《中国大百科全书·现代医学卷》,中国大百科全书出版社,2009。
[2] 王彦峰:《中国健康城市建设研究》,人民出版社,2012。
[3] 〔古希腊〕亚里士多德:《政治学》,商务印书馆,1983。
[4] World Urbanization Prospects, New York, 2009.

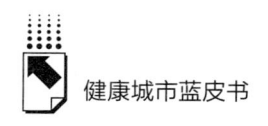

所带来的生活、优质资源、良好教育的同时，也让城市患上了"城市病"，环境污染、疾病蔓延、交通拥堵、住房紧张、管理粗放、暴力犯罪等问题逐渐凸显，涉及城市的社会、经济、环境、生态、管理等各个方面，使得城市始终处在"亚健康"状态，也极大地危害了城市居民的身心健康。据联合国统计，当前全世界约有30亿城市居民，其中有1/3的人住在饮用水不安全、高度拥挤的贫民窟里。城市化的当前现状，使得健康城市这一理念呼之欲出。

（三）健康城市

作为承载现代文明的载体，城市本应是人们健康成长、生活、工作的场所，快速的城市化进程给城市功能的有效发挥带来了巨大威胁和挑战。为了应对这一危机，健康城市理念应运而生。根据世界卫生组织（WHO）的定义，所谓健康城市应该是健康人群、健康服务、健康环境和健康社会的有机结合，是一个不断创造和改善自然环境、社会环境，并不断扩大社区资源，使城市居民能相互支持，以充分发挥潜能的城市[1]。因此，世界卫生组织认为健康城市应具备以下五种特征，即以健康城市计划为基础，坚持全面健康理念和健康促进原则；良好的行动方案；监测、研究良好健康城市对城市与健康的影响；向结盟或有兴趣城市介绍经验；城市间能相互支持、学习、合作[2]。可以说，健康城市不仅注重社会经济的可持续发展，而且更加重视实现人与人、人与社会、人与自然之间的和谐统一。

健康城市理念最早出现在英国，1842年英国成立了城市健康协会，以专门负责解决都市健康问题。1978年世界卫生组织在阿拉木图召开国际初级卫生保健大会，大会基于健康是社会最根本目标这一共识发起了"人人健康"运动。1979年世界健康大会在《2000年世界全民健康战略》中明确提出要立即采取行动来改善人民健康和福利状况。在1984年的多伦多会议上，世界卫生组织第一次提出了"健康城市"概念。1986年在渥太华召开的第一届国际健康促进大会一致认为，建设更加健康的社会不仅是公共卫生部门的责任，还应该坚持人人参与、社会各部门协调和初级卫生保健的基本策略。此后，世界

---

[1] Goldstein G, "Kickbusch I. A Healthy City is a Better City." *World Health* (1996): pp. 4–6.
[2] 陈柳钦：《健康城市建设及其发展趋势》，《中国市场》2010年第33期，第50~63页。

卫生组织欧洲办事处发起了"健康城市项目",该项目致力于将"2000年人人享有卫生保健"和《渥太华宪章》所提出的健康促进策略转化为可操作的实践模式。至此,健康城市建设开始在全世界范围内广泛开展。据统计,全球已经有超过4000个城市加入了健康城市联盟,仅2010年一年就有1400个城市加入,其中有1/3以上来自中国[①]。

(四)中国健康城市理念认识与研究

中国作为世界上最大的发展中国家,改革开放以来,经过三十多年持续快速发展,经济社会结构发生了翻天覆地的变化,城市化进程不断加快。据统计,到2020年,我国的城市化率将达到60%。我国用占世界1‰的卫生总费用承担着世界22%人口的基本卫生服务需求,任务异常艰巨。而传统城市发展模式和快速城市化不仅使各种慢性疾病易发多发(见表1、表2),还将如何有效治理"城市病"这一世界性难题摆在了中国面前。

表1 2008年、2013年居民两周患病率变化

单位:%

两周患病率		2008年	2013年
总体		18.86	25.71
年龄组	0~4岁	17.42	10.74
	5~14岁	7.69	5.49
	15~24岁	4.97	3.97
	25~34岁	7.49	6.09
	35~44岁	13.60	13.51
	45~54岁	22.72	26.27
	55~64岁	32.27	44.77
	65岁及以上	46.59	65.59
疾病类别	高血压	3.14	10.47
	糖尿病	0.60	2.79
	脑血管病	0.58	0.64

资料来源:国家卫生和计划生育委员会编《2014中国卫生和计划生育统计提要》,中国协和医科大学出版社,2014。

---

① 陈钊娇、许亮文:《国内外建设健康城市的实践与新进展》,《卫生软科学》2013年第27期,第214~216页。

表2 医疗卫生机构诊疗人次及入院人数

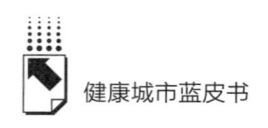

项目	2005年	2009年	2010年	2011年	2012年	2013年	年均增速（%）
总诊疗人次（亿人次）	40.97	54.88	58.38	62.71	68.88	73.14	7.51
医院	13.87	19.22	20.40	22.59	25.42	27.42	8.89
基层医疗卫生机构	25.94	33.92	36.12	38.06	41.09	43.24	6.60
总入院人数（万人）	7184	13256	14174	15298	17857	19215	13.09
医院	5108	8488	9524	10755	12727	14007	13.44
基层医疗卫生机构	1675	3950	3950	3775	4254	4300	12.51

资料来源：国家卫生和计划生育委员会编《2014中国卫生和计划生育统计提要》，中国协和医科大学出版社，2014。

在这种形势下，一大批专家学者、地方政府开始逐步接受、认同、宣传和践行"健康城市"理念，甚至将健康城市建设看作"是一场用现代文明代替传统文明的深刻革命，是促进人与自然、人与人之间和谐相处，积极应对城市化进程中所出现的各种问题的最佳解决途径，是医治'城市病'、提升人类健康水平的根本出路"[1]。从目前来看，学术界对中国健康城市实践和发展的研究路径主要有以下五个方面。

第一，关于"健康城市"理念的介绍性研究和著作。在这一方面，比较具有代表性的有陈柳钦教授的《健康城市建设及其发展趋势》[2]。该报告全面地介绍了健康城市的内涵、基本特征、指标体系和模型等，并对健康城市建设在国外和国内实践分别以时间为线索进行了介绍性阐述。王彦峰教授在《建设健康城市，促进科学发展》中则从发展战略的高度介绍了健康城市的兴起和定位，认为健康城市"是以人的健康为中心的全新城市发展模式；是对传统社会发展价值判断标准的重要转变；是我国城市转变发展模式、实现科学发展的必然选择"[3]。

第二，关于中国健康城市建设现状及不足之处的研究。例如，罗勇研究员在《中国健康城市建设的问题和对策》中认为，我国健康城市发展中主要存

---

[1] 陈柳钦：《"健康城市"是诊治"城市病"的良方》，《改革与开放》2011年第5期，第13~14页。
[2] 陈柳钦：《健康城市建设及其发展趋势》，《中国市场》2010年第33期，第50~63页。
[3] 王彦峰：《中国健康城市建设研究》，人民出版社，2012。

在着"软体项目多、硬件建设少；公共卫生思维局限；需要科技支撑；发展中的新问题较多"①等四个方面问题。陈钊娇、许亮文则在《国内外建设健康城市的实践与新进展》中认为我国健康城市发展存在的问题主要有"公众知晓率和接受程度不高、各部门之间合作不密切、健康城市项目培训工作也较为薄弱"②等方面。

第三，关于国内代表性健康城市建设的实践经验研究。在这一方面，主要有以北京健康城市建设促进会为核心研究力量所调研和编写的多部专著，如《中国健康城市建设研究》③《中国健康城市建设实践之路》④等。另外，还有大量专家学者对此也进行了深入的研究。例如，方来英、刘泽军等提出健康北京建设的重点应包括"促进居民健康、强化公共卫生、提升医疗服务、优化生活环境、加强行政监管"⑤等五个方面。唐琼在《上海市健康城市建设调查》⑥中提出了上海健康城市建设的六项实践举措。

第四，关于建设健康城市指标体系的研究。一方面，一些在建设健康城市方面走在前列的城市纷纷推出了自己的健康城市指标体系，例如，《无锡市健康城市指标体系》《苏州市健康城市指标体系》等。另一方面，国内学术界也开始了对健康城市指标体系的研究工作。例如，于海宁在《我国健康城市建设指标体系比较分析》⑦中选取了北京、上海、广州和杭州四个城市作为研究对象，并对各城市的指标体系进行了归类、总结。

第五，关于卫生城市和健康城市关系研究。王彦峰教授认为二者既有联系，又有区别。周明浩则从背景意义、实施过程、评价指标等三个方面对二者

---

① 罗勇：《我国健康城市建设的问题和对策》，《中国井冈山干部学院学报》2011年第4期，第99~105页。
② 陈钊娇、许亮文：《国内外建设健康城市的实践与新进展》，《卫生软科学》2013年第27期，第214~216页。
③ 王彦峰：《中国健康城市建设研究》，人民出版社，2012。
④ 王彦峰：《中国健康城市建设实践之路》，同心出版社，2012。
⑤ 方来英、赵春燕、刘泽军、汤伟民、吴淑燕：《健康城市——北京城市发展的新战略》，载王彦峰《中国健康城市建设研究》，人民出版社，2012，第61~67页。
⑥ 唐琼：《上海市健康城市建设调查》，载王彦峰《中国健康城市建设研究》，人民出版社，2012，第68~75页。
⑦ 于海宁、成刚、徐进等：《我国健康城市建设指标体系比较分析》，《中国卫生政策研究》2012年第5期，第30~33页。

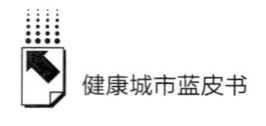

的关系进行了比较分析①。

本文从健康城市理念出发，试图通过回顾我国二十多年来健康城市的建设历程，特别是对各个地方政府在实践过程中呈现的差异性进行分析，力图归纳出具有中国特色的健康城市建设道路，并对我国健康城市建设中存在的问题展开分析，提出有针对性和可操作性的对策建议，从而为提高我国居民的健康水平、促进社会经济和环境协调发展、推进下一阶段健康城市建设、实现全面建成小康社会的战略目标做出贡献。

二 中国健康城市实践历程

健康城市理念从 20 世纪 90 年代开始被世界卫生组织引入到国内，经过二十多年的探索、实践和发展，我国很多城市（区）在健康城市建设方面都取得了显著效果，并积累了丰富经验。国内学术界和非政府组织也不断加强对健康城市理论和实践的研究工作，陆续产生了一批有影响力的专著、文章等科研成果。在这一进程中，健康城市逐渐显现了与卫生城市、生态城市等传统城市发展理念的重大不同，即它是一种全新的、综合的、多维的城市发展模式。

（一）发展阶段

目前，国内主流学术界认为中国健康城市建设主要经历了三个阶段，即从 20 世纪 90 年代开始的项目试点阶段；21 世纪第一个十年的探索发展阶段；21 世纪第二个十年的全面发展阶段。

1. 项目试点阶段

1992 年，世界卫生组织正式向中国卫生部建议先选取部分城市作为健康城市试点，然后，以点带面②，逐步将健康城市建设项目向全国推广，最终形成国家级健康城市网络。次年，卫生部组团参加在马尼拉召开的"城市健康发展 WHO 双边地区会议"，开始系统地了解健康城市建设项目。1994 年，北

---

① 周明浩、李延平、史祖民等：《卫生城市和健康城市》，《环境与健康杂志》2000 年第 17 期，第 377~380 页。
② 陈柳钦：《健康城市建设及其发展趋势》，《中国市场》2010 年第 33 期，第 50~63 页。

京市东城区和上海市嘉定区被选定为健康城市建设试点城区,两区结合自身的区情实际制定了《健康城市发展规划》,明确了各自的工作重点,东城区将污水处理、环境绿化和健康教育三项工作作为建设健康城市的切入点,而嘉定区则以垃圾回收处理作为创建健康城市的重点。1995年,海南省海口市和重庆市渝中区也被纳入健康城市试点范围,海口市提出了"健康为人人,人人为健康"的口号,把人们对健康的诉求提升到政府行为的高度。世界卫生组织在1995年考察和评估了上海市嘉定区、重庆市渝中区和海南省海口市的健康城市项目,对三地健康城市项目的完成情况给予了高度的赞赏和评价。此后,大连、日照、保定等城市也陆续开展了符合自身特点的健康城市创建活动。1999年,世界卫生组织和全国爱国卫生运动委员会办公室在苏州吴江举办"健康城市讲习班"引起了苏州市的注意,苏州市开始加入创建健康城市的活动中,目前,苏州市已经成为世界卫生组织西太平洋地区健康城市联盟的理事城市之一。

2. 探索发展阶段

进入21世纪后,中国各地政府建设健康城市的热情不断高涨。特别是在2003年"非典"之后,城市公共卫生领域越来越受到政府和人们的重视,许多地区都自发地展开了以提高居民健康和生活质量为目标的健康运动,这也加快了健康城市项目走向全国的步伐。2003年底,上海市政府发布了《上海市建设健康城市三年行动计划(2003~2005年)》(以下简称《行动计划》),明确将《行动计划》中的八个项目作为政府的工作重点来抓。2005年,苏港澳健康城市论坛在苏州举行。2007年,全国爱国卫生运动委员会办公室正式启动了全国健康城市(区、镇)试点工作,并选取上海市、浙江省杭州市、辽宁省大连市、江苏省苏州市和张家港市、新疆维吾尔自治区克拉玛依市、北京市东城区和西城区、上海市闵行区七宝镇和金山区张堰镇十个市(区、镇)为全国第一批健康试点城市(区、镇),中国健康城市建设自此翻开了的新篇章。2008年,卫生部提出要实施"健康中国2020"战略,即到2020年,中国将建立起比较完善、覆盖城乡居民的基本医疗卫生制度,全民健康水平接近中等发达国家水平。北京市则着手开展"健康奥运、健康北京——全民健康促进活动",同年,中国首届国际健康城市市长论坛在杭州召开,论坛在总结杭州等城市关于建设健康城市的先进经验基础上,提炼出六点倡议形成了《杭

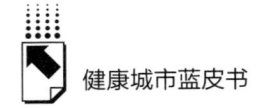

州宣言——让城市成为健康生活的家园》。2009年，为了更好地继承和发扬奥林匹克运动留下的健康遗产，北京市政府颁布了《健康北京人——全民健康促进十年行动规划（2009~2018年）》。

3. 全面发展阶段

从进入21世纪第二个十年以来，健康城市作为我国城市转变发展方式、践行科学发展观的新模式，越来越受各层面的重视，并迈入全面建设发展的新阶段。

在地方政府层面，越来越多的城市开始制定具有自身特色的健康行动方案和规划，甚至将健康城市建设纳入国民经济和社会发展规划之中，如《健康北京"十二五"发展建设规划》《广州市建设健康城市规划（2011~2020年）》《上海市健康促进规划（2011~2020年）》《"健康唐山、幸福人民"行动方案》《汶川县创建全民健康示范县2012年行动计划》等。

在国家层面，健康理念和健康城市建设也越来越受重视、鼓励和支持。2012年，国务院发布的《卫生事业发展"十二五"规划》明确提出：全面启动健康城镇建设活动，继续开展国家卫生城（镇）创建活动。2013年12月，国务院副总理、全国爱国卫生运动委员会办公室主任刘延东提出要全面启动全国健康城市建设。2014年12月，她在《国务院关于进一步加强新时期爱国卫生工作的意见》中提出了"探索开展健康城市建设，结合推进新型城镇化建设，鼓励和支持开展健康城市建设，努力打造卫生城镇升级版，促进城市建设与人的健康协调发展。"[1]

2015年，党的十八届五中全会提出要将健康中国上升为国家战略，"十三五"规划建议稿中也明确提出了建设"健康中国"目标和"创新、协调、绿色、开放、共享"五大理念。可以预见，在新发展理念和建设目标的引导下，中国健康城市建设正在迎来最佳的发展机遇。2016年7月，全国爱国卫生运动委员会发布《关于开展健康城市健康村镇建设的指导意见》，明确提出："建设健康城市和健康村镇，是新时期爱国卫生运动的重要载体，是推进以人为核心的新型城镇化的重要目标，是推进健康中国建设、全面建成小康社会的重要内容。"[2]

---

[1] 《国务院关于进一步加强新时期爱国卫生工作的意见》，http：//news. xinhuanet. com/politics/2015 - 01/13/c_ 1113977013. htm。

[2] 《全国爱卫会关于印发〈关于开展健康城市健康村镇建设的指导意见〉的通知》，全爱卫发〔2016〕5号。

（二）取得的成绩

从世界范围来看，我国健康城市项目启动较晚，又面临着人口基数大、快速城市化、发展方式粗放等诸多特殊国情，建设健康城市任务艰巨。但是，经过二十多年的努力，在全国爱国卫生运动委员会办公室和世界卫生组织的指导和帮助下，我国健康城市建设已经取得了长足进步，多个城市通过了世界卫生组织官员和专家的实地考察，获得了高度的认可和称赞。例如，世界卫生组织总干事陈冯富珍曾将上海经验概括成八个字：群众参与、健康之道；WHO西太区申英秀主任也指出，上海的健康城市实践为西太区国家和地区提供了有效的范本①。

截至目前，我国已召开了7届中国国际健康城市市长论坛和8届健康中国论坛，北京和上海也分别举办过健康城市国际大会，大部分参与健康促进运动的城市也都制定了符合自身情况的规划或行动方案，建立了专门的组织机构负责本市（区）健康方案的落实和协调，实施了多种多样的健康促进措施以提高居民健康水平和延长健康寿命（见表3）。

表3　北京、广州、杭州建设健康城市部分指标值对比

序号	指标名称	指标说明	北京健康城市2015年指标	广州健康城市2015年指标	杭州健康城市2015年指标
（一）健康环境（9项）					
1	API指数≤100的天数占全年天数比例（%）	空气污染指数（API）是一种反映和评价空气质量的数量尺度，就是将常规监测的几种空气污染物浓度简化成为单一的概念性指数数值形式，并分级表征空气污染程度和空气质量状况	80	≥96	≥90
2	城镇生活污水处理率（%）	污水处理厂集中处理的污水量（吨）/污水总量（吨）×100%	—	88	>95 城区 >80 农村
3	城镇生活垃圾无害化处理率（%）	经过无害化处理的垃圾量（吨）/垃圾总量（吨）×100%	城区≥99 郊区≥95	95	>100 城区 >80 农村

---

① 王彦峰：《中国健康城市建设研究》，人民出版社，2012。

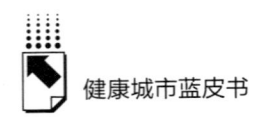

续表

序号	指标名称	指标说明	北京健康城市2015年指标	广州健康城市2015年指标	杭州健康城市2015年指标
4	农村卫生厕所普及率（%）	卫生厕所普及率指使用卫生厕所的农户数占农户总数的比例	—	99	—
5	城市集中式饮用水源地水质达标率（%）	指城市市区从城市集中饮用水源地取得的水中，其地表水水源水质达到《地表水环境质量标准GB3838—2002》Ⅲ类标准和地下水水源水质达到《地下水质量标准GB/T14848—1993》Ⅲ类标准的水量占取水总量的百分比	—	100	—
6	农村生活饮用水水质卫生合格率（%）	县及以下行政区域（含县域）生活饮用水水质卫生监测合格样本数与水质卫生监测样本总数的比例	≥90	65	—
7	森林覆盖率（%）	（现有林地面积+国家特别规定灌木林面积）/土地总面积×100%	≥41.7	42	≥41.7
8	人均公园绿地面积（平方米/人）	公园绿地面积/城市户籍人口	≥16	16.5	16
9	城市公共交通出行比例（%）	乘坐公共交通（地铁、公交车、出租车、轮渡）人数/出行人数×100%	50	>20	—
（二）健康社会（8项）					
10	健康城市建设纳入政府经济社会发展规划	健康城市建设是否纳入区、县级市政府经济社会发展规划	—	纳入	—
11	城乡三项基本医疗保险参保率（%）	指参加城乡职工基本医疗保险、城镇居民基本医疗保险和新型农村合作医疗的人数占总人口数的比例	职工≥98 居民≥95 农合:98	98	98
12	城镇登记失业率（%）	登记失业人员期末实有人数占期末从业人员总数与登记失业人员期末实有人数之和的比重	≤3.5	<3.5	—
13	万车交通事故死亡率（人/万车）	交通事故死亡率/城市车辆数×10000/万	≤1.7	6	—
14	食品质量抽检合格率（%）	当年抽检的食品的合格数/食品抽检总数×100%	>98（重点食品）	>90	>96（农产品） >90（加工食品）

续表

序号	指标名称	指标说明	北京健康城市2015年指标	广州健康城市2015年指标	杭州健康城市2015年指标
15	健康村建设率(%)	建成健康村的数量占村总数的比例。在2015年前以建设数量(个)为指标	—	35	—
16	健康社区建设率(%)	建成健康街道(镇)的数量占街道总数的比例。在2015年前以建设数量(个)为指标	—	12	—
17	健康单位建设率(医院、学校、机关、企事业单位)(%)	开展健康单位建设(医院、学校、机关、企事业单位)的数占全部单位的比例。在2015年前以建设数量(个)为指标	—	120	—
(三)健康服务(4项)					
18	居民健康档案建档率(%)	建档人数/辖区内常住居民数×100%	≥85	80	90
19	儿童计划免疫接种率(%)	指按照儿童免疫程序进行全程合格接种的人数占全部应接种人数的百分比	—	>97	—
20	社区重性精神病人监护率(%)	指通过监护小组、家庭病床、工疗站、社会就业及精神卫生机构、接受社会化、综合性、开放式治疗与康复的精神病人数占摸底调查精神病人数的比例	≥95	95	70
21	学校健康教育开课率(%)	开设健康教育课的学校占中小学校的比例	—	100	—

资料来源：王彦峰，《中国健康城市建设研究》，人民出版社，2012。

从实践效果来看，这些城市在健康环境、健康服务水平方面都有了较大改善；城市居民的健康意识、健康知识、健康水平都有了较大提高；城市治理逐步从被动、末端治理走向以预防为主的源头治理；城市考核则逐步从只注重经济发展水平高低走向多领域涵盖，如公共卫生、产业结构、环境水平、城市规划与建设等，力争将"健康"理念贯穿于城市发展的各个阶段。

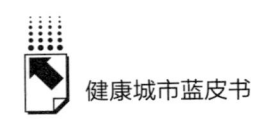

三 中国式健康城市建设道路

由于每个城市的发展水平、健康状况、文化背景都不尽相同，城市的政府、市场、非政府组织、公众之间关系和治理模式也各有特点，所以世界卫生组织并没有给出一种建设健康城市单一的、固定的标准化模式，而是鼓励各个城市应该从自己的实际情况出发，制定符合自身特点的健康城市建设道路，努力把健康城市理念体现在一个个具体行动和健康项目中，从而有效地控制健康影响因素，最大限度地增加公共健康。中国健康城市建设经过二十多年的探索和发展，已经逐步形成了不同于西方的，具有中国特色、中国气派、中国风格的健康城市建设道路，主要表现在以下几个方面。

（一）"大卫生"的建设理念

社会生态学认为影响健康的因素是一个多层面相互作用的结果，单靠卫生部门并不能充分解决公共卫生和个人健康问题，因此"大卫生"理念应运而生，即多部门通力合作、广泛动员社会力量参与卫生工作。众所周知，在我国已经取得巨大成就的"爱国卫生运动"就采用了"卫生工作与群众性卫生运动相结合"的原则以解决公共卫生问题。同样，健康城市建设也是以健康人群、健康服务、健康环境、健康社会为主要内容，其范围涉及了城市卫生、医疗、教育、就业、园林绿化、食品药品安全等多个领域（见表4）。

表4 全国部分健康城市建设内容和涉及领域

内容 城市	健康人群	健康环境	健康服务	健康社会
北京	促进居民健康	优化生活环境	强化公共服务、提升医疗服务	加强行政监督
上海	控盐、控油、控烟、控体重、适量运动、工间操	加强城市各类绿地建设、绿化景观质量和养护水平提升	城镇污水处理率提高、机动车环保定期检测	健康单位、建设社区、健康家庭和健康自我管理小组建设

续表

内容 城市	健康人群	健康环境	健康服务	健康社会
广州	优化出生人口、普及健康锻炼、倡导健康生活方式、加强健康教育和健康促进	完善"国家卫生城市""国家园林城市""国家森林城市"创建成果	完善城乡基层医疗卫生服务体系、优化配置医疗卫生资源、落实重大疾病防制	完善社会保障体系、健全食品药品安全体系、建设健康交通、加强社会治安治理
杭州	健康学校、健康企业	健康景点、健康市场	健康医院、健康宾馆、健康商场	健康机关、健康社区、健康村、健康家庭
苏州	流动人口健康促进、开展健康素养促进、建成"10分钟体育健身圈"	城镇污水处理率、城区森林覆盖率、解决"五小行业"卫生问题	加强疾病预防控制、调整完善医疗资源的规划布局、推进城乡基本公共卫生服务、深化医药卫生体制改革	统筹城乡社会保障、社会治安综合治理、食品安全集中整治、公交优先战略

在"十二五"期间，健康北京建设的重点工作包括促进居民健康、强化公共服务、提升医疗服务、优化生活环境和加强行政监督等五个不同领域；广州市在"十二五"期间重点推进了生活垃圾分类、健康社区创建、合理膳食行动、慢性疾病防控、农村安全饮水等13项不同领域的健康行动。

总之，我国健康城市的"大卫生"建设理念，不是仅仅依靠卫生部门解决公共卫生和健康问题，而是努力将健康促进理念贯穿于所有政府部门的工作之中，群策群力、多方联动、齐抓共管、形成合力，这样才能彻底摒弃高消耗、高污染、高浪费、低生态效益和社会效益的传统工业模式，才能发挥城市最大潜能，才能有效面对21世纪城市化给人类健康带来的挑战。

（二）"政府主导、部门协作、社会参与"的运行机制

不同于西方国家以非政府组织为主推动健康城市建设的模式，我国健康城市建设采用的是"政府主导、部门协作、社会参与"机制，即政府是健康城市建设的主导者，各个政府部门是健康城市建设的组织者和具体实施者，包括非政府组织、群众在内的社会方方面面都是健康城市建设的参与者。

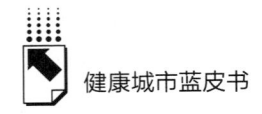

之所以能够形成这样的运行机制，究其原因，是因为自WHO的"健康城市"理念从20世纪90年代初被引入我国后，健康城市建设就主要是在爱国卫生运动体制下推行的，并在深化爱国卫生运动和创建国家卫生城市的基础上产生了具有中国特色的健康城市建设道路。

在此运行机制指引下，一些城市建立健全了诸如政府组织、地方负责、部门协作、群众动手、社会监督、分类指导等结合的工作机制，在市级层面成立多个部门参加的健康促进工作委员会或建设健康城市领导小组，由市政府领导担任主管领导或组长，统筹协调、领导和组织全市健康城市建设工作。这种以政府为主导、各部门密切合作的建设模式也符合《曼谷宪章》中"使健康促进成为所有政府的一项核心责任"[1]的要求。

在社会参与的层面，群众毫无疑问是主力军，很多健康城市项目的主体就是市民、学生、老年人等不同类型人群。此外，非政府组织积极参与也是推动我国健康城市建设蓬勃发展的重要动力之一。以中国医药卫生事业发展基金会、北京健康城市建设促进会为代表，这些非政府组织曾大力向广州、唐山等城市推广健康城市项目，并在这些城市建设健康城市的进程中给予了大量的指导、支持和帮助。同时，这些非政府组织还对我国健康城市实践开展了广泛的调研、分析、总结，不断更新、加强、丰富我国关于健康城市建设的理论研究工作，先后出版了《中国健康城市建设研究》[2]《北京健康城市建设研究》[3]《中国健康城市实践之路》[4]《健康是生产力》[5]《北京健康城市建设研究报告（2015）》[6]等多部专著。其中，《中国健康城市建设研究》《北京健康城市建设研究》两部专著还被译成英文版，在联合国开发计划署驻华代表处和世界卫生组织驻华代表处的精心安排下，对外讲解健康城市的"中国故事"和"北京故事"。

---

[1] 《关于全球化世界中健康促进的曼谷宪章》，http://www.docin.com/p-385495927.html。
[2] 王彦峰：《中国健康城市建设研究》，人民出版社，2012。
[3] 王鸿春：《北京健康城市建设研究》，同心出版社，2011。
[4] 王彦峰：《中国健康城市建设实践之路》，同心出版社，2012。
[5] 王彦峰：《健康是生产力》，社会科学文献出版社，2014。
[6] 王鸿春：《北京健康城市建设研究报告（2015）》，社会科学文献出版社，2015。

（三）"政府规划+项目推进"的建设方式

与西方国家仅仅通过一个个具体项目推进健康城市建设的方式不同，经过各地方城市政府多年探索，目前我国在健康城市建设上已逐步形成了"政府规划+项目推进"的综合建设方式。具体来说，一方面，有的城市已将健康城市理念纳入国民经济发展规划或城市规划，力图从总体规划层面来推进健康城市全局性、系统性、重点性建设，比如，北京和杭州就将健康城市战略纳入了各自的"十二五"发展规划之中。另一方面，各地政府的不同职能部门和非政府组织则将精力更多地运用于培育健康人群、优化健康服务、改善健康环境、构建健康社会等方面的具体健康项目建设（见表5）。

表5 全国主要城市健康城市建设重点项目

项目\城市	北京	上海	广州
重点项目	《健康北京人——全民健康促进十年行动规划（2009~2018年）》九大行动：健康知识普及行动、合理膳食行动、控烟行动、健身行动、保护牙齿行动、保护视力行动、知己健康行动、恶性肿瘤防治行动、母婴健康行动	《上海市健康促进规划（2011~2020年）》"新五个人人"行动：人人合理膳食行动、人人控烟限酒行动、人人科学健身行动、人人愉悦身心行动、人人清洁家园行动	"十二五"期间重点推进的13项健康行动：健康知识普及、合理膳食行动、应急自救常识、保护牙齿行动、城乡环境卫生整洁、病媒生物防制行动、生活垃圾分类、慢行疾病防控、农村安全饮水工程、健康社区和健康村、健康单位建设、控烟行动、健康产业工程

由于每个城市各自情况不同，这些重点项目在涉及领域、关注重点、实施目的等方面都会存在一定差异，如杭州市以农贸市场改造提升工程和健康市场建设两个项目赢得了社会各界的好评和市民群众的普遍赞同，农贸市场也成为传播健康理念的平台，对改变居民不健康的行为和饮食习惯产生了潜移默化的影响。而广州在"健康亚运、健康广州、全民健康活动"中开展了包括健康教育、健康干预、健康医疗和健康文体四项工程共计16个项目，据统计，居民对"双健"活动的总体知晓率为94.15%、总体参与度为87.28%、总体支持度为84.65%、效果认同度高达95.59%，取得了较大的社会效应，极大地

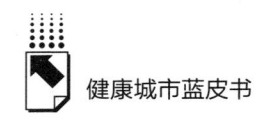

推动了广州建设健康城市的步伐①。

健康城市建设在我国之所以能够形成"政府规划+项目推进"的建设方式,主要有以下两点原因。一是与"政府主导、部门协作、社会参与"运行机制相符合。"政府主导、部门协作、社会参与"是我国健康城市实践的显著特征,政府主导性就体现在制定全局性规划上,而"部门协作、社会参与"则是由于各城市的健康促进工作委员会或建设健康城市领导小组发挥了沟通协调职能,即协调有关力量开展好重点项目的计划、实施和管理,把健康城市建设任务分解、具体化为一个个行动计划和重点项目。二是爱国卫生运动工作方式影响。当前各地健康城市建设机构仍以"爱卫会"为主体,而我国传统爱国卫生运动属于政府推动型建设方式,因此在健康城市建设实践中就不可避免地受爱国卫生运动工作方式的影响,政府在推动健康城市建设上扮演的角色和发挥的作用日益增强,将中国爱国卫生运动模式和西方健康城市建设模式有机结合,形成了具有中国特色的健康城市建设方式,即"政府规划+项目推进"。

(四)卫生城市奠定良好建设基础

国家卫生城市是从1990年开始由各级政府推动为主的、全国爱国卫生运动委员会办公室评选命名的综合性爱国卫生运动,是全国重要的城市品牌之一。它的评选标准主要包括爱国卫生组织管理、健康教育、市容环境卫生、环境保护、公共场所和生活饮用水卫生、食品卫生、传染病防治、城区除四害、单位和居民区卫生、民意测验等十大类内容。卫生城市创建级别较高,涉及范围较为广泛,为健康城市建设奠定了坚实的基础。以苏州市为例,截至目前,苏州市辖区内70%的国家卫生镇和45.6%的省级卫生村都已经建成了苏州市级健康镇和健康村,卫生镇(村)的持续创建推动了健康城市城乡一体化进程。

健康城市和卫生城市既有联系、又有区别。二者的联系体现在建设理念上,卫生城市和健康城市均没有局限于医疗卫生领域,而是提倡"大卫生"理念,并都取得了成功经验;在建设阶段上,健康城市是卫生城市的升级版,建设健康城市是新时期爱国卫生运动的重要载体,是推进以人为核心的新型城

---

① 王彦峰:《中国健康城市建设研究》,人民出版社,2012。

镇化的重要目标，是推进健康中国建设、全面建成小康社会的重要内容。二者的区别则体现在建设目标上，卫生城市建设主要是通过开展市容环境卫生、食品卫生、传染病防治、除四害等工作来改善城市的基本卫生条件，减少城市脏、乱、差等不文明现象，以满足城市居民最基本的健康需求，提升城市居民的身体素质，例如，消除传染病就是卫生城市的主要目标之一。而健康城市建设则不同，它除了强调城市环境卫生对于健康的直接影响外，还强调城市环境对于人的生活方式以及精神层面的间接影响。健康城市通过社会保障、环境建设、健康服务、健康教育、健康文化和医疗卫生等综合方式全面促进居民健康水平的提升。与卫生城市相比，健康城市追求的目标更丰富、更全面、更多维，层次也相对更高一些。除了涵盖卫生城市建设的基本目标之外，健康城市把关注重点放在了快节奏、重压力的现代城市生活给人们生活方式和精神层面带来的健康威胁，比如慢性病的蔓延和精神疾病的多发等。在推进方式上，卫生城市侧重于政府推动型，全国爱国卫生运动委员会办公室严格按照《国家卫生城市标准》，通过对各地申报材料开展审核、调研、暗访和考核，对达标城市予以授牌、命名表彰，而健康城市则是政府主导和社会参与并重，项目和专家共同推动，有关部门正在抓紧研究制定全国统一的健康城市评价指标，按照《国务院关于进一步加强新时期爱国卫生工作的意见》的精神，未来可能更多地会通过组织第三方专业机构开展健康城市建设效果研究和评价；在考核内容上，卫生城市主要集中于行业卫生、环境保护和市政市容建设等领域，而健康城市的范围更广，内容更丰富，涉及的部门也更多，如卫生、教育、就业、社会保障、交通、产业、生态、文化、体育等方方面面。

（五）多种多样的建设内容

随着我国城市化进程的不断加快、国家经济实力的不断增强和人民生活水平的不断提高，我们也面临着越来越多的健康问题，如居民高蛋白、高脂肪摄入量增加；吸烟人数逐年攀升，青少年和女性烟民有所增加；重度雾霾天数不断增加；居民户外锻炼人数锐减等。我国八座城市学生每天课外体育锻炼达到1小时的比例，如图1所示。

以上这些不利因素会诱发居民患慢性病数量的急剧增长，加大居民健康风险。为了有效应对这些挑战，中国健康城市的建设内容也呈现多样化的趋势。

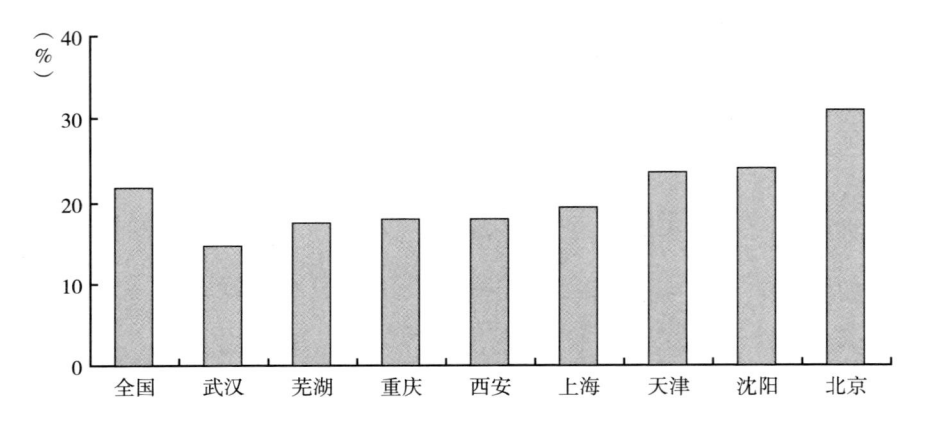

图1 城市学生锻炼达到1小时的比例

资料来源：章建成等，《中国青少年课外体育锻炼现状及影响因素研究报告》，《体育科学》2012年第11期。

第一，在培育健康人群层面，提出"管住嘴、迈开腿"的口号，广泛开展"四控一动"（控烟、控油、控盐、控体重、适量运动）等健康促进行动，对市民开放体育场馆、安装全民健身器材。与此同时，实施健康医疗工程，强化公共卫生，提升医疗服务，鼓励和引导社会力量举办医疗机构，推进院前急救体系建设，做好重大传染性疾病的防控工作，着力提高对慢性非传染性疾病的有效控制。据估计，2001年因慢性病死亡的人口约占当年全球死亡人口的60%，慢性病占到全球疾病总负担的46%，预计到2020年，因慢性非传染性疾病致死的人口占全球总死亡人口比例将攀升至75%，慢性病占全球疾病总负担的比重也将达到57%[1]。培育健康人群、维护居民健康是建设健康城市的核心和根本目的。

第二，在改善健康环境层面，努力提升城市空气质量，增加达到和优于二级的天数的比例。加强对城市各类绿地建设和管理，全面治理水污染。同时，不断推进人居环境综合整治工程，加快旧城区和"城中村"改造，实施生活垃圾分类管理、无害化处理，完善食品药品安全长效监督机制，加强城市治安综合管理，提高居民安全感。

---

[1] 傅华、玄泽亮、李洋：《中国健康城市建设的进展及理论思考》，《医学与哲学》2006年第27期，第12~15页。

第三，在构建健康社会层面，提升全社会教育、就业、医疗、养老等社会保障水平，营造和谐的社会氛围，形成良好的健康社会风尚。比如，以实施健康细胞工程为抓手，通过严格落实控烟法规、开展工间操活动，鼓励健康单位、健康社区、健康促进示范村的创建工作（以北京市为例，见图2）。同时，坚持健康城区试点工作，把健康城区建设作为全面推进区域经济建设、文化建设、社会建设的重要载体。世界卫生组织驻华代表韩卓升博士也认为，"健康城区的建设符合WHO提出的健康城市理念，有特色并富有成效，值得推广"①。

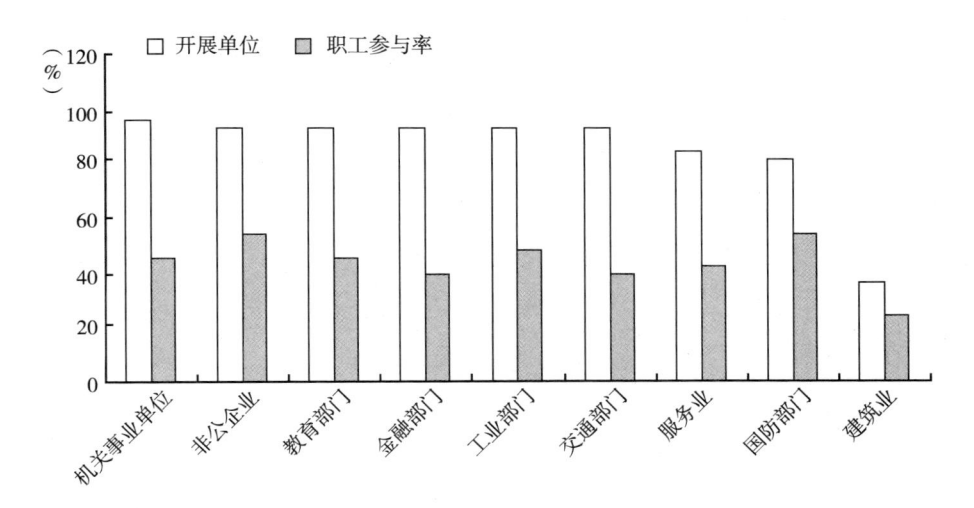

图2　2013年北京市各系统开展工间（工前）操活动情况

资料来源：北京市人民政府，《北京市2011年度卫生与人群健康状况报告》，人民卫生出版社，2012。

（六）正面积极的宣传教育

中国健康城市建设之所以能够在短时间内取得较大的成就、获得中央和地方政府的认可、赢得群众居民的支持，有效多样的舆论宣传教育是重要原因之一。中国健康城市项目的推广，是以舆论宣传、健康教育为重点，通过建设健康公益设施、推行健康公益活动、推动健康公益传播、举办健康知识讲座和健

---

① 王彦峰：《中国健康城市建设研究》，人民出版社，2012。

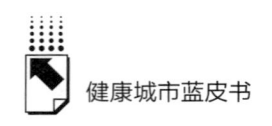

康教育周等形式，寓教于乐，逐步增强群众对健康城市理念的认可度。具体来说，有以下几种方式。

第一，与新闻媒体合作。在西方社会，新闻传播媒体以强大的舆论引导能力被称为独立于立法、行政、司法之外的"第四权力"，是社会力量的典型代表。在当今"互联网＋"时代，新闻媒体的影响力得到了进一步的放大。同样，在中国建设健康城市的进程中，新闻媒体的作用也不可或缺。如，北京市经过不断探索，逐步与北京电视台、北京人民广播电台、《北京晚报》等多家主流媒体展开合作，开设《养生堂》《健康北京》等健康专栏，并相继推出了健康北京微信、微博、手机APP客户端等新媒体项目；广州市则充分考虑媒体追求新、奇、热的特点，通过打造"新闻眼"、制造活动高潮来吸引媒体注意力，使媒体主动报道健康城市建设，从而达到预计的宣传效果。

第二，开展健康教育。以"健康教育周"活动为载体，通过选取针对性强、时效性好的活动主题，采取健康大讲堂、宣传展板和主题海报、有奖问答、动漫游戏、编写《健康大百科》系列科普丛书等活动形式，增强了健康教育知识的可读性和趣味性，扩大了健康教育宣传效果，产生了良好的社会效应。

第三，创新宣传形式。在多元化社会条件下，不同主体的喜好、偏好各不相同，因此，只有根据宣传对象的需要和特点不断创新宣传形式，健康城市才能达到良好的宣传效果。例如，聘请知名人士担任健康形象大使，借力名人效应传播健康理念；邀请故事大王唐秀芳做巡回演讲"故事会"，用群众喜闻乐见的方式传播健康理念；将社区健康促进和社区卫生服务改革相结合，以创新实践来传播健康理念。

四 中国健康城市建设问题分析

中国健康城市建设虽然在探索和发展中形成了具有中国特色的建设理念、机制、内容等，但由于起步晚、起点低，且城市化进程过快，健康城市的建设仍存在着一些不足和问题，主要表现在以下六个方面。

（一）宏观规划缺位，城市规划可操作性有待加强

第一，从规划层级来看，一方面，虽然"健康中国"建设已经明确写入我

国"十三五"规划,《国务院关于进一步加强新时期爱国卫生工作的意见》中也明确提出了"鼓励和支持开展健康城市建设,努力打造卫生城镇升级版"① 的要求,但从现在来看,我国仍然没有一部全国性的健康城市建设宏观规划,健康城市建设仍处在各个地方政府"各自为政"的状态,全国的健康城市建设力量有待进一步深入整合。另一方面,目前开展健康城市规划和建设的城市还不多,健康城市规划在全国各地城市中还不够普及,且已经开展健康城市建设的城市在规划方式、建设进度、具体做法、预期目标等方面都存在着巨大的差异。

第二,从规划的可操作性来看,由于每个城市面临的健康问题都有所不同,各地城市最需要的是具有个性化、针对性和可操作性的健康城市建设规划。然而,健康城市建设规划可操作性不强、针对性和有效性不足是我国在建设健康城市过程中面临的一个突出问题,这主要体现在以下两个方面。

一是以短期规划为主,中长期规划较少。我国大部分健康城市建设规划都是以3~5年为期,如上海从2003年起就将健康城市行动纳入了国民经济和社会发展总体规划,并以每3年为一个行动周期,确定健康城市项目的阶段性目标和分步实施任务。虽然这种短期规划可以在具体项目推动上取得立竿见影的效果,但是要在全社会形成崇尚健康的文化氛围,真正将"健康"贯穿落实于整个城市建设、管理、发展、运行的各个方面,还需制定与本地实际健康水平相符合的中长期规划,通过近期任务与远期规划相结合,跳出具体健康促进项目,以战略眼光审视和把握城市未来的健康发展目标。

二是规划目的不清晰,因地制宜不到位。健康城市建设在一定程度上存在"为规划而规划"的现象,仅仅把建设健康城市当作是一个个具体项目,缺乏长期的、统筹的健康发展规划,以人为本的健康理念还没有完全融入城市规划。许多因不科学、不健康、不合理的城市规划而导致的健康问题,只能试图通过一个个具体的健康促进项目来予以改善。这不但不符合科学发展观,而且还造成健康城市建设中的巨大浪费。

(二)爱卫工作协调能力下降,工作内涵内容有待拓宽

爱国卫生运动是我们党和政府把群众路线运用于卫生防病工作的伟大创举

---

① 《国务院关于进一步加强新时期爱国卫生工作的意见》,http://news.xinhuanet.com/politics/2015-01/13/c_1113977013.htm。

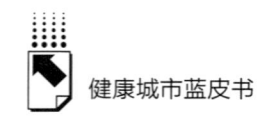

和成功实践，经过60多年的发展，爱国卫生运动较为成功地解决了人民群众生产生活中的突出卫生问题，较为圆满地完成了除四害、讲究卫生、预防疾病等任务，同时，也在全社会形成了"以卫生为光荣，以不卫生为耻辱"的新风尚。随着我国社会经济的快速发展，人民群众对于健康、卫生有了更加深入的认识和更高的期待。当前，我国正在全力打造卫生城市的升级版——健康城市，正处在由卫生城市向健康城市升级、过渡的重要阶段。但是，正如《国务院关于进一步加强新时期爱国卫生工作的意见》中指出的，当前"寓健康于所有公共政策的社会大卫生工作格局尚未形成"[1]，这主要体现在以下两个方面。

第一，从爱卫工作方式来看，目前，我国健康城市建设大都由所在城市的"爱卫会"负责组织协调，有些城市成立了健康促进工作委员会或建设健康城市领导小组，大都与"爱卫会"是一个机构、两块牌子，很大程度上也延续了传统爱国卫生运动工作思路。随着社会结构变动和利益格局调整，人们的价值观念、行为方式发生巨大变化，传统爱国卫生工作方式遇到一些挑战。爱国卫生工作还存在法制化水平不高、协调功能不充分、群众工作方法有待创新、基层能力弱化等薄弱环节，"爱国卫生工作方式亟须改进"[2]。只有改进工作方式，提升协调能力，爱卫会才能引领好健康城市建设。

第二，从工作内涵内容来看，爱卫会需要完成从卫生治理到全面的健康促进和健康水平提升的转变。目前，一些城市开展健康城市建设项目时，已经开始关注到城市发展给人的健康带来的一些问题，比如很多城市的健康城市建设都以防控慢性病为重要目标，并采取了规划健康步道、倡导合理膳食等应对措施。但是我们也应该看到，健康城市建设中包括的健康的城市规划、健康的社会环境、心理和精神状态健康、健康文化等内涵仍有待进一步挖掘和深化。

（三）居民认知程度低，健康素养待提升

健康城市是对以"高消耗、高污染、高浪费、低效益"为特征的传统城

---

[1] 《国务院关于进一步加强新时期爱国卫生工作的意见》，http://news.xinhuanet.com/politics/2015-01/13/c_1113977013.htm。

[2] 《国务院关于进一步加强新时期爱国卫生工作的意见》，http://news.xinhuanet.com/politics/2015-01/13/c_1113977013.htm。

市发展模式的积极应对，其实质是以人为本，这和我国"创新、协调、绿色、开放、共享"的发展理念不谋而合。但是由于我国健康城市建设长期以来仍处在试点和地方政府推动阶段，缺乏中央层面的协调统一推进和政策支持，所以健康城市理念在公众层面的知晓率仍不高、受众面较小，很多三、四线城市居民或是从未接触过这一概念，或是将健康城市与卫生城市混为一谈。

随着居民生活水平的不断提升和对"健康"认识的不断深化，人们在满足生理健康和身体健康的基础上，越来越重视心理健康和社会健康因素。但是从我国各城市现状来看，权威、科学、准确的健康知识获取途径尚不通畅，健康教育的针对性和有效性不强，吸烟、过量饮酒、缺乏运动、膳食不合理等不健康生活方式较为普遍，极大地影响了居民的健康水平。以在健康促进方面做了大量工作的北京市为例，中小学男女生肥胖检出率、居民食盐摄入量、居民膳食油脂摄入量等数据仍不容乐观，具体见图3、图4、图5。

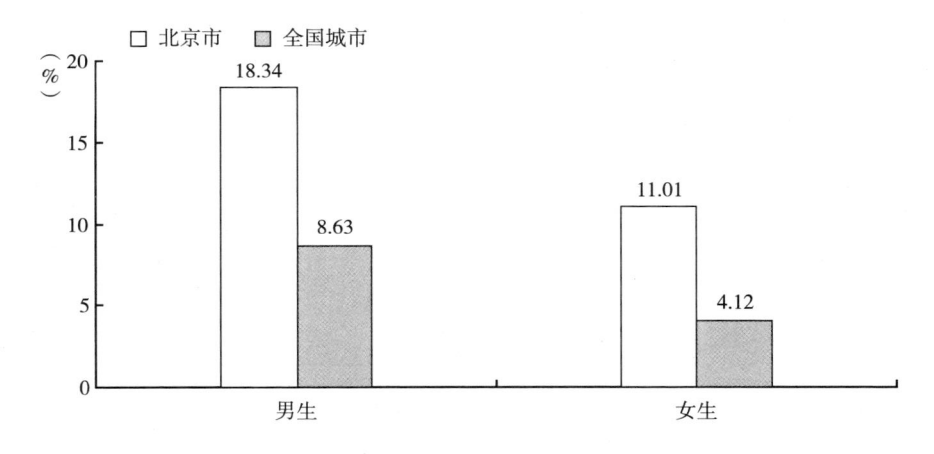

图3　2010年北京市中小学男女生肥胖检出率与全国比较

资料来源：马军等，《1985～2010年中国学生超重与肥胖流行趋势》，《中华预防医学杂志》2012年第9期。

（四）健康城市建设动力不足，非政府组织作用有待增强

第一，健康城市推动乏力、协调不足。一方面，长期以来，在推进建设健康城市进程中，虽然全国爱国卫生运动委员会办公室和国家卫生和计划生育委

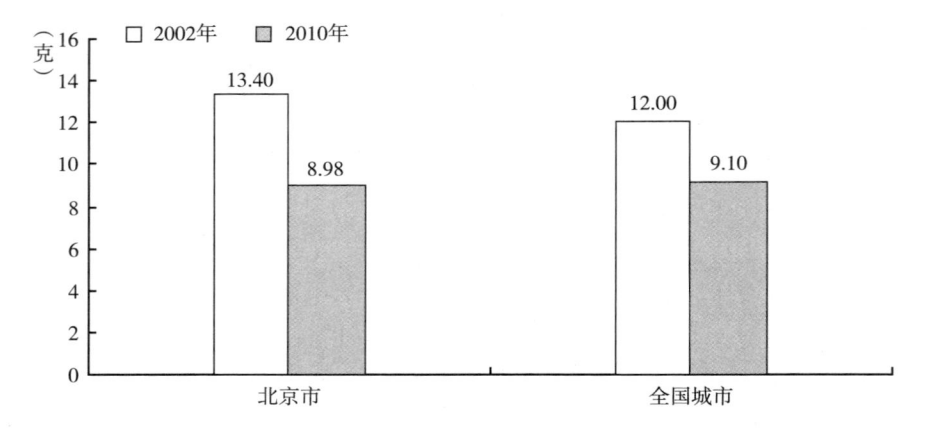

图 4　北京市居民食盐摄入量变化及与全国城市比较

资料来源：颜流霞等，《2010 年我国家庭人均自报食盐消费情况分析》，《中国健康教育》2014 年第 5 期。

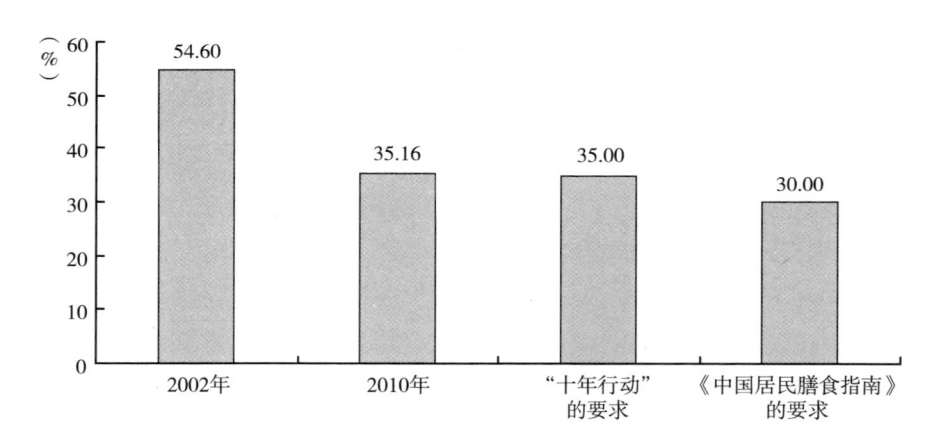

图 5　北京市居民膳食油脂摄入量变化

资料来源：中国营养学会编《中国居民膳食指南（2011）》，西藏人民出版社，2010。

员会（2013 年 3 月以前为卫生部）发挥了重要推动作用，但是，仍然缺乏对全国各城市健康项目统一的协调、推广和部署，也缺乏全国统一的健康城市评价标准体系，使其无法被纳入年度政府考核体系。另一方面，在 20 多年的探索中，健康城市建设主要以地方政府为主，力量分散，虽然一些地方政府陆续成立了健康促进工作委员会或建设健康城市领导小组，甚至有的城市建立了以主管副市长为领导的工作机制，但其职能更偏向于临时性、协商性，而区级以下也没有相应配套机制来保证健康城市项目的落实。因此，在建设项目过程中，不仅各部门之间合作与协调比较有限，还容易发生各委办局之间相互推诿、责任不明的情况。这些因素都或多或少地影响了我国健康城市的可持续发展。

第二，非政府组织参与程度不高。从国外健康城市建设经验来看，非政府组织在健康城市建设项目中发挥了不可替代的核心和推动作用，而在我国，非政府组织在推动健康城市建设方面起到的作用还比较有限。目前国内倡导、支持健康城市建设的非政府组织还不多，已有的非政府组织在资金筹措、人员编制、工作场地等方面都还存在着不少困难，这在一定程度上影响了其参与健康城市建设的广度和深度。

（五）建设高要求，科研低水平

健康城市以人的健康为中心，试图通过全面提升城市的经济、环境、社会、医疗等各方面水平来实现城市居民健康这一终极目标。而目前我国与健康城市有关的科研力量还很弱小，专职科研人员不多，整体科研水平还比较低，这主要体现在两个方面。

第一，从对健康城市的理论研究来看，当前，我国健康城市研究还处在起步阶段。其中，一部分专著和文章主要集中于对健康城市理念和国外建设经验的普及性介绍，理论思考较少；另一部分则主要是以我国各城市建设健康城市的经验、指标、效果为对象展开研究，但是以全面、综合、多维视角审视全国健康城市建设的研究还不多见。据统计，在中国知网以"中国健康城市"为关键词展开搜索，结果显示从2003年至2015年只有10篇相关文章；以"我国健康城市"为关键词展开搜索，也只有27篇文章；而以"健康城市"为关键词展开搜索，则显示在2003年以前仅有18篇文章，2008年以来，每年也只有约100篇相关文章。因此，我国在健康城市领域薄弱的研究力量和水平可见一斑。

第二，从技术手段来看，虽然2010年10月在韩国首尔召开的第四届健康城市联盟全球会议强调要通过运用医疗、经济、心理、社会、通信等科技手段来达到保障居民健康的目标，但是目前我国尚未具备综合使用这些技术手段的条件。其中，健康服务业仍较为落后是重要原因之一。据统计，2011年中国健康服务业总体规模约为33117亿元，仅占国内生产总值的7%（见表6）。

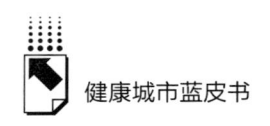

表6 2011年中国健康服务业总体规模

单位：亿元，万人

项目	规模	就业人口
医疗卫生服务业（含社会医疗保险，商业健康保险理赔支出）	25213.47	861.6
保险业（收支差额）	2035.42	58.03
社会医疗保险（职工、居民、新农合）	1835.7	33.13
商业健康保险	199.7	24.9
药品流通	—	480
健康管理与促进业	5868	5000
体育健身	9.3	5
养生保健	2671.4	1039.6
医学美容	1659	54.49
其他	1528.6	3901
合　计	33117	6400

资料来源：国家统计局、商务部、保监会。

以医疗技术和心理咨询为例，我国医疗资源分布不均，先进的医疗技术、优质的医疗服务等都集中于北、上、广、深等大城市，与此同时，大城市居民因承受巨大社会竞争压力导致心理疾病多发，而心理咨询辅导仍属于一种新兴行业，即使在北、上、广、深等大城市的普及范围也十分有限，很难和大城市具备的医疗技术优势有效整合，发挥综合效应。此外，健康城市项目的实施过程，也需要高水平的技术手段和精确的数据支持才能顺利实现。

（六）项目任务多，人才培训少

随着我国健康城市建设迎来新的发展机遇，各个城市开展的健康项目也越来越多，如推动健康教育进机关、进校园、进社区，举办健康讲座、健康知识竞赛、健康自我管理培训课程、心理卫生健康咨询和辅导等，这些项目需要大量具备专业知识的人才才能有序开展。相较于国外健康城市项目的培训工作，我国对于健康城市建设人才的培训、理念的宣传仍较为薄弱。具体来说，在培训组织方面，一般由各级爱卫会牵头负责，宣传部门给予配合，鲜有民间组织或高校学术界的身影；在培训形式方面，以传达文件精神、开展专题讲解为主，培训课程互动性较弱；在培训内容方面，主要是针对项目的意义、概念等进行简单普及，缺乏对健康城市理念展开系统深入的理论讲解和培训。

五　中国健康城市发展对策建议

健康城市作为以关注健康人群、健康服务、健康环境、健康社会为主要内容，旨在实现以人为本的新型城市发展战略，既能够促进经济社会发展方式转变，又能够有效地破解"大城市病"，对我国正在开展的新型城镇化和"健康中国"建设具有极大的推动作用。基于对中国健康城市二十多年以来建设历程和建设道路的回顾总结，以及对存在问题的分析，我们认为要促进中国健康城市持续快速发展，应该从以下五个方面着手。

（一）完善目标规划，加大重点领域建设

一是要制定不同层级的规划目标。建议中央和地方政府都应制定短期、中期和长期相结合健康城市规划方案，统筹协调共同推进。根据每个城市不同的发展现状和社会背景，短期规划明确未来3~5年在健康城市建设方面的重点项目，中期规划确定未来10年的建设方向，长期规划则描绘未来15~20年的目标蓝图。通过明确建设目标、建设方向和阶段性优先目标，努力将"健康"理念与城市规划、建设和管理有机结合在一起，实现健康城市建设的常态化、制度化。

二是要明确建设健康城市工作的重点。建议各城市结合自身实际，因地制宜，对症下药，明确自己的健康城市工作重点。例如，可以将环境治理、健康心理教育、人口老龄化等问题作为健康城市建设的重点领域。具体来说，针对目前我国一些地区出现的大范围雾霾和空气污染现象，各城市可着手研究制定长期的大气综合整治项目，严格落实《中华人民共和国大气污染防治法》，加快清洁能源研究、转化速度，利用政策优势大力推广新能源电车等项目，建设健康步道，改善公共交通，提升城市生态环境多功能多效益，普及慢性病防治相关知识；针对居民的心理健康问题，开展"一（社）区一咨询"活动，组建专业的心理咨询队伍，进一步完善和推进城市保障性住房体系的建设，提高人民幸福感；针对人口老龄化问题，开展"养生堂"健康讲座、分发健康养

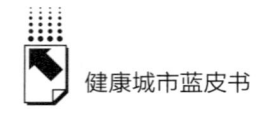

生宣传手册、举办老年大学和"夕阳红"文艺演出等健康项目，不断改善老年人的身心健康状况。

（二）激活、创新爱卫工作机制，发挥非政府组织力量

一是要完善健康城市建设机制。第一，坚持"政府主导、部门协作、社会参与"的运行机制，重新激活和创新现有的爱卫工作机制，充分利用各级爱卫会的资源优势以及开展群众工作的经验优势，提升爱卫会的统筹协调能力，进一步完善健康城市建设机制。加强爱卫会对健康城市建设的引领和推动作用，做好各城市间组织协调工作，鼓励不同区域内健康城市组团发展，推动各区域间合作平台的建立。第二，加大健康城市建设的法律保障，根据党的十八届四中全会提出的依法治国、依宪治国理念，要将健康城市纳入与我国城市管理、建设相关的法律法规，真正使健康城市建设做到有法可依、有法必依。第三，要将创建健康城市纳入地方政府年度考核，依据全国爱卫办即将出台的《中国健康城市评价指标体系》，组织第三方专业机构对各地健康城市建设状况展开评估、打分，并制定相应的激励机制，例如中国健康指数和中国健康城市排名等来反映各地健康城市水平，以此督促、激励各地推进健康城市建设工作。同时，鼓励地方政府将健康促进作为一项重要工作和政绩来抓，不断提高在健康城市建设实践中发现问题、分析问题和解决问题的能力。

二是要加大各部门之间合作协调力度。一方面，各地政府要在现有健康城市建设领导小组、健康促进委员会、爱国卫生运动委员会的基础上，探索建立多部门联席会议制度，减少部门间沟通协调障碍。另一方面，各部门应在具体项目上展开务实有效的合作，努力将沟通协作成果落实在行动上、效果上。如卫生、园林、体育、宣传、街道社区等部门可以在健康城市"细胞工程"——健康社区和健康单位项目上进行合作，通过改善社区环境、传播健康理念以提升居民的健康生活水平。

三是要增强非政府组织作用。第一，要继续鼓励非政府组织在健康城市建设中发挥积极作用，支持各地通过成立健康城市协会或健康城市促进会来帮助地方政府研究、制定、评估相关健康项目，联系社区和志愿者开展形式多样的健康活动，而政府则主要负责与健康城市相关的政策制定、宏观管理和统筹协调，从而在我国健康城市建设过程中形成政府与非政府组织配合默契、协调顺

畅的良性互动关系。第二，要继续鼓励非政府组织以健康城市为平台，做好连接国内外桥梁的工作，既要积极学习和汲取国外先进的健康城市建设经验，又要主动向国外介绍推广中国健康城市建设取得的成就，增强中国特色健康城市的影响力。第三，要继续鼓励和引导公众参与健康城市建设。通过开展"健康城市，从我做起、从小事做起"的全民活动、举办义诊、提倡绿色出行和完善自行车公共服务系统、改善生活方式和饮食习惯等来促进居民的健康发展，积极参与志愿行动，主动抵制不文明、不健康的行为，进一步提高居民以主人翁意识参与健康城市建设的自觉性、主动性。

（三）培育健康文化，践行健康卫生理念

一是要将"大卫生"理念落在实处。建议制定《健康城市建设任务分解方案和责任清单》，明确卫生、园林、交通、体育、教育、社会保障等各个部门在健康城市中应承担的职责和任务，通过一级抓一级、层层落实、各负其责、各司其职，以实实在在的举措突破卫生部门的局限，真正实现以"大卫生促进大健康"的目标。

二是要在全社会培养知健康、促健康的良好氛围。思想是行动的先导，文化价值理念对人的行为模式有着持续不断的影响力，如两千多年前的"仁义"思想至今为我们推崇备至。要通过各级政府、非政府组织、媒体、公众的共同努力，在我国建设健康城市的进程中，将塑造和培育广义上的健康价值观和文化理念作为重要工作之一，不断增强人们对健康城市的理解度和认可度，努力形成"人人为健康、健康为人人"的社会共识。

（四）增强科技创新，强化项目培训力度

一是发展与健康城市有关的科研技术。一方面，要坚持科技创新，增强健康城市专门研究力量，搭建健康城市研究平台，深化健康城市理论水平，总结健康城市建设经验；另一方面，要加快科技成果的转化速度，既要将最新的、适合我国国情的健康城市建设理论通过期刊论文、研究报告、专著等形式及时予以总结发布，又要进一步在全国范围内推进医疗资源、健康服务资源的均等化，将先进的医疗卫生、健康服务方面的技术及时运用于实践，促进人们健康水平的提升。

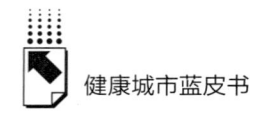

二是加大资金投入和培训力度。一方面，各级地方政府要把建设健康城市工作经费纳入财政预算，不断增加公共财政投入，安排健康城市建设专项资金。同时，也可以通过向社会筹款、银行贷款、企业赞助、单位和个人捐款等多种方式解决健康城市的建设资金，保证健康城市顺利建设。另一方面，要加强对健康城市的系统化培训，增加培训主体，进一步丰富培训形式，有条件的城市要建设健康城市培训中心，专门负责健康城市人才队伍的培训工作。

（五）推动合作交流，加强舆论宣传

一是加强健康城市之间的交流合作，主要包括国内健康城市之间、国内和国外健康城市之间、国内健康城市和健康城市组织之间的沟通合作，要探索建立相对固定的沟通交流平台和机制，相互分享建设经验，建议可考虑采取高层论坛、市长论坛、健康城市对话等多种形式，建立起中国健康城市国际合作网络。二是要充分发挥传统媒体、新媒体在健康城市建设中的作用，各地政府要通过当地主要报纸、广播、电视等新闻媒体大力宣传健康城市，研发适合新媒体和手机移动终端的"健康城市"APP、"健康中国"官方微博、"健康中国"微信公众号等新型宣传手段，不断加大健康知识科普力度，提高居民健康素养。

健康环境篇

Reports on Healthy Environment

B.2
中国城市生活垃圾管理评估报告[*]

宋国君　孙月阳[**]

摘　要： 生活垃圾管理的目标可以概述为无害化、减量化、资源化及无害化的前提下的低成本化。在 2006~2013 年公开统计数据分析的基础上，结合案例分析、调查，从无害化、减量化、资源化和低成本化目标出发，评估我国 288 个地级及以上城市生活垃圾管理的绩效。并以北京市为案例，构建了社会成本评估模型，基于市场价核算了涵盖垃圾管理各环节的生活垃圾无害化处置社会成本。我国城市生活垃圾管理无害化执法弱，证据缺乏；无有效减量化措施，减量化没有进展；资

---

[*] 本项目是中国人民大学重大基础研究计划项目（12XNL005）研究成果。
[**] 宋国君，经济学博士，中国人民大学环境学院环境经济与管理系教授，博士生导师，中国人民大学环境政策与环境规划研究所所长，中国城市报·中国健康城市研究院特约研究员，著有《环境政策分析》《环境规划与管理》《中国城市能源效率评估研究》等著作；孙月阳，中国人民大学环境学院人口、资源与环境经济学博士研究生，主要研究方向为环境经济与环境政策。

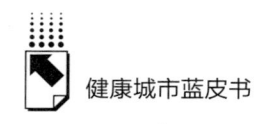

源化基本没有突破；低成本化信息少且差。为了破解这些问题，打破生活垃圾管理僵局，本报告在总结国内外经验的基础上提出强制源头分类、建立资源回收专项基金、推进特许经营、实施排污许可证制度和信息公开、公众参与的政策建议。

关键词： 城市生活垃圾　管理评估　政策建议

城市生活垃圾是指人类在城市中生活消耗资源，获取服务而产生的固体废弃物，以及其他被法律、法规纳入城市生活垃圾管理的废弃物，如建筑垃圾、渣土，但不包括工业固体废弃物及危险废弃物。

随着城市化的发展和人均消费水平的提高，城市生活垃圾产生总量呈逐年递增趋势，据统计，我国生活垃圾产生量从2002年的1.18亿吨，增长至2014年的1.78亿吨[1]，涨幅达到50.8%，垃圾围城成为各个城市亟须解决的问题。在全国600多座大中城市中，2/3的城市出现了垃圾围城的线性，1/4的城市的垃圾填埋场面临封场[2]。

生活垃圾管理是一项系统工程。首先，生活垃圾的安全处置费用巨大，如果没有实现安全处置，其污染（水污染、空气污染、危险空气污染物、细菌病毒等）造成的损失更是远超安全处置的成本；其次，为实现安全处置，需要实现生活垃圾的减量化，其核心是生活垃圾源头分类和全过程的管理；再次，回收的垃圾要变成产品（资源化），实现资源的循环利用；最后，要通过技术的进步和管理效率的提高实现生活垃圾全生命周期内整体上的低成本化。因此，生活垃圾管理要引入系统的目标体系。

一　城市生活垃圾管理的四化目标

除了传统的"3R"原则（无害化、减量化、资源化）以外，应加入低成

---

[1] 资料来源：《中国统计年鉴》。
[2] 资料来源：《中国城市建设统计年鉴》。

本化目标，以总体评估生活垃圾管理的绩效。低成本化是通过源头分类与减量、改进生活垃圾管理，在无害化的前提下社会成本最小。生活垃圾管理目标之间的关联性如图 1 所示。

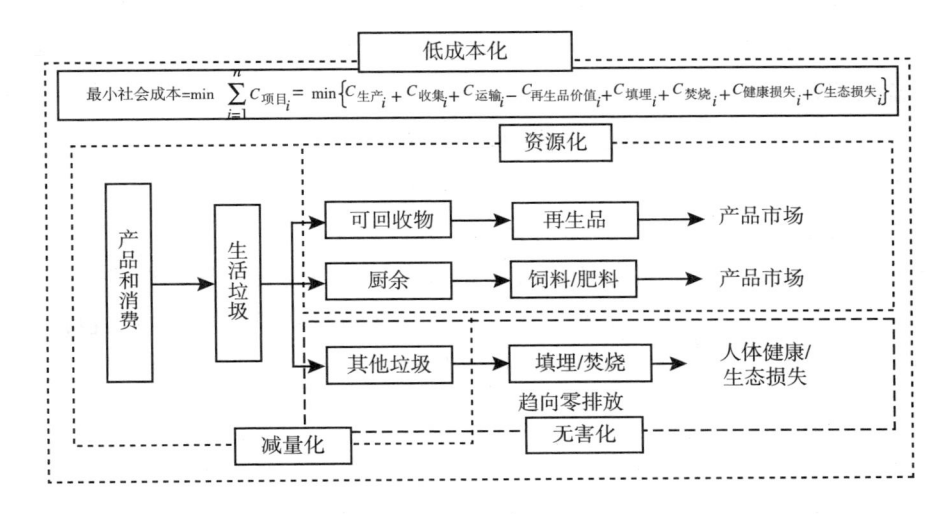

$$最小社会成本 = \min \sum_{i=1}^{n} C_{项目_i} = \min\{C_{生产_i} + C_{收集_i} + C_{运输_i} - C_{再生品价值_i} + C_{填埋_i} + C_{焚烧_i} + C_{健康损失_i} + C_{生态损失_i}\}$$

图 1　"四化一体"的生活垃圾管理目标

无害化目标。无害化是指城市市辖区所有人口产生的生活垃圾全部收集、密闭清运、安全处置并达到水和空气的污染物排放标准和卫生标准。填埋场的无害化包括卫生条件控制、渗沥液达标排放、气味及有害气体控制、填埋气体回收等。焚烧厂的无害化是指空气污染物和工艺废水的排放达标、焚烧炉渣（一般固体废物）与飞灰（危险废物）安全处置等。

减量化目标。减量化是通过消费品的合理设计，增加其重用的机会，降低废弃量，从而减少需要收运的垃圾数量。随着生活垃圾产生量不断增加、人工成本、处置标准的不断提高以及土地资源的稀缺性逐渐凸显，生活垃圾的无害化处理成本呈增加趋势。高昂的无害化处理成本，实际上为减量化提供了倒逼机制，通过一系列减量化措施，减少最终处置的垃圾量，从而实现社会成本的降低。

资源化目标。分类是减量化的基础，但分类后需对可回收物进行回收再利用，否则也是一种浪费。资源化是指生活垃圾经过源头分类后，可回

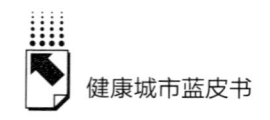

收物（如纸类、塑料、橡胶、金属、玻璃、织物等）进入回收系统被再生利用，即经修复、翻新、再制造后变成产品进入市场。生活垃圾焚烧特别是未经分类的生活垃圾焚烧回收的热能只是生活垃圾处置的"副产品"，因为回收的热能不足以支付焚烧的成本。资源化目标是不断提高各类资源的回收率，直到达到均衡的资源回收率，即实现资源回收的边际成本与边际收益相等。

低成本化目标。无害化、减量化、资源化均以降低整个社会的成本为最终目标，低成本化是贯穿整个生活垃圾管理过程的综合性目标。低成本化的含义是在满足安全处置的前提下，通过垃圾分类与减量、改进管理，实现生活垃圾处置的全社会成本最小化。生活垃圾处置的全社会成本指全生命周期的、社会为其安全处置所支付的并以市场价核算的成本，包括公共支出的成本（即实际发生的费用）以及未以货币形式体现的隐性成本（如土地成本）。

二 中国生活垃圾管理现状评估

（一）评估框架

评估对象为有数据的地级及以上城市288个。评估内容包括生活垃圾无害化状况、减量化状况、资源化状况、低成本化状况四方面；评估环节包括收集、转运和最终处置，各个环节的干系人、物流如图2所示。

主要采用描述统计对生活垃圾管理效果的各个指标进行分析。评估以二手数据为主，时间序列为2006～2013年，数据来自《中国城市建设统计年鉴》《中国环境年鉴》等。另外，本文也搜集一手调研与访谈资料、权威新闻报道、文献资料等与二手数据相互补充验证。各评估指标如表1所示。

（二）无害化状况评估

1. 市辖区生活垃圾收集覆盖率

生活垃圾收集服务属于城市基本公共服务范畴，各城市城区内很少有生活

图 2 生活垃圾管理评估框架

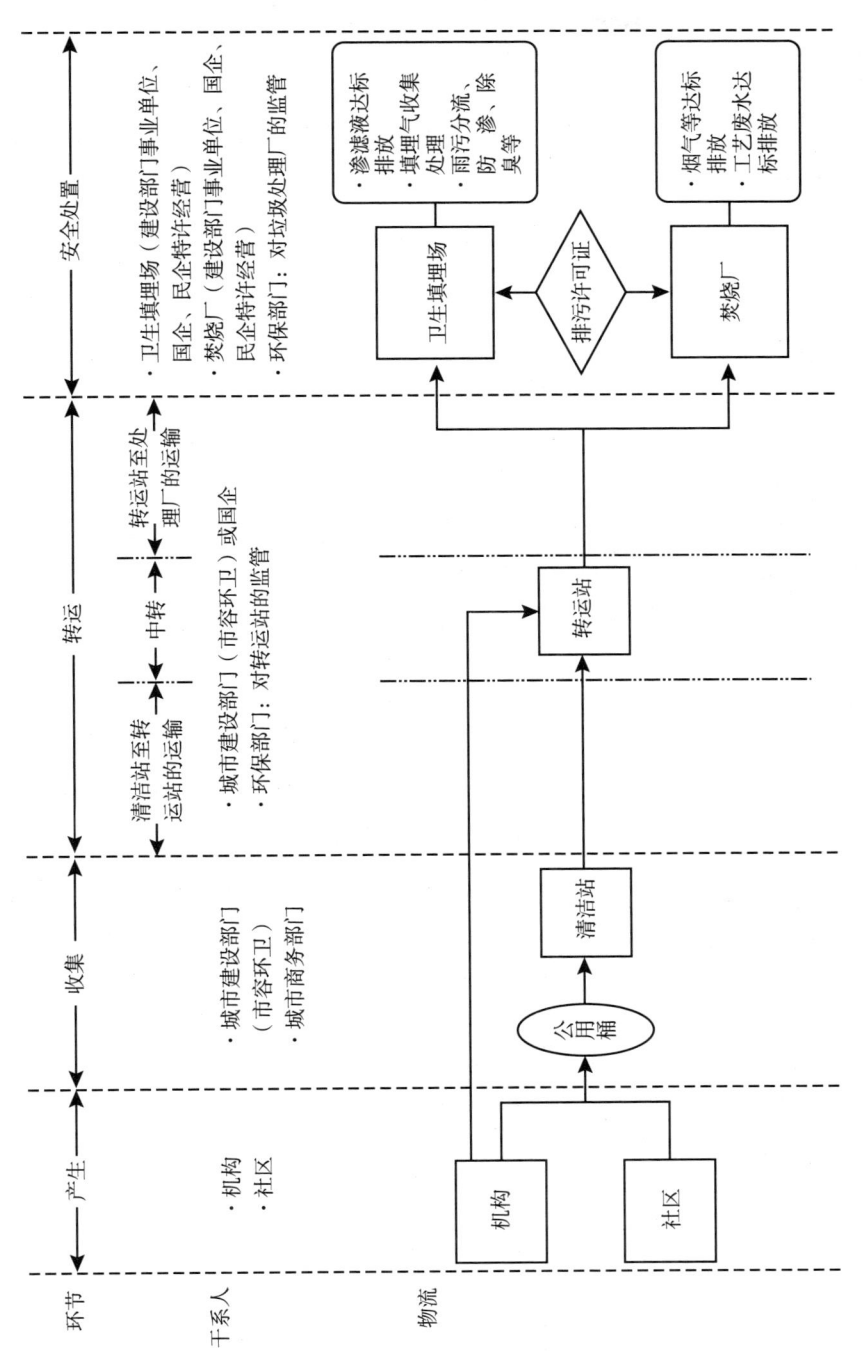

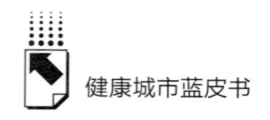

表1 城市生活垃圾管理状况评估指标体系

评估内容	指标名称	指标计算说明	单位	统计范围	评估年份	数据来源
无害化	生活垃圾收集覆盖率（市辖区）	城区常住人口/市辖区常住人口×100%	%	市辖区	2006~2013	《中国城市建设统计年鉴》
	生活垃圾无害化处理率（市辖区）	城区常住人口/市辖区常住人口×生活垃圾无害化处理率	%	市辖区	2006~2013	《中国城市建设统计年鉴》
	生活垃圾无害化处理率（城区）	生活垃圾无害化处理量/生活垃圾清运量×100%	%	城区	2006~2013	《中国城市建设统计年鉴》
	密闭车清运量所占比重	密闭车清运量/生活垃圾清运量×100%	%	城区	2006~2013	《中国城市建设统计年鉴》
减量化	人均生活垃圾日清运量	生活垃圾清运量/（城区常住人口×365）	%	千克/（人·日）	2006~2013	《中国城市建设统计年鉴》
资源化	废纸回收率、废塑料回收率	回收量/消费量	%	全国、案例城市	2013	《中国资源综合利用年度报告》《中国造纸年鉴》《中国城市建设统计年鉴》《调研资料》
低成本化	每万人市容环卫专用车辆设备数	市容环卫专用车辆设备数/城区常住人口	台/万人	城区	2006~2013	《中国城市建设统计年鉴》
	单位垃圾末端处置支出	生活垃圾处理厂累计完成投资额/（生活垃圾年实际处理量×15）+生活垃圾	元/吨	城区	2011~2013	《中国环境年鉴》
	单位垃圾处置社会成本	包括垃圾收集、转运、卫生填埋成本	元/吨	北京市	2012	调研统计

垃圾大量堆积的现象，因此，当前的城区人口全部享有生活垃圾的收集服务。市辖区除了建成区，还包括以农村为主的近郊地区。许多城市存在垃圾简易堆

放现象①。因此，本文假定城区生活垃圾全部收集，郊区没有收集服务。用城区常住人口与市辖区常住人口的比值反映市辖区生活垃圾收集覆盖程度。

2006~2013年，市辖区生活垃圾收集覆盖率均值呈波动变化状态，并没有提高的趋势。收集覆盖率普遍不高，2013年的均值为65.58%（见表2）；省会和直辖市的收集覆盖率相对较高，多数在70%以上；个别城市生活垃圾收集覆盖率极低，如毕节、晋城的收集覆盖率还不到20%。

表2　生活垃圾收集覆盖率描述统计

年份	N	极小值	极大值	均值	标准差
2006	274	9.48	100.00	64.1612	24.81402
2007	280	8.95	100.00	63.7591	24.24656
2008	284	12.92	100.00	64.8092	23.84974
2009	286	13.46	100.00	64.8592	23.64482
2010	259	11.59	100.00	61.0489	21.86034
2011	285	13.23	100.00	66.2769	23.21788
2012	287	15.63	100.00	65.8509	22.85801
2013	288	15.44	100.00	65.5797	22.51567
有效的N(列表状态)	243	—	—	—	—

2. 市辖区生活垃圾无害化处理率

用接受生活垃圾无害化处理服务的人口占市辖区常住人口的比例来代表市辖区生活垃圾无害化处理率。2006~2013年，市辖区生活垃圾无害化处理率从52.4%上升到62.2%（见表3），与统计年鉴中的无害化处理率94.98%相差较大；因而，可能接近40%的生活垃圾，即农村垃圾没有收集或只是简单堆放，没有进行无害化处理；市辖区生活垃圾无害化处理率普遍不高，省会和直辖市的无害化处理水平集中在60%~100%。综合考虑市辖区产生的生活垃圾被无害化处理的比例和生活垃圾填埋场、焚烧厂等的实际排放达标水平，实际的生活垃圾无害化处理率要低于统计年鉴中的数值。

---

① 《北京野垃圾积存量8000多万吨相当两千个鸟巢》，http://bj.jjj.qq.com/a/20150424/012954.htm?qqcom_pgv_from=aio。

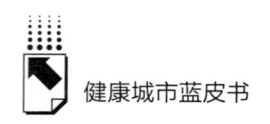

表3 市辖区生活垃圾无害化处理率描述统计

年份	N	极小值	极大值	均值	标准差
2006	173	0.01	100.00	52.3944	26.45396
2007	215	3.05	100.00	54.9912	25.52383
2008	231	0.27	100.00	56.7316	24.13768
2009	241	0.71	100.00	57.8360	24.29409
2010	229	11.59	100.00	56.4422	21.60080
2011	257	10.82	100.00	60.5770	23.56910
2012	262	3.97	100.00	62.0246	22.66080
2013	271	8.94	100.00	62.2039	22.19876
有效的N(列表状态)	144	—	—	—	—

3. 城区生活垃圾无害化处理率

城区生活垃圾无害化处理率偏高，超标排放现象较普遍。2006～2013年，城区生活垃圾无害化处理率的样本量均在182个以上，且逐年增加。2013年均值达到94.98%，标准差为9.49（见表4），多数城市在80%～100%区间，无害化处理率较高。不少城市生活垃圾无害化处理率异常偏低，无害化处理水平在城市间差异较大。2006～2013年，生活垃圾无害化处理率处于80%～90%区间的城市逐渐提高到了100%附近，可见，这些城市近几年生活垃圾无害化处理设施的建设取得了很大进步。

表4 城区生活垃圾无害化处理率描述统计

年份	N	极小值	极大值	均值	标准差
2006	182	0.01	100.00	80.5400	24.85282
2007	220	8.40	100.00	84.8195	21.36144
2008	233	0.39	100.00	87.1770	18.29164
2009	241	2.00	100.00	88.7810	18.45242
2010	251	14.73	100.00	91.9474	14.02953
2011	260	21.79	100.00	91.3851	15.02602
2012	263	9.87	100.00	93.4283	11.99523
2013	271	22.39	100.00	94.9829	9.48639
有效的N(列表状态)	168	—	—	—	—

无害化处理率在本质上是无害化处理的能力，但是不代表实际运行污染物等指标是连续达标排放的。从公开报道来看，很多城市的生活垃圾的焚烧厂及卫生填埋厂的废水、废气并未严格执行排放标准，未实现连续达标排放。例如，广州市两个垃圾卫生填埋场废水、臭气超标①。江门市生活垃圾卫生填埋场地下水监测严重超标②。深圳市垃圾填埋场臭气严重超标③。北京市生活垃圾处理厂存在超标排放现象④⑤。哈尔滨市区生活垃圾简单填埋比重较大，无害化处理率存在高估⑥。

众多报道也表明，即便是在大城市，无害化处理设施也可存在未达标排放

---

① 广州市2014年国控及生活垃圾处理重点监控企业第三季度污染源监督性监测显示，化鳌头镇潭口村垃圾场污水站排出的废水镉超标；增城市棠厦垃圾填埋场的臭气浓度超标，边界点的标准限值为20，而该填埋场达到了23。资料来源：《广州两垃圾填埋场排放超标》，http://finance.chinanews.com/ny/2014/10-14/6675576.shtml。

② 相关资料显示，该市旗杆石生活垃圾卫生填埋场一期项目执行了环评和"三同时"制度，但验收监测的地下水监测点超标：1#监测井（本底井）总大肠菌群数超标1.7倍；2#监测井（污染扩散井）总大肠菌群数超标75.7倍以上；4#监测井（污染扩散井）铅超标0.3倍；5#监测井（污染监视井）和6#监测井（污染监视井）总大肠菌群数均超标5倍。资料来源：《江门市市区垃圾综合处理场之旗杆石生活垃圾卫生填埋场一期工程竣工环境保护验收公示》，http://hbj.jiangmen.gov.cn/zwgk/ysgs/201409/t20140901_4043.htm。

③ 政府信息公开显示，2014年7月，市民投诉清水河垃圾填埋场臭气不止，尤其是热天下雨后必臭，周边居民深受其害。资料来源：《清水河垃圾填埋场空气污染臭气不止》，http://61.144.227.212/was5/web/detail?searchword=DOCUMENTID%3D2533096&channelid=291725。

④ 环保监察部门在2010年的检查中发现，海淀区五路居垃圾转运站和六里屯卫生填埋场排放的水污染物超过地方标准。资料来源：《海淀六五垃圾填埋场排污超标受罚》，http://info.ep.hc360.com/2010/05/18100391352.shtml。

⑤ 杨妍妍等人选择六个渗滤液产生量大且处理工艺接近、设施稳定运行的填埋场、一个原液收集填埋场为研究对象，利用2007~2012年渗滤液水质监测数据对北京市生活垃圾填埋场渗滤液的排放水平进行整体评估，结果表明：质量浓度最大的污染物为有机指标和含氮物质，其质量浓度及部分重金属浓度高于国家平均水平。资料来源：杨妍妍、徐谦、李金香、张双：《北京市典型垃圾填埋场渗滤液污染物监测与评价》，《安全与环境学报》2014年第2期，第235~238页。

⑥ 哈尔滨市区的生活垃圾约有48.5%进行简易填埋，而统计年鉴显示的2012年其生活垃圾无害化处理率高达85.3%，该数值明显被夸大。目前，该市垃圾卫生填埋场的处理规模为1219吨/日，焚烧厂处理规模为420吨/日；六座垃圾简易填埋场，处理规模为1690吨/日。而市区每天约产生3300吨生活垃圾，仅有1700吨/日的垃圾能进行安全处置，意味着每天有1600吨生活垃圾不得不采用简单填埋，占比高达48.5%。资料来源：宣琳琳、马丹阳：《城市生活垃圾问题与治理——以哈尔滨市为例》，《哈尔滨商业大学学报》（社会科学版）2014年第1期，第87~93页。

的情况。由于生活垃圾管理普遍由城市政府负责,环保监管存在部分失灵的问题。卫生填埋场的排放监管也没有在"水十条"中明确!生活垃圾简单填埋量仍占一定比重。2013年,全国有数据的地级及以上城市(个)生活垃圾简单填埋量为1208.4万吨,占垃圾清运量的8.8%。简单填埋不同于卫生填埋,不是无害化的处理方法,造成大量渗沥液不处理直接排入土壤和地下水,对土地和地下水资源造成污染。

4. 密闭车清运量所占比重

2006~2013年,密闭车清运量所占比重统计量均在225个以上,均值逐年增加,2013年均值为91.31%,运输环保水平较高且逐年改善;密闭车清运量所占比重为100%的城市数量逐年增加;而低于50%的城市中,几乎没有省会和直辖市(见表5)。

表5 密闭车清运量所占比重描述统计

年份	N	极小值	极大值	均值	标准差
2006	225	0.45	100.00	74.9959	31.09769
2007	257	0.13	100.00	78.9904	28.20499
2008	264	5.05	100.00	82.1627	25.51161
2009	268	5.15	100.00	85.3223	23.53989
2010	270	8.33	100.00	87.1037	20.37389
2011	281	7.80	100.00	88.1404	20.36824
2012	283	4.12	100.00	90.0894	19.37631
2013	278	0.42	100.06	91.3054	18.10155
有效的N(列表状态)	202	—	—	—	—

(三)减量化状况评估

1. 人均生活垃圾日清运量较高,减量化没有进展

2006~2013年,全国城市生活垃圾清运总量从14875.5万吨增长到17238.58万吨,地级及以上城市的人均生活垃圾日清运量总体水平较高,2013年平均为1.11千克,而台北市2012年已减少到0.37千克/(人·日)[①]

---

① 杜倩倩、宋国君、马本、韩冬梅:《台北市生活垃圾管理经验及启示》,《环境污染与防治》2014年第12期,第83~90页。

(即为人均卫生填埋和焚烧量);标准差在2006～2012年几乎逐年减小,各城市人均生活垃圾日清运量趋于集中,城市间差异在缩小,产生量多的城市该指标在降低,产生量少的城市该指标在增加,但2013年的标准差又有增加趋势(见表6)。少数城市人均生活垃圾日清运量很高,如鹤岗(2006～2012年)、伊春(2006～2013年)均为异常值,高达3.2千克。垃圾分类试点城市基本没有实现垃圾减量,个别城市反而增加,如广州、深圳、杭州、桂林。

表6 人均生活垃圾日清运量描述统计

年份	N	极小值	极大值	均值	标准差
2006	285	0.16	4.52	1.1925	0.60915
2007	286	0.37	4.79	1.1934	0.56504
2008	286	0.37	4.92	1.1880	0.54743
2009	285	0.36	4.92	1.1644	0.55326
2010	286	0.36	3.42	1.1024	0.39856
2011	285	0.46	3.31	1.1145	0.40835
2012	288	0.45	3.25	1.1209	0.40049
2013	288	0.33	5.80	1.1114	0.46236
有效的N(列表状态)	281	—	—	—	—

2. 垃圾分类潜力大

通过生活垃圾成分来了解垃圾减量化潜力。通过12个案例城市的生活垃圾成分可以分析得出:玻璃占1.3%～8.0%,金属占0.17%～3.0%,纸类占4.46%～17.6%,塑料占1.5%～20.0%,厨余垃圾所占比重在36.0%～73.7%,虽然不同城市生活垃圾成分差异大,但仍可发现可回收物占绝大多数,垃圾分类潜力较大。

(四)资源化状况评估

我国到目前为止尚没有规范、具体和公开的资源化统计评估指标体系。同时,公开的统计资料也缺乏信息。并研究搜集公开信息,对案例城市及全国的资源回收率进行评估。

1. 全国废纸和废塑料资源综合利用率不高

2009～2013年,全国废纸综合利用量呈缓慢的上升趋势,综合利用率有

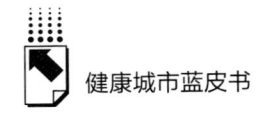

所提高，但幅度不大。2009～2013年，塑料消费量从4170万吨增至5879万吨，回收量从1000万吨增加至1366万吨，2013年，废塑料回收率为23.2%。2013年，纸及纸板消费量为9810万吨，废纸综合利用量为4377万吨，废纸综合利用率约为44.7%。

2. 案例城市生活垃圾资源回收率评估

资源回收的原则是可回收物的边际回收收益等于边际回收成本。资源回收率计算方法：以纸类为例，资源回收率＝回收量/消费量＝（纸和纸板年消费量－纸类最大回收潜力）/纸和纸板年消费量×100%。本研究据此估计北京、牡丹江、苏州、本溪四个城市的纸类资源回收率。发现各城市差异较大，其中，北京仅为25.32%，牡丹江达到61.52%，其纸类回收利用率距离北京市的"十二五"规划要求的2015年垃圾资源化率55%的目标仍有一定差距。

（五）低成本化状况评估

低成本化是在实现无害化处置的前提下的管理目标。本报告主要评估的是生活垃圾的管理投入，包括设备投入和资金投入。本研究仅评估运输环节和末端处置环节的投入。

1. 每万人市容环卫专用车辆设备数

投入平均水平逐年加大，可能存在部分设备闲置。2006～2013年，每万人市容环卫专用车辆设备数逐年迅速增加，即运输环节的设备投入不断加大。2013年均值为2.71台/万人，然而人均垃圾日清运量几乎没变化，而每万人市容环卫车辆设备数逐年增长，可能一部分设备处于闲置状态。

2. 单位垃圾末端处置支出

计算方法为生活垃圾处理厂累计完成投资额/（生活垃圾年实际处理量×15）＋生活垃圾处理厂本年运行费用/生活垃圾实际处理量，垃圾处理厂平均使用寿命按15年计算[①]。2013年，全国113个环保重点城市单位垃圾处置成

---

① 生活垃圾处理厂累计完成投资指至当年末调查对象建设实际完成的累计投资额，不包括运行费用。本年实际处理量指报告期内对垃圾采取焚烧、填埋、堆肥或其他方式处理的垃圾总量。垃圾填埋场是主要的垃圾处理方式，且填埋场的使用寿命一般在10～20年，本文按照15年计算。本年运行费用指报告期内维持垃圾处理厂正常运行所发生的费用。包括能源消耗、设备维修、人员工资、管理费及与垃圾处理厂运行有关的其他费用等，不包括设备折旧费。

本（其中，111个城市有数据）均值为77.0元/吨，较2012年降低9.4%。最低成本为抚顺市的6.5元/吨，最高为咸阳市的285.3元/吨，北京市为160.8元/吨。

根据北京市北神树生活垃圾填埋场的考察，随着生活垃圾填埋量的增大，渗沥液、臭气等的管理、处置成本的确是逐年增加，在此情况下，要保证空气、污水连续达标排放，也需要不断增加支出，如果要求过低的成本，那么就很难保证达标排放。

3. 北京市生活垃圾填埋处置社会成本核算

生活垃圾填埋处置的社会成本，指的是政府和公众以生活垃圾填埋为最终处置方式，为实现安全处置所直接或间接支付的成本。该成本以市场价进行核算，包括以货币形式进行的补贴和以一些隐性的成本，如划拨土地的成本等。核算方法详见表7。北京市生活垃圾填埋量占总清运量的70%，填埋是北京主要的无害化处理方式，本文仅核算填埋处置的各环节成本，焚烧处置成本暂不涉及。

表7 生活垃圾管理各环节成本

垃圾管理环节	成本类别	成本明细		核算方法说明
收集环节	收集成本	公用桶成本	—	固定资产折旧法
		运输费用	固定成本(车辆设备折旧)、可变成本(维修保险、人工成本等)	固定资产折旧法
		密闭式清洁站成本	固定成本(基建折旧、土地成本)、可变成本(人员工资、水电、保险、清洁维护费用等)	固定资产折旧法、机会成本法
转运环节	转运成本	转运站成本	固定成本(基建折旧、土地成本)、可变成本(人工费、动力费、燃润料、材料费、工艺费、修理费、资产税费、期间管理等)	固定资产折旧法、机会成本法
		运输成本	密闭式清洁站到垃圾转运站的运输成本Ⅰ和垃圾转运站到卫生填埋场的运输成本Ⅱ	市场价格替代法
卫生填埋环节	卫生填埋成本	固定成本(基建折旧、土地成本)与可变成本(人工费、动力费、燃润料、材料费、工艺费、修理费、资产税费、期间管理费)		固定资产折旧法、机会成本法

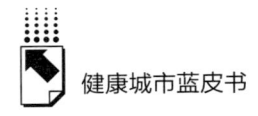

（1）收集成本。以北京市西城区阜外西里社区为例，该社区占地1937.98亩，常住人口6159人。2012年，社区其他垃圾清运量1168吨/年，其他垃圾人均日清运量是0.49千克。这些垃圾由西城区环卫中心进行收运，并运送至密闭式清洁站进行压缩，其后由环卫集团以集装箱的形式送至大屯垃圾转运站，在转运站进行压缩后装入大型集装箱，最后运送到阿苏卫垃圾填埋场。这一过程的收集成本核算结果如表8所示。

表8 收集成本计算说明与核算结果

成本类型	成本明细	计算说明	总费用（元/年）	成本（元/吨）	所占比例（%）
公用垃圾桶成本	公用垃圾桶成本	280元/个(240L),38个;一年置换一次	10640	9.1	1.3
	不锈钢保护套折旧成本	3500元/组,38个;使用寿命5年	25536	21.9	3.0
	不锈钢保护套清洁费	60元/(个·年),38个	2280	2.0	0.3
运输成本	电瓶车折旧成本	9万元/辆,3辆;使用寿命10年	25920	22.2	3.1
	维修及其他成本	电瓶车置换电池(4500元/次×2次/年)、维修费500元/年、其他费用1500元/年	11000	9.4	1.3
	人工成本	工人10名,1380元/(人·月),津贴福利7064元/(人·年)	236240	202.3	27.8
密闭式清洁站成本	基建折旧	吊装设备市场价为9万元/套（含2个7~8立方米的集装箱）;使用寿命14年	6171	5.3	0.7
	土地成本	北京市2011年的商业用地价格12787元/平方米,按商业用地40年的使用年限计算	44755	38.3	5.3
	运行维护费	人员工资*、水电、保险、清洁维护等费用	486744	416.7	57.3
合计				727.2	

* 密闭式清洁站有3名工作人员（北京市标准为2~3人/站），其工资福利为36000元/(人·年)。

（2）转运成本

转运站成本。大屯垃圾转运站占地14.5亩，总投资10417万元，设计转运能力1800吨/日，若按照20年的使用寿命估计，单位生活垃圾基础设施折旧为7.6元。根据2012年调查数据，大屯垃圾转运站运维成本约为39.1元/吨[1]，包括人工成本、燃油费、动力费、工艺费、材料费、修理费、资产税费、期间费等。使用密闭式清洁站土地成本计算方法，可知转运站土地成本为4.7元/吨（2011年调查数据），转运站总成本为51.4元/吨。

（3）运输成本。不同社区的生活垃圾的运输距离及线路不同，但可以计算大屯垃圾转运站和阿苏卫垃圾填埋厂的服务区域到二者平均距离。根据计算，平均的运输距离为37.5公里，按照平均运输距离37.5公里计算，根据物流公司的访谈信息，每吨生活垃圾的运输成本约为150.0元[2]。

（4）卫生填埋成本。阿苏卫垃圾卫生填埋场占地905.10亩，总投资1.1亿元，日处理能力2000吨，使用寿命17年，计算可知，单位垃圾基础设施成本为8.5元。2012年，运行维护成本均为110.0元/吨[3]，即为政府补贴价。根据密闭式清洁站土地成本方法计算，每吨垃圾的填埋成本为264.5元/吨。卫生填埋这一处置方式的末端环节总社会成本为383.0元/吨。

（5）可比价格调整。为了使最后的成本合计更为科学准确，需要对取自不同年份的价格进行调整。本研究调整至2012年的价格。在跨期成本（或收益）分析中要选择合适的贴现率，本研究结合2000年以来2.24%~4.14%[4]的国有银行一年期存款利率，选择4%为基准贴现率。在此之外，使用居民消费价格指数[5]来代表通胀引起的物价波动。调整之后，每吨垃圾填埋处置的社会成本为1530.7元。

分析各类成本所占的比例，收集成本占比最高，为59.1%；转运成本占比为13.3%，其中，转运站和运输成本比例分别是3.5%和9.8%；填埋成本占27.6%，为421.7元/吨。可见，收集成本和填埋成本是全成本的重要组成部分；人工成本占收集成本的36.5%。土地机会成本占全成本的21.4%，为

---

[1] 资料来源：北京市环境卫生工程集团。
[2] 资料来源：德邦物流公司（国家AAAAA级物流企业）。
[3] 资料来源：北京市环境卫生工程集团。
[4] 数据来源：中国人民银行网站，《中国人民银行决定上调金融机构人民币存贷款基准利率》等文件。
[5] 资料来源：《中国统计年鉴》。

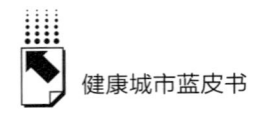

328.1元。但是，参考《中国环境年鉴》，以此数据作为核算基础，2012年北京市生活垃圾处置成本仅为151.2元/吨[①]。这一数字仅占垃圾处置全社会成本的9.9%。北京市2012年的生活垃圾清运量648.31万吨，如果按照1530.7元/吨的全社会成本计算，生活垃圾管理的成本总额将达到99.23亿元，可以占北京市当年财政支出的2.1%，而人均垃圾处置支出高达480.5元/年，社会已为垃圾处置支付了很高的成本，垃圾分类、减量工作刻不容缓。社会已为生活垃圾的处置支出了较高的社会成本，垃圾分类、减量刻不容缓。

三 评估结论及建议

（一）评估结论

1. 无害化执行弱，证据缺乏

2013年城市生活垃圾无害化处理率已经达到94.98%，说明从表面上看，城市生活垃圾无害化处理能力已经很高。然而，如果考虑市辖区的农村区域，则这一指标数据仅为62.20%；由于缺乏无害化处理设施的污水、废气的排放信息，无法判断这些设施是否实现连续达标排放，实际上，渗沥液超标排放的情况时有报道。

2. 无有效减量化措施，减量化没有进展

2013年，人均生活垃圾日清运量的均值为1.11千克，且没有明显下降趋势，仍然处于较高水平，减量化的措施运作效率值得怀疑，没有实质性进展。而对于生活垃圾分类试点城市，人均生活垃圾日清运量并未出现下降，说明试点仅在小范围实施或没有可持续性。实际上，如生活垃圾源头分类政策无重大进展，人均生活垃圾清运量不会有较大降低。

3. 资源化基本没有突破

缺乏生活垃圾资源化的统计指标体系及权威统计信息。通过对典型城市及全国的资源回收率估算结果分析，资源回收率并不理想。北京、牡丹江、

---

① 估算方法：生活垃圾处理厂本年运行费用/实际处理量＋生活垃圾处理厂累计完成投资/平均使用寿命/实际处理量，其中，垃圾处理厂平均使用寿命按照15年计算。

肃州、本溪等有信息的城市的纸类回收率分别为 25.32%、61.52%、20.11%、24.74%，城市间差异较大，资源回收率总体较低，进一步提升的空间很大。

4. 低成本化信息少且差

近年来，环卫设备投入迅速增长，但与清运量增长不相匹配，可能存在设备闲置浪费的问题。2013 年，113 个全国环保重点城市单位垃圾处置成本均值为 77.0 元/吨，普遍较低，同时城市间差异大，如抚顺市 6.5 元/吨，咸阳市为 285.3 元/吨，北京市为 160.8 元/吨。低水平的投入可能代表污染物的超标排放。

北京市 2012 年生活垃圾填埋处置全社会成本核算结果是 1530.7 元/吨，人均生活垃圾处置支出为 480.5 元/年。可以看出，2015 年执行的非居民生活垃圾 300 元/吨的收费标准仍然严重偏低，希望能通过全成本付费实现垃圾减量。另外，居民的生活垃圾处置支出由政府补贴，但缺乏数据公开、分析的机制，影响进一步的管理改进。

（二）政策建议

1. 强制源头分类

加快对生活垃圾管理相关法律法规修订工作并制定细化管理条例。第一，要制定生活垃圾强制源头分类的法律法规体系，明确分类责任主体、分类与投放方法、收费标准、奖励与惩罚措施等，以具有权威性和确定性的法律法规明确责任主体权利和义务；第二，制定资源回收利用专项法律法规体系，将鼓励垃圾管理领域的特许经营写入法律法规，明确回收资源的种类及回收方式；第三，以法律规范落实生产者延伸责任制，要求产品生产者通过提供回收渠道及缴费承担回收责任；第四，其他垃圾实施全成本收费，对于非居民的垃圾处理费应设定较高的费率，体现多排放多负担的原则。

2. 建立城市生活垃圾资源回收管理基金

资源回收基金的资金要全部用于生活垃圾管理。地级城市可以建立自己的资源回收基金，用于城市生活垃圾分类和资源回收等领域。基金管理委员会负责办理可回收物的回收再利用费用收支、回收与再生处理业的指导与管理、建立稽核认证制度、补助地方政府执行资源回收的倡导工作。资源回收

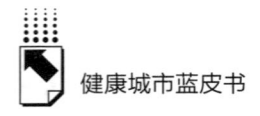

管理基金的收入来源包括：其他垃圾收集处理收费，产品（容器）的制造者、输入者和销售者缴纳的回收处理费，垃圾减量节省的垃圾处理费，罚款，中央政府的专项拨款。资源回收管理基金的使用范围包括：支付回收商、处理商经过稽核认证的回收清除处理补贴费；支付补助、奖励、应急管理等费用。

3. 推进生活垃圾管理领域特许经营

垃圾分类、资源回收产业能否实现PPP（公私合作模式）并成功运转，取决于能否实现规模化运作，即垃圾分类回收企业只有被特许负责一定规模区域的居民垃圾收集时才能达到盈亏平衡。因此要实现垃圾减量，就要保障中标企业在一定区域的经营权利，使其构造出"分类宣传—分类收集—分类运输—资源利用"的盈利模式。因此，要转变政府职能，充当规则的制定者和监管者，制定好公共服务提供的标准、做好监管。要引入公开透明的市场理念，坚持公共利益最大化原则，实现项目利益分配盈利但不暴利。

4. 尽快实施生活垃圾焚烧厂和填埋场排污许可证制度

2015年12月，环境保护部部长陈吉宁在排污许可制度国际研讨会上强调，要实行排污许可"一证式"管理，将排污许可建设成为固定点源环境管理的核心制度。[①] 通过排污许可证制度，保障焚烧厂和填埋场的达标排放，杜绝"低价中标、排放超标"的伪无害化现象。并通过排污许可证制度的实施，还原"伪无害化"处置的"低成本"假象向真正达标排放的真无害化、高成本的末端处置模式的真相。建议由省级环保部门为焚烧厂和填埋场发放排污许可证，解决地方政府的部分失灵问题。

5. 信息公开与公众参与、管理绩效评估

生活垃圾管理信息公开的内容重点包括：第一，垃圾处理设施建设、运营的基本情况及污染排放信息，根据排污许可证的要求公开；第二，城市生活垃圾分类与清运环节的物质流、信息流、资金流、人员、设备、建设用地等相关信息；第三，资源回收环节的可回收物种类与数量、去向、回收商与再生利用

---

① 中华人民共和国环境保护部：《排污许可制度国际研讨会召开》，http://www.mep.gov.cn/gkml/hbb/qt/201512/t20151204_318538.htm。

厂商的回收利用情况；第四，成本核算所用信息资料及核算结果。

  建议建立城市生活垃圾管理绩效年度评估制度，通过评估，核算各城市生活垃圾管理成果。评估项目包括无害化、减量化、资源化和低成本化。通过定量的评估和信息公开，促进城市生活垃圾源头分类和资源回收，从而降低生活垃圾管理的社会成本。

B.3 生物多样性保护是城市赖以发展的基础

胡京仁　杜博伦　邵婕　李彩虹

摘　要： 生物多样性是指地球整个生命体形式的总和，包括遗传多样性、物种多样性和生态系统多样性，其核心是物种多样性。生物多样性是人类赖以生存的物质基础，也是城市发展的基础。随着城市化进程加快，人口的猛增和超速地涌入城市，导致生物多样性被急剧破坏，给城市可持续发展带来了种种问题。我们要用现代科学的智慧去了解、研究针对影响城市发展的各个环节，做好生物多样性保护与合理利用工作按排城市化是人类社会发展的必然趋势，在极大地提高了社会经济繁荣和物质文明的同时，也给地球造成了严重的环境污染，直接或间接地影响了生态系统的发展，加剧了自然环境的恶化，使得城市越来越不适宜人类居住。城市特别是有些具有几千年历史的文化古都，如何协调社会、经济和环境发展的相互关系，实现城市的可持续发展，建设生态健全、重视人居环境的城市，是摆在人类面前的重要课题。为了实现这一目标，迫切需要开展生物多样性可持续发展规划方案的研究。用区域生态学的观点和城市生态学的指导思想开展对城市生物多样性资源调查和规划研究，带动周边地区的经济、社会与生态的可持续发展。

关键词： 生物多样性　城市　发展基础

一 生物多样性的概念与意义

生物多样性是指地球整个生命体形式的总和，包括遗传多样性、物种多样性和生态系统多样性，其核心是物种多样性。生物多样性是人类赖以生存的物质基础，也是城市发展的基础。随着城市化进程加快，人口的猛增和超速地涌入城市，生物多样性遭到极大破坏，给城市可持续发展带来了种种问题，我们要用现代科学的智慧去了解、研究针对影响城市发展的各个环节，做好生物多样性保护工作。

20世纪以来，随着世界人口的持续增长和人类活动范围的扩大与强度的不断增加，人类社会遭遇一系列前所未有的环境问题，从传统的人口、资源、环境、粮食和能源等五大危机，发展到今天的气候变化、生物多样性下降、臭氧层升高、贫富差距加大、大国之间博弈。这些问题的解决都与生态环境的保护与自然资源的合理利用密切相关。

生物多样性一词是于20世纪80年代初出现在自然保护刊物上的，生物多样性（英文为biodiversity或biological diversity）是一个内容广泛的概念，用于描述自然界多样性的程度。对于生物多样性，不同学者所给出的定义不同。在《生物多样性公约》里，生物多样性的定义是"所有来源的活的生物体中的变异性，这些来源包括陆地、海洋和其他水生生态系统及其所构成的生态综合体，这包括物种内、物种之间和生态系统的多样性"。

1995年，联合国环境规划署（UNEP）发表的关于全球生物多样性的巨著《全球生物多样性评估》（GBA）给出了一个较简单的定义："生物多样性是生物和它们组成的系统的总体多样性和变异性"。用句通俗的话来说：生物多样性是由地球上所有的植物、动物、微生物和其所拥有的全部基因，以及各种各样的生态系统共同构成的；是指一定范围内多种多样活的有机体（动物、植物、微生物），有规律地结合所构成稳定的生态综合体，包括动物、植物、微生物的物种多样性，物种的遗传与变异的多样性及生态系统的多样性等。

第二次世界大战以后，国际社会在发展经济的同时，把更多的关注点放在生物资源的保护问题上，并且开展了很多工作来拯救珍稀濒危物种、防止自然资源被过度利用等。20世纪80年代以后，人们在保护自然的实践中逐渐认识

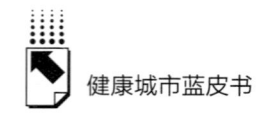

到，自然界的各个物种之间、生物与周围环境之间都存在十分密切的联系。因此，仅仅着眼于保护物种本身对保护自然来说是远远不够的，也是往往难以取得理想效果的。要拯救珍稀濒危物种，不仅要重点保护所涉及物种的野生种群，还要保护好其栖息地。也可以说是有效地保护物种所在的整个生态系统。生物多样性的概念，在这样的背景下便应运而生了。

生物多样性是全人类食物、水和健康的重要保障。人类是动物大家族的一员，动物都不能自己制造食物，需要绿色植物提供。在全球30万种植物中，人类经常利用的农作物不到200种，加上药用植物，所开发利用的也不到1000种。我们都知道，小麦、水稻、玉米提供了全人类主要淀粉来源，大豆、花生是主要的脂肪来源。水循环是怎样形成的呢？植被通过蒸腾作用将土壤中的水输送到大气，然后参加大气水循环；地球如果没有绿色植被覆盖，水循环就绝对不是今天的样子。再看生物多样性对人类健康的呵护：我们都知道，在化学制药没有发明前，我们的祖先就是用天然动植物成分来充当药物的，至今生物制药的主要成分依然是各种动植物；另外，最关键的是，我们呼吸的氧气也是植物制造的。光合作用、生物固氮作用是地球上发生的规模最大的两个生物化学反应。更难得的是，这两个反应是在常温、常压下发生的，没有任何环境污染、没有任何成本的最完美的化学反应，它们为人类提供了食物、水、氧气和优美的生态环境，这是无法用化学合成产品取代的。生物多样性还具有保持能量合理流动、改良土壤、净化环境、涵养水源、调节气候等多方面的功能。

中国是世界上生物多样性特别丰富的国家之一，为全球生态系统第一大国、生物多样性第三大国。中国有高等植物3万余种，脊椎动物6347种，分别占世界总种数的10%和14%。中国生物物种不仅数量多，而且特有程度高，生物区系起源古老，成分复杂，并拥有大量的珍稀孑遗物种。中国广阔的国土、多样化的气候以及复杂的自然地理条件形成了类型多样化的生态系统，包括森林、草原、荒漠、湿地、海洋与海岸自然生态系统，还有多种多样的农田生态系统，这些多样化的生态系统孕育了丰富的物种多样性。中国有七千年的农业历史，在长期的自然选择和人工选择作用下，为适应形形色色的耕作制度和自然条件，形成了异常丰富的农作物和驯养动物遗传资源。

然而，非常不幸的是，人类在自身发展的同时，很少考虑生物多样性的存在。中国是生物多样性受威胁最严重的国家之一：原始森林由于长期受滥砍滥伐、毁林开荒等人为活动影响，已基本不存在；草原由于超载过牧、毁草开荒的影响，退化面积达87万平方公里，目前约90%的草地处在不同程度的退化之中。中国十大陆地生态系统无一例外地出现退化，就连青藏高原生态系统也不能幸免。以红树林为例，中国红树林主要分布在福建沿岸以南，历史上最大面积曾达25万公顷，20世纪50年代约剩5万公顷，而现在仅剩1.5万公顷，仅为历史最高时期的6%！高等植物中有4000~5000种受到威胁，占总种数的15%~20%。在《濒危野生动植物种国际贸易公约》列出的640个世界性濒危物种中，中国就占156种，约为其总数的25%。中国生物多样性保护形势十分严峻。

迅猛增长的人口是生物多样性丧失的根本原因，人们对自然资源过度利用，忽视生态、经济、社会的可持续发展，导致生物栖息地丧失，外来生物入侵，环境污染严重，使生物多样性受到严重破坏。保护生物多样性重点是保护物种多样性，建立自然保护区实行就地保护是最好的办法，这在我国生物多样性保护工作中发挥了不可替代的作用。但目前自然保护区中保护与社区发展的矛盾日益尖锐，阻碍了其保护作用的充分发挥，应通过政府部门、科学家与社区居民共同参与，进行平等对话予以解决。而要实现这一切，让更多的公众加入生物多样性与环境保护的队伍，加强公众教育是当务之急。

二 生物多样性公约

生物多样性行动方案是一个受国际广泛认可的计划，旨在保护和恢复生物系统及生物多样性。这个计划最初的推动力来自1992年的生物多样性公约全球发展大会。截至2006年，共有188个国家批准；但其中只有少数国家发展并编定了具有实际意义的计划文献，中国就是最先制定生物多样性行动计划的国家之一。

（一）生物多样性公约的目标

（1）保护生物多样性，持续利用资源。
（2）促进公平合理地分享自然资源产生的利益。

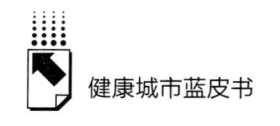

（二）生物多样性公约的主要内容

（1）各缔约方应编制有关保护生物多样性及持续利用资源的国家战略、计划或方案；或按此目的修改现有的战略、计划或方案。

（2）酌情并尽可能地将保护生物多样性及其持续利用纳入各部门和跨部门的计划、方案或政策。

（3）酌情采取立法、行政或政策措施，让提供遗传资源用于生物技术研究的缔约方，尤其是发展中国家，切实参与有关的研究。

（4）采取一切可行措施促进并推动提供遗传资源的缔约方，尤其是发展中国家，在公平的基础上优先取得基于其提供资源的生物技术所产生的成果和收益。

（5）发达国家缔约方应提供更多资金使发展中国家缔约方能够支付因履行公约而增加的费用。

（6）发展中国家缔约方应该切实履行公约中的各项义务，采取措施来保护本国发展过程中的生物多样性，特别是城市。

三 城市生态系统与生物多样性

（一）城市生态系统的特点

城市生态系统是指在人口大规模集聚的城市，以人口建筑物为主体环境所形成的生态系统。其特点体现在以下几个方面。

（1）以人为主体，其中人不仅是唯一的消费者，还是整个系统的营造者。

（2）几乎全是人工生态系统，其能量和物质运转均在人的控制下进行，居民所处的生物和非生物环境都已经过人工改造，是人类自我驯化的系统。

（3）城市中人口、能量和物质的容量大、密度高、流量大、运转快，这与社会经济发展的活跃因素有关系。

（4）是不完全的开放性的生态系统，系统内无法自行完成循环和能量转换。许多物质经过加工、利用后又从本系统中输出。

（5）城市生态系统中的初级生产者，即城市植被不能提供庞大的城市人群以食物乃至必要的氧气，必须依赖外界输入。城市植被具有调节微气候、增加美感、提供野生动物栖息地的功能；城市中的动物与微生物多样性能反映城市生态质量的优劣。

（二）城市生物多样性存在的问题

古人有云：人无远虑必有近忧。中国异常快速的城市化进程，城市规划师和城市建设决策者不应仅仅只忙于应付那些房前屋后的环境恶化问题、街头巷尾的交通拥堵问题等，更应该把眼光放在区域更大的尺度来研究长远的大决策和大战略，哪怕是牺牲眼前或局部的利益来换取更持久和全局性的主动，因为只有这样，人类的规划师才有其尊严，城市建设和管理者才有其从容不迫，城市的使用者——人类，才有其长久的安宁和健康的可持续发展。

城市地区分布的所有生物群落在很大程度上受到城市人为活动的影响，包括城市森林、公园、行道树、水体植物、历史遗留的古树古木以及在各种城市生境中广泛分布的伴人群落等。城市植被在控制城市的扩张、防止环境污染、营造舒适的生活与工作环境和构成城市的文明与文化成分中起着建筑物所不能替代的作用，目前国际上把城市中绿地的比率（量的指标）与植被的多样性（质的指标）结合起来作为一个城市现代化与文明程度的重要标志。北京若要彻底改造环境质量，提高城市的绿地覆盖程度，不能忽视了城市生物多样性这样一个同等重要的指标。

城市化是人类社会发展的必然趋势，在极大地提高社会经济繁荣和物质文明的同时，也给地球造成了严重的环境污染，直接或间接地影响到了生态系统的发展，加剧了自然环境的恶化。因此，城市生态问题日益成为人类关注的焦点。城市生物多样性存在的问题突出表现为：过度资源利用——人类过度使用；生物种栖息地的缩小和破碎——人类破坏生物生存空间；外来物种的引入——人类主观强行引入外来种；消灭捕食动物，破坏了生态平衡——人类破坏生物链；环境污染、水污染（包括富营养化）对鱼类和水禽造成很大的威胁。例如云南滇池因周围工业排放污染，造成鱼类减少。农药的污染对小型食肉类、鸟类（特别是猛禽）、两栖、爬行动物的多样性也可造成很大危害，草原上毒饵灭鼠既不利于长期控制鼠害，又对野生动物多样性构成威胁；对城市生态系统采取与农田生态系统同样的办法管理如使用化肥、农药、除草剂，对

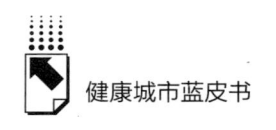

树木进行输液，大树进城等都是严重违背生态学规律的做法。

人与自然的和谐是人类自身发展的前提。生物多样性和文化多样性正是保持人与自然和谐共存的重要条件。中国的建设部早在2002年11月针对城市绿化中存在的一些突出问题，例如对城市生物多样性保护工作不够重视，本地对物种的利用和保护不够，片面追求大草坪、大广场，大量引进国外的草种、树种和花种，城市绿化植物种类减少、品种单一，造成部分地区生物多样性减少，植被退化和环境恶化，针对城市生态系统和生态安全面临的威胁等问题，出台过《关于加强城市生物多样性保护工作的通知》。因此，制定规划、选择地带性植物和保护生物多样性的绿化取向是十分必要的。

任何一个生物多样性可持续发展规划方案提出后，可以为当地城市园林绿化、城市美化、古树名木的保护、动物保护提供科学实用的参考数据；在城市的规划发展中，为现代化、国际化的大都市发展提供宏观科学的指导。

（三）湿地对城市生物多样性的作用

广袤的疆域和复杂的自然条件，使湿地形成了极其丰富的生态系统类型。在拉姆萨尔湿地名录分类系统所列的12种沿海和海岸湿地、14种内陆湿地和9种人工湿地中，中国几乎拥有所有这35种湿地类型。湿地是水禽赖以生存的繁殖地、越冬地和迁徙的"中转站"。中国湿地的特殊自然条件和地理位置，使水禽种类十分丰富，在地球水禽物种保护中城市湿地具有生态调节上特殊的意义。

流过人类居住城市的江河、湖泊、水库众多，水生生物资源丰富，种类繁多。河流的生物多样性有从上游向下游递增的趋势。鱼的种类很多，上游以喜流性的淡水鱼类为主，中下游有溯河性和河口性的鱼类进入。湖泊中生物资源极为丰富。沿岸带丛生挺水植物、浮叶植物和沉水植物，在水生植物茎叶上附生各种周丛植物，这里浮游生物和底栖动物种类也很多。在湖心区和深水带水生植物已难见到，底栖动物种类减少，但浮游生物和鱼类仍很丰富。例如20世纪80年代以来，中国水产捕捞业和水产养殖业都有了较大的发展，鱼产量逐年增长，但在江河和大湖由于酷渔滥捕，特别是大强度地捕捞产卵亲鱼、幼鱼及未成熟的鱼，导致了鱼类资源减退。这在一些靠近江河大湖的城市较为明显。

四 城市生物多样性受威胁的原因

（一）人口迅猛增加，大量流入城市

人口猛增是生物多样性受威胁的主要原因之一。人口过速增长破坏了环境和动植物栖息地，使生物链断裂。由于城市的建设，包括工业化生产的化学工厂、严重的重金属污染，使得土地的微生物遭到破坏。

城市发展中，人是占主导地位的，是生物物种金字塔尖上的高级动物。为了生存，人要努力占有生物多样性所提供的资源，从人的衣食住行长期占有生物资源，从远古人群居住的洞穴到现代人经过长时期的演化、进化、发展、所居住的高楼大厦，人始终是消费其他生物资源的统治者，在整个生态系统中占有绝对的优势。

当今的人类，由于发展扩张速度极快，生物的承载量已经失去了平衡，这种不平衡表现在世界的许多城市，例如，中国的北京、上海、广州等特大城市。发展速度与资源的配置已严重失去了平衡，导致人居环境的大量破坏。人类出行会遇到空气污染、水资源的极度匮乏，随之，食物的安全性也将受到威胁。

自从有了人类，人口的数量就一直在增长。在生产力落后的时候，人口的数量受到一些自然因素，如旱灾、火灾、水灾、地震等的影响；另外，人类自身制造的灾难，如战争、贫困也使人口数量得以限制。但是，现代科学技术的进步使人口的数量与人类的平均寿命都得到了提高。

人口猛增后，必须扩大耕地面积来满足吃饭和居住的需求，这样就对自然生态系统及生存其中的生物物种产生了最直接的威胁。人口增长过快，加上控制政策错误，使得中国形成了大量的退化生态系统。目前，中国境内水土流失面积约为180万平方公里，占国土总面积的19%，其中黄土高原地区约80%的地方水土流失，给生态环境造成巨大破坏。

（二）城市发展使生境破碎化

城市绿色破碎化的问题在中国城乡一体化发展中也存在很多问题。导致生

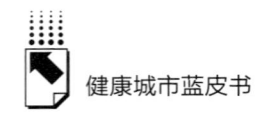

物多样性减少最重要的原因是生态系统在自然或人为的干扰下偏离了自然状态，生境破碎，生物失去家园。一般地，退化的生态系统会造成生物种类组成发生变化、群落或系统结构改变、生物多样性减少、生物生产力降低、土壤和微环境恶化，生物间相互关系改变。一般地，在生态系统组成成分尚未完全被破坏前排除干扰，生态系统的退化会停止并开始恢复，例如少量砍伐后森林的恢复，生物多样性可能会增加；但在生态系统的功能过程被破坏后再排除干扰，生态系统的退化便很难停止，而且有可能会加剧，例如火烧山地后的林地恢复。

（三）城市发展造成环境污染严重

大量涌入城市的人口、开发建设、对城市植被的破坏影响了城市中动物和微生物的生存。随着人的发展，环境污染也在加剧。环境污染会影响生态系统各个层次的结构、功能和动态，进而导致生态系统退化。环境污染对生物多样性的影响目前有两个基本观点：一是由于生物对突然发生的污染在适应性上可能存在很大的局限性，故生物多样性会丧失；二是污染会改变生物原有的进化和适应模式，生物多样性可能会向着污染主导的方向发展，从而偏离自然或常规轨道。环境污染会导致生物多样性在遗传、种群和生态系统三个层面上的降低。

（四）外来物种入侵对城市生物物种的影响

外来物种的入侵，字面意思是增加了一个地区的生物多样性，事实上，历史上那些无害的生物也是通过人来努力扩大了分布范围的，一些被驯化的作物或动物已经成为人类的朋友。如食物中的马铃薯、西红柿、芝麻、南瓜、白薯、芹菜等，树木中的洋槐、英国梧桐、火炬树，动物饲料中的苜蓿，动物中的虹鳟鱼、海湾扇贝等，这些物种进入异国他乡是利大于弊的。

城市发展中要注意对外来入侵物种的保护。人在城市建设中，不能盲目地引入外来物种，一旦错误地引入外来物种，将会给本地物种造成灾难性的损失，不利于城市的可持续发展。例如，食人鱼、牛蛙、巴西龟、大米草、加拿大一枝黄花。城市在植物人工绿化过程中尽可能地使用本地物种（因为本地物种经过多年的演化已经适应了本地的生长条件），要注重引进外来物种，严格依法管理好物种资源。

生物入侵对于生态平衡和生物多样性来讲,毕竟是个扰乱生态平衡的过程。因为,每个地区的生态平衡和生物多样性都是几十亿年演化的结果,一旦这种平衡被打乱,就会因失去控制而造成危害。外来物种引入具有双重性。

五 城市生物多样性保护措施

2001年5月,中国国务院发布的《国务院关于加强城市绿化建设的通知》(国发〔2001〕20号)明确提出:"要加强城市绿地系统生物多样性的研究,积极开展生物资源生态系统调查、生态环境及物种变化的监测、生物资源(特别是乡土物种和濒危物种)的调查和监测;生物多样性的重点地区要强化措施,切实加强珍稀、濒危物种的繁育和研究基地建设"。

中国是世界上生物多样性特别丰富的国家,为《生物多样性公约》较早的缔约国之一,中国一直积极参与有关公约的国际事务,就国际履约中的重大问题发表意见。中国还是世界上率先完成公约行动计划的少数国家之一。完成于1994年的《中国生物多样性保护行动计划》,使大量保护生态环境的活动有章可循。依据《野生动物保护法》,破坏野生动物资源的犯罪行为一律要受处罚,其处罚最高至判处死刑。

政府有关部门重视对生物资源的有效保护。如2003年1月,中国科学院倡导启动一项濒危植物抢救工程,计划在15年内将所属12个植物园保护的植物种类从1.3万种增加到2.1万种,并建立总面积为458平方公里的世界最大的植物园。此项工程,用于收集珍稀濒危植物的资金超过3亿元,将以秦岭、武汉、西双版纳和北京等地为中心建设基因库。

拯救濒危野生动物工程也初见成效,全国已建立250个野生动物繁育中心,专项实施大熊猫、朱鹮等七大物种拯救工程。

防止对城市生态系统的破坏,要树立敬畏自然的思想,尊重自然规律。首先,对物种保护,要科学地维护好水源地的保护,减少对野生动植物物种栖息地的破坏(不提倡人工过量的调水,例如修建水库和大量的长途调水工程,不主张人定胜天的思想,不改造自然,要敬畏自然顺其自然,人与自然和

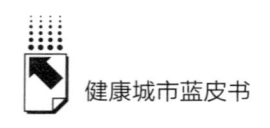

谐）。其次，过度的光污染，不断增加的城市建筑玻璃幕墙，过度地增加夜间照明度，这些都是对城市中的动物造成严重干扰的因素。例如减少光伏发电设备，如太阳能的工程，开始和末端还存在有害污染物。在发展清洁能源的今天电池驱动的电动车（目前全世界都未解决电池无害化处理）有些发达国家已立法规定污染不能转移，任何工程产品从开始到末端都必须无害化，不然不能使用或减少使用。

城市建设中要尽可能地减少农用地的使用，防止城市的过度开发（要保住生存用地的红线）。城市发展前要做好生物多样性的本体调查，根据调查情况制定城市发展规划。

注意对城市上游含氧水源保护地的保护，城市中要倡导科学用水，节约用水，循环用水，防止过度的开采地下水，坚决杜绝向河道和沙漠中排污。要增加绿色的面积，例如城市行道树的选用，增加绿地面积，建立生态公园和充分利用屋顶绿化，形成生态的小系统来影响城市，有许多的小系统对整个城市的作用也是很重要的。

科学地分配好物质资源，例如中国新农村建设和城市一体化要特别注意生物多样性的保护。强调多留绿地，恢复湿地，充分利用城市中原有的水塘、河沟、沼泽，恢复建立良好的水生生态系统。

以生态学理论为指导，规划建设好我们今天的城市，保护好生物多样性城市发展的基础。

在城市建设中，要尽可能地为城市动植物留出生物生存的通道，为植物留出廊道，为动物留出可以进出的通道。小到昆虫和青蛙，大到啮齿类动物。城市热岛效应形成是人类过度开发的结果。具体来说，在城市发展中保护生物多样性的措施有很多，主要有以下三条。

（1）城市发展就地保护生物多样性。主张建立更多自然公园和一些城市周边自然保护区已经成为世界各国保护自然生态和野生动植物免于灭绝并得以繁衍的主要手段。例如中国的神农架、卧龙等自然保护区，在对金丝猴、熊猫等珍稀、濒危物种的保护和繁殖方面起到了重要的作用。

（2）迁地保护。大多物种会被转移到动物园、植物园或建立的珍稀动物养殖场。由于栖息繁殖环境遭到破坏，一些野生动物的自然种群势必会灭绝。为此，从现在起就必须着手建立针对某些珍稀动物的养殖场，对其进行保护和繁殖，或划定区域实行天然放养。例如，中国将水杉种子引到南京的中山陵植物园种植，泰国对鲜鱼的养殖等。

（3）建立全球性基因库。例如，为保护作物的栽培种及会灭绝的野生亲缘种，建立全球性的基因库网。现在大多数基因库都储藏着谷类、薯类和豆类等主要农作物的种子。其中最重要的是就地保护，因其可以免去人力、物力和财力，对人和自然都有益处。就地保护是利用原生态的环境，使被保护的生物能更好地生存，不用花时间去适应环境，这样能够保持动植物原有的特性。

六 城市生物多样性保护与利用案例

（一）广州的屋顶绿化

近年来，随着我国高速城市化，大量工业园区在各地产生，同时城市人口的急剧增加，城市规模的不断扩大，使得各地房地产业也开始高速发展。以广东省为例，仅2010年全年房地产购置开发的土地面积就达到1755.61万平方米。

原本被用来孕育植物生长的土地经工业、房产开发后，变成了不能农作之地。导致生态环境恶化，全球变暖、热岛效应、干旱、沙漠化等问题日益严重。为了控制生态环境的恶化，当前世界上许多国家都将"节能环保"与"可持续发展"提上重要议程。

屋顶绿化是增加城市绿化率的一个有效形式。在德国、美国、加拿大、日本等发达国家已大范围建设屋顶绿化。我国在北京、上海、深圳等大城市也展开了屋顶绿化工作，并成功取得了一定的景观及绿化效果，这对改善城市生活环境起到了一定的作用。它能有效地缓解城市绿化用地与建设用地的矛盾；同时屋顶花园能改善城市生态环境、美化城市、开拓城市空间、提升城市形象等。

屋顶绿化在改善城市生态环境方面效果显著，能多层次地吸收空气中的SO_2、NO_x、HF等多种有害气体、吸尘降噪、净化空气；吸收二氧化碳的同时释放出氧气，主要是它具有维持空气中的碳氧平衡、减少大气污染、提高空气

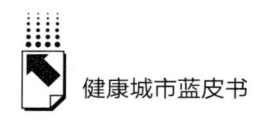

的洁净度、降温增湿等方面的功效。

屋顶绿化降温效率与绿地率成正相关，一公顷绿地一年可蒸发4500吨~7500吨水，一昼夜蒸发水的调温效果，相当于500台空调连续工作20个小时所释放出来的冷量。

目前广州的屋顶全部用来绿化，顶层住户可少开60%的空调，一年可节约电量超过10亿度。

（二）新加坡花园城市

新加坡从20世纪60年代开始致力于创造"花园城市"，经过近50年的园林建设和"花园城市"建设，将一个在新中国成立初贫困、脏乱、缺乏各类公共服务设施的贫瘠之地转变成一个当今绿色国际化大都市，改善了城市居民的生态居住环境。由最初规划的"花园城市（Garden City）"发展为"城市花园（City Garden）"。每隔500米就会有一个公园，在每个集镇区都有10公顷的公园规划面积，据统计，新加坡的公园数量达340个，现今绿化面积占国土总面积的45%，绿化覆盖率超过80%。

新加坡"花园城市"有丰富的内涵，"花园城市"的设计并非字面意思上的绿色植物的覆盖，而是更加注重建设的质量，追求生态、美学二合一的城市环境。在城市物质环境层面上，更加注重人类与自然环境和谐共处，注重保护自然环境、提升城市效率、完善绿色基础设施和提高城市功能的多元性。

新加坡是继纽约、伦敦、香港之后的第四大金融中心，是亚洲重要的金融、服务和航运中心之一。可令人惊讶的是，常见的"城市病"并没有出现在这个人口密度为7615人每平方公里的国家。相反，其科学的城市规划，有序的交通和绿色的城市生态环境成为重要标志。新加坡成功的城市治理经验开始被世界各国借鉴。

（三）杭州湖西湿地保护

杭州湖西这块处处港汊蜿蜒、满眼皆绿的土地，就是一块大的湿地，总占地近480公顷，其中水面为70公顷，由北往南依次为金沙港、茅家埠、乌龟潭和浴鹄湾，又以茅家埠水域为最大。在湖西重塑湿地，可以有效地起到恢复西湖生态、改善西湖水质的作用。拥有各种水草、沼泽的湿地，把从西湖上游溪流流过来的污物"过滤"掉以后，流入西湖的水质就成了相对比较干净的"纯净水"。

为了保护西湖生物多样性，杭州市政府 20 年前就策划并实施了西湖综合保护工程。共有 1.5 万棵大树被新栽进湖西，其中胸径 20 厘米以上的就达 1500 棵，另外还有新植灌木 18.6 万株、竹类 6.5 万支，地被 13.6 万平方米，铺设草坪 16 万平方米。水岸采用纯自然式，不见一丝人工驳坎，使周围山体自然而然地浸润水中。水边多植水生湿生植物，中上层就植木本开花树木和浆果植物、蜜源植物，引得鸟蝶翩跹。加上之前几十年的封山育林，西湖西部目前已形成以常绿阔叶林和常绿落叶阔叶混交林为主的森林植被，并且具有热带到温带分布的过渡性。

经过生态修复的杭州湖西湿地，目前拥有种子植物达到 1230 余种，隶属于 756 属、157 科；有国家保护植物两种，即水杉和银杏；百年以上古树名木共 275 株，300 年以上古树名木 12 株。在湿地生物多样性方面，芦苇、莼菜、菖蒲、鸢尾、水葱、苦草、凤眼莲、茭白、菱、荸荠等水生植物也都在湖西找到了自己的位置，"野"味十足。野生动物就有 300 多种，包括兽类、鸟类、爬行类、两栖类等，其中仅水鸟就有鸬鹚、夜鹭、绿翅鸭、绿头野鸭、红嘴鸥、大白鹭、苍鹭、红脚苦恶鸟、白骨顶等多个品种。

由于西湖水环境的改善，每到冬天的时候，就有大批候鸟从钱塘江边飞来西湖边过冬。湖西共增添了 66 个品种，共 100 多万株的水生植物。这些水生植物在装点湖西、成为一大景观的同时，也为营造湖西的生态平衡做着贡献。很多水生生物更容易找到适合自己的生存环境，它们在此代代生息繁衍，久而久之，湖西的生物多样性就得到大大提高，水生态系统逐步得到恢复。

七 结语

我们用生物多样性保护思想来发展城市，是可持续发展的必然。用生物多样性保护思想来科学的规划好城市，城市发展中有些应做减法，增加什么也就更加清楚了。发展和建设城市要借鉴全球城市发展的经验，让我们的城市发展好，要真正遵循城市发展规律，让城市发展走上可持续之道。

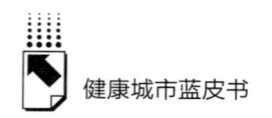

参考文献

陈良燕、徐海根：《澳大利亚外来入侵物种管理策略及对我国的借鉴意义》，《生物多样性》2001年第9期。

李俊生等：《城市化对生物多样性的影响研究综述》，《生态学杂志》2005年第24期。

王献薄：《城市化对生物多样性的影响》，《农村生态环境》1996年第12期。

万方浩、郭建英、王德辉：《中国外来入侵生物的危害与管理对策》，《生物多样性》2002年第10期。

郑勇奇、张川红：《外来树种生物入侵研究现状与进展》，《林业科学》2006年第42期。

健康社会篇

Reports on Healthy Society

B.4 "十三五"城市公共安全发展趋势与体系规划研究

张黎明[*]

摘　要： 公共安全无处不在，事关改革发展稳定大局。"促一方发展、保一方平安"。本文立足于"十三五"城市公共安全发展趋势研究，从当前城市公共安全体系建设存在的问题着手，提出了构建基于大数据和安全风险治理的城市公共安全智慧治理对策建议，并给出了"十三五"公共安全体系发展规划应把握的几个理念以及未来五年的重点任务思考。

关键词： 城市　公共安全　"十三五"规划　大数据　风险治理

---

[*] 张黎明，国家行政学院信息化与信息技术研究中心主任助理，博士后研究员，中国区域经济学会智慧城市发展委员会秘书长，中国信息界城市安全应急专委会主任，中国应急管理学会公共安全标准委员会专家委员，欣纬智慧（北京）安全科技有限公司创始人，研究方向为互联网与大数据，公共安全智慧应急、信息化与智慧城市。

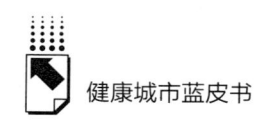

一 城市公共安全体系规划建设的背景

当前,我国公共安全事件频发易发,随着经济全球化和全球信息化的快速发展,伴随国际各种复杂因素的影响,我国城市公共安全风险日益突出,尤其是经济发展新常态下的各类风险、新业态中的各类风险、社会流动性加剧带来的风险、网络社会带来的风险、安全生产事故和自然灾害带来的风险,使我国公共安全问题复杂性加剧,面临巨大的防控挑战。

2015年5月29日,习近平在主持中央政治局集体学习时强调,基层一线是公共安全的主战场,维护公共安全,必须从建立健全长效机制入手,推动思路理念、方法手段、体制机制创新,加快健全公共安全体系。

2016年最高人民检察院也将把国家安全和公共安全作为全国检察机关的工作重点,着力应对政治安全、金融安全、网络安全、公共安全等领域风险[①]。

二 城市公共安全体系建设中的问题分析

(一)影响因素多,诱发面广

当前诱发城市公共安全危机的因素很多,诸如社会(群体事件、社会骚乱、暴恐袭击等)、经济(企业关闭诱发社会事件、安全生产事故、能源与金融安全等)、自然(气象灾害、地质灾害等)、卫生(如新近发生的寨卡病毒)、生态环境(雾霾等)、信息安全等诸多方面。

(二)认识不足,重视不够,作风不实

过去三十年我国城市普遍高速发展,经济社会结构也发生了巨大的变化,与此同时也蕴藏了大量潜在的社会矛盾和公共安全风险。诸如水、电、气、通信等城市重要生命线基础设施缺乏相应的安全保障,城市防灾以及公共安全功

---

① 《最高人民检察院:2016年将重点围绕国家安全和公共安全严惩安全领域犯罪》,http://www.gov.cn/xinwen/2016-02/12/content_5040726.htm。

能建设远不能满足保障城市公共安全的需求。

一些地方政府领导注重经济发展指标，对公共安全认识不足、建设和投入不到位，并存在一定的侥幸心理，有些城市虽然在应急平台建设上总体硬件投入较大，但围绕能力建设的软投入不足。"基础不牢、地动山摇"，基层是公共安全治理的关键环节，但绝大多数基层政府部门在应急管理方面还是靠土办法和个人经验。更为让人忧心的是一些地方政府领导责任心不强、作风不实、工作粗糙，导致公共安全事件易发频发，暴露了地方政府在理念思路、体制机制、方式手段等方面有待与时俱进，跟上时代需要，这与习总书记提出的治理体系和治理能力现代化的要求存在较大认识和执行差距。

（三）政府统管多，各自为政多，信息共享少，社会参与少

一直以来，地方政府认为公共安全管理问题是高度敏感的，甚至动辄上升为密件，管理形式主要是政府统管，且各部门条款分割，各有领地。在大数据时代中，各自的数据都是自有资产，缺乏信息互通，更缺乏统一的信息标准和流程规范，城市数据资源无法有效整合，这种狭义的部门利益保护主义，导致城市整体公共安全管理的信息孤岛问题严重，岛链之间没有互通的通道，更不用说数据高度融合了。

同在一座城市，同治一座城市，地区、部门分割，局部利益高于整体利益，缺乏合作、互通、互享理念，地方政府没有形成整体公共安全观的工作合力；当前信息化时代，某些地方政府不善于运用现代化的科技手段，治理方法简单、粗放，更突显了其不作为、逃避作为，多一事不如少一事的怪现象。

纵观中国历史和国际社会，当前我国以公务员体系为主的国家官僚机器庞大已至顶峰，未来的社会治理必然是逐步小政府化，其解决方案就是依靠信息科技和社会组织力量，减少人力，提高效率。我国未来五年也必然向党政主导、社会共治的多元治理体系迈进，这是不可阻挡的时代需要和历史潮流。如何培育、发展和调动社会力量参与公共治理将是重要课题。

（四）事后应急多，事前风险防控少

自"非典"以来，我国公共安全管理体系建设得到了快速发展，尤其是巨灾面前凸显了国家动员力量的巨大优势，也增强了民族凝聚力和自豪感。虽

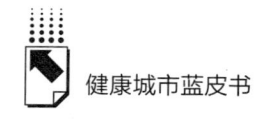

然我们把制度优势发挥到了淋漓尽致，但是在消耗大量资源的同时，我们的公共安全治理能力并没有显著提升，相反在风险防控的具体行动方面，我国反倒和欧美发达国家的距离进一步拉大了。

过去十年，西方发达国家在环境保护、食品安全、城市管理等方面已经形成日益完备的风险评估与防控机制。在2004年《民事紧急状态法》颁布以前，英国政府也是主要注重事后抢险救援，2004年开始英国公共安全治理实现了从注重事后应对向注重事前预防的重大转变，英国各郡市定期开展风险分析工作，编制风险登记手册且不断更新，并绘制风险矩阵图。《荷兰国家安全战略下场景、风险评估与能力的综合运用》于2009年10月发布，其风险分析方法和德国在框架上基本相似。近年来，习总书记频繁强调食品安全，欧美国家早已将风险评估机制引入食品安全监管体系，成为应对食品安全问题的有效策略[①]。一直以来，我国地方政府在事前风险化解方面不重视、不投入，当公共安全事件发生时，为消除政治影响，不惜投入巨大的财力、人力、物力代价进行应急处置。可以说亡羊补牢，为时已晚。当前我国各类应急预案数量已高达数百万，但预案多为照他人的药方为自己抓药，而不是在认真"望、闻、问、切"的基础上有针对性地制定防控预案，所以造成预案空洞无用的现象。

随着我国公共安全形势越来越复杂，政府和社会越来越敏感，社会和政府期待越来越高，责任也越来越大，信息来源越来越广，个体知识经验有限且带有偏好，注意力和敏感性不能持久，个人的智慧、知识、经验、判断力以及惯用的土办法也越来越不可靠。

三 城市公共安全体系建设中的主要对策研究

（一）构建以安全风险治理为基础的城市公共安全智慧治理[②]

2015年8月12日天津滨海新区瑞海公司危险品仓库爆炸事故作为一起特

[①] 洪富艳：《欧美社会风险管理制度的借鉴与思考》，《哈尔滨工业大学学报》2014年第1期，第45~51页；董宇泽：《德国突发事件风险分析方法及其经验借鉴》，《行政管理改革》2013年第2期，第56~62页。

[②] 游志斌：《推进公共安全管理体系建设》，《学习时报》2016年第2期。

别重大生产安全责任事故，造成了巨大的生命、财产损失，并严重影响了我国国际声誉，引发了我国在公共安全风险治理方面的深刻反思。12月20日深圳市光明新区渣土受纳场特别重大滑坡事故，事前已多次出现征兆，再次深刻暴露我国在风险治理方面淡薄的问题。早在2014年，深圳媒体就两次报道了该受纳场泥头车占道堵路、噪声扰民等问题，作为监管部门和企业经营单位知情不治，也没及时做好安全预警、防范和有效整改工作。深圳"12·20"事故，再次警醒各级政府树立正确的城市公共安全观，建立城市公共安全全面风险分析工作，把推进风险管理作为现阶段城市公共安全的基本战略。

推动城市公共安全风险管理建章立制，明确公共安全风险管理的责任主体，规范管理行为，配套经费保障制度。建立完善与城市公共安全风险管理相匹配的绩效管理和预算支持等制度，明确城市公共安全整体风险管理建设的工作路线和基本方法，加强对城市公共安全风险管理推进工作的全过程指导、监督、检查和优化改进。依靠科技，研发城市公共安全风险管理技术支撑平台，建立风险管理问责制度，促进城市公共安全风险管理工作扎实有效、深入细致地进行。

当前我国在金融安全、涉海安全、流通安全、交通安全、消防安全、食品药品安全、治安安全、反恐斗争、互联网等诸多领域都面临严峻挑战。迫切需要把城市安全工作放在城市建设和发展的首要位置，让公共安全风险治理贯穿城市规划设计、建设、运营等方方面面。同时也需要夯实城市基层公共安全管理的现代化能力，加强社区综合风险防范，推动形成政府、社会组织和公众共建城市安全的良好环境。

（二）构建轻量级立体化的城市公共安全应急平台体系

总结过去十年国内应急平台情况，传统的城市公共安全应急平台建设往往采用项目型建设模式，资金投入大、建设周期长、使用成效低，决策风险和建设风险都比较高。

应急平台是推进应急管理规范科学、高效协同的工具平台，在互联网、云计算、大数据技术浪潮下，软硬一体化和泛互联网化是未来发展的趋势。因此，应急平台尤其是基层应急平台，应面向广大基层应急管理工作人员，以用户思维和大道至简的互联网思维，将复杂的应急平台装备化、标准化和一体

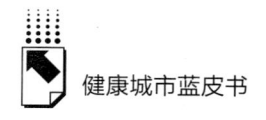

化，构建"云+端"的轻量级应急平台建设新模式。

从城市公共安全应急体系现代化角度来看，依托政府电子政务网，分级部署，互联互通，以最小投入、最短时间、最大成效、最小风险的方式，建立覆盖省、地市、区县、乡镇以及横向部门的轻量级公共安全应急平台联动体系，节约宝贵的资金、场地、人才等资源，规避诸多不可预测的建设风险。

总之，夯实城市公共安全应急管理工作，一方面需要树立各级政府部门尽职免责思维，真抓实干；另一方面需要摒弃传统大型公共安全应急平台建设的落后理念，积极以互联网思维，创新公共安全应急管理新模式，以最小投入、最快速度、最大成效、最低风险的方式，推动我国公共安全应急管理信息化和现代化进入求真务实的2.0时代。

（三）构建基于大数据的城市公共安全智慧治理

公共安全无处不在，城市公共安全管理涉及的部门很多，且业务纵横复杂，部门利益保护主义造成了较多的"数据鸿沟"，形成了城市数据资源的"信息孤岛"。

当今社会是一个日益复杂的"风险社会"，尤其是在互联网信息日益发达的今天，各种自媒体传播以及各种思潮的涌动，产生了许多非传统安全事务，比如社会信任危机等，传统的公共安全管理方式越来越难以驾驭。

在大数据时代，社会公众已经成为大数据的重要来源。从香港社会治理来看，政府在充分重视和洞察社会民主的诉求的同时，更要对涉及国家安全、政治与社会稳定的公共安全积极作为和主导协调。当前不少城市在国安、公安、环保、卫生、安监、交通、气象等诸多数据资源上"数据割据"明显，缺乏城市公共安全共享式协同管理能力。大数据时代的城市公共安全"智慧治理"，需要整合相关数据资源，形成数据链。相比传统公共安全管理模式，大数据将推动由事后应对向事前预测防控转变。

2016年1月29日，国家质检总局、中央综治办、国家标准委联合发布了我国社会综合治理工作的第一个国家标准，即《社会治安综合治理基础数据规范》，抓住创新公共安全社会治理的"牛鼻子"，以"标准+政策"的手段，推动城市乃至全国层面的数据资源整合，在云计算和大数据技术的支持下，这将极大地提高对突出问题及时排除整治、对重点群体精准服务管理的能力，及时有效化解各类矛盾纠纷，应对突发公共安全事件①。

四 "十三五"公共安全体系发展规划的几个理念②

立足"十三五"时期城市公共安全体系的发展，应遵循以下几个理念。

（一）树立正确的城市安全观

"促一方发展、保一方平安"。城市发展，安全第一。

党的十八届五中全会公报指出，要牢固树立安全发展观念，坚持人民利益至上，健全公共安全体系。

（二）坚持法治思维和法治方式

党的十八届四中全会推动全面依法治国。上海踩踏事件调查报告公布，按照依法依规严肃问责的要求，依据《中华人民共和国突发事件应对法》《上海市实施〈中华人民共和国突发事件应对法〉办法》《上海市外滩风景区综合管理暂行规定》等法律法规和政府规章，以及市、区相关部门的"三定方案"，黄浦区政府和相关部门对这起事件负有不可推卸的责任。"十三五"时期公共安全应急体系规划，应以法治化建立起精细化、制度化、科学化的管理模式，推动建章立制，使公共安全治理成于制度、行于规范。

（三）厘清问责，尽职免责，扎实推进公共安全管理工作

近年来，公共安全事件依法问责已成常态，但一些政府领导认识不到位，重视投入不够，存在过客心理和侥幸心理，公共安全管理注重形象工程，形式主义，公共安全治理能力依然停留在原始的土办法上。李克强总理在政府工作报告中指出，生命高于一切，安全重于泰山。完善和落实安全生产责任、管理

---

① 张春艳：《剖析大数据时代的公共安全治理》，《国家行政学院学报》2014年第5期。
② 张黎明：《"十三五"时期应急体系发展的几个理念》，《中国信息界》2016年第1期。

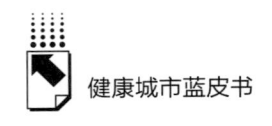

制度和考核机制，实行党政同责、一岗双责、失职追责，严格监管执法，坚决遏制重特大安全事故发生，切实保障人民生命财产安全。

（四）基层治，则天下安

青岛爆炸事故、天津港特大爆炸事故、深圳光明新区滑坡事故等带来了惊天动地的灾难性影响。究其根源，基层安全和风险管理能力的短板是悲剧发生的根源。

基层一线是公共安全的主战场，基层治，则天下安，城市公共安全治理应重心下移、力量下沉、保障下倾，否则投入再大，建设再富丽堂皇的城市指挥中心都是无源之水的空中楼阁。

（五）以理念、方法、机制和体制创新，建设公共安全治理的长效机制

过去政府单一主导的官僚制管理模式，投入大、成效低，已经无法适应时代需要。随着服务型小政府的未来发展趋势，依靠科技和社会组织是提高治理能力的必然选择。基于大数据技术，汇聚和挖掘数据资源，用"人员素质＋技术应用""传统＋现代"的模式提高城市公共安全治理现代化能力。充分发挥社会组织和民众的力量，建立"政府主导，社会多元主体参与"的城市公共安全体系。

（六）从以体系建设为重点，向以能力建设为中心转变

信息化是手段，现代化是能力。相比我国基层奢华的指挥中心和硬件配置，奥巴马能够挤在狭小的战情室指挥打击拉登行动，简约而不简单，形式不重要，能力才是根本。用互联网思维推动我国公共安全治理创新，推动治理能力重心下沉，服务基层。

（七）从应急处置向风险治理转变

在风险治理方面，欧美国家起步较早，从立法和操作两个层面都形成了较为成熟的体系。过去我国在大灾大难面前凸显了体制优势，防患于未然，抓好源头治理，正在成为我国各级政府部门的共识，"十三五"期间，我国应急管理将从被动应对型向常态化风险治理型转变。

（八）推动城市公共安全治理工作全过程标准化

城市公共安全治理需要跨行业、跨领域、跨专业和跨区域协同，当前无标可依，严重影响协同的有效性。"十三五"应积极推进城市公共安全治理全过程的标准化工作，其中包括基础标准、技术标准、管理标准和服务标准。

（1）基础标准：为应急管理工作建立通用的标准化语音，包括术语、符号、代号代码及标志标识等。

（2）技术标准：为公共安全监测预警、风险防控、处突指挥、应急救援等提供支撑。

（3）管理标准：为制度化的公共安全管理流程做出规范，对其工作目标、任务、方法、措施、信息等进行规范化表述，包括管理体系、管理程序、操作标准等。

（4）服务标准：为社会组织和公众提供安全意识培训和自救互救指导，规范宣传、教育、培训和演练等服务。

五 "十三五"城市公共安全体系规划的重点任务思考

（一）推动建设城市公共安全风险评估专家系统云平台

关口前移，预防为主，源头治理，在全市范围内开展风险分析工作，绘制风险矩阵图，推动城市公共安全体系发展从被动应对型向主动保障型的战略转变。风险评估是一个系统化和专业化的复杂课题，需要识别并定义风险，确定关键评估问题，建立评估逻辑框架或风险评估路径，采集数据并修正路径，同时采用概率树等工具和技术方法建立模型和改进模型，最终才能形成有针对性的分析评估报告。政府和企事业单位缺乏相关专业人才，目前风险评估多为一些专家团队的软课题形态，周期长、投入大，难以广泛推广和常态运用，具有较多的局限性。这严重滞碍了各级政府和企事业单位定期或不定期的常态化风险评估工作的普及应用。

随着云时代的来临，云计算和大数据可以带来上述思想的落实机制，使我

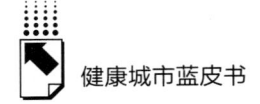

们可以组织资源以服务，组织技术以实现，组织流程以应变。研究基于云服务的公共安全事件风险评估专家系统，有助于推动城市政府、企事业单位及学校等采用简单易操作的方式，实现常态风险评估，及时减少或消除各种风险源，推动城市治理向科学、文明、进步的方向发展。

地方政府牵头推动建设城市公共安全风险评估专家系统云平台，模拟专家的思维和推理过程，降低政府和企事业单位风险评估对专家的依赖。教育局牵头推进中小学、幼儿园等校园安全风险评估专家系统常态化应用，全面提高学校安全风险识别和突发事件应对能力，并推动建立学生安全意识与安全能力互动学习平台。同时，推动有关部门和单位实现对风险和风险控制点的全过程精细化、标准化、空间化管理。

（二）深入制定城市公共安全领域的若干个专题规划

城市公共安全规划的本质是在对城市风险进行评价预测的基础上对城市进行安全设计，进而实现控制和降低城市风险的目的。在风险识别评价体系的基础上，进一步细化制定包括城市社会治安防控体系、恐怖袭击与战争防御、重要机构及安全庇护场所、市政公用系统安全、安全生产危险源、消防安全、涉海安全、防疫及紧急救护系统、城市交通安全管理、自然灾害预防等城市公共安全领域专题规划。

（三）建设基于大数据的城市公共安全综合防控平台

大数据时代下，随着越来越多的数据被记录和整理，预测分析必定会成为城市安全领域的关键技术。比如飞机在飞行过程当中、飞机本身以及飞机相关的各种子系统，和外界交流的控制系统产生大量的数据信息，这些信息以流处理技术进行实时处理，以预防可能发生的安全隐患。

传统的安全管理数据来源较为单一、零散，在有限的技术能力下，大量的非结构化信息数据或无法采集、无法存储、无法互通、无法分析，这与"大"数据相去甚远；传统安全管理的分析方法主要是统计数据的简单描述，以获得总体管理水平的大致情况，但无法做到对可能的隐患进行定位，对潜在事件进行评估和预测——即使集中专业人士的群体智慧，也无法做到准确的预测预警。早在1994年，为了控制不断恶化的社会治安问题，纽约警察局采用全新的数据驱动型治安信息管理系统——CompStat。这是一个以地图为基础的数据统计分析系统,通过汇聚相关犯罪数据,为警方提供有针对性的行动方案。这套系统开创了"情报引导警务"的先河,并逐步推广到其他城市。不断地演进,CompStat 现已成为一种特指的警务管理模式,基于该系统的衍生进化版更是不胜枚举。

自 2013 年起,纽约数据分析市长办公室(MODA)与纽约消防局(FDNY)通力合作:前者提供数据支持和分析能力,后者以丰富的消防实践给予指导,共同开发出大数据火灾分析预测算法模型——火灾风险监测系统(RBIS)。在应用此算法模型后,消防巡检效率显著提高:通过巡检火灾风险等级前 25% 的建筑楼宇,提前发现火灾隐患建筑的比例由最初的 21% 提升至 70%,这极大降低了城市火灾风险。

(四)下沉基层,构建轻量级城市立体化公共安全网

目前基层公共安全管理工作制度亟待完善,软硬件配套落后,亟待以现代化推动标准化、规范化。地方政府应推动基层街镇和部门公共安全管理平台工具化、装备化和普及化建设完善,规范和固化基层街镇和部门公共安全管理机制。当前公共安全应急一体机已经使应急平台转变成为智能、强大、简约、极致且高可靠、易部署的小型化装备,满足应急值守、智能预案、指挥调度、现场移动应急及总结评估等应用需求。通过公共安全应急一体机,推动建立基层和部门规范化及现代化公共安全管理工作模式,提升信息报送能力,提高处突快速响应和协同处置能力,建立"数据说话"的考核管理机制。城市公共安全体系组网建设原则依据总体规划,分步实施的原则,通过两个建设阶段,快速建立起以市和区(市)指挥中心为两级汇聚中枢的覆盖街道(镇)、专项部门的轻量级公共安全应急平台体系,逐步形成常态管理、预防准备、处突调度、考核监督的固化管理机制。

(五)完善城市公共安全综合预警与信息发布系统工程

"最后一公里"依然是当前城市公共安全预警与信息发布的短板,一方面,需要整理政府各部门信息资源,形成统一的信息发布机制和信息发布平台,形成直达村委、社区、学校、企业等的信息传递长效机制,充分利用共享资源,消除预警信息发布的"盲区"。

另一方面,充分发挥网络传播资源和社会资源的力量,利用传统媒体、互

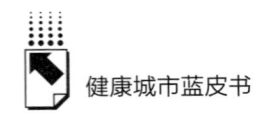

联网媒体、户外媒体等多种信息发布方式，构建全方位的预警信息发布网络，提高社会抗击和预防突发事件的能力。

（六）城市公共安全保障物资储备与调拨大数据平台工程

当前，大多数城市普遍存在应急物资储备分散、多头管理、信息不畅、资源浪费严重的问题，亟须整合现有物资储备管理机构和资源，疏理应急物资储备与调拨管理体系的工作流程，建立分工明确、相互协调、密切配合、资源共享的大物资储备和调拨管理体系。以应急物资储备与调拨大数据平台推动整合全市应急物资动态储备与分级共享的物资调拨管理，主要应用对象包括政府部门以及专业市场、大型商场、厂家等社会单位。实现重要物资、普通物资、捐赠物资及政府采购企业物资的常态化储备及动态化管理和监控；强化应急处置和物资调度能力，在接报突发事件时，能够根据事发地点、事件类型及事件危害程度等自动快速检索相关物资信息及联系方式，实现物资资源的最优化、最快速的调度和保障；实现对各类物资调拨、调运、使用情况等的动态跟踪和监控，并为物资储备及调度提供部署决策依据。

（七）公共安全知识科普宣教工程

引导公众树立"自救优于互救、互救优于公救"意识，让每个公民自主自发而不是响应号召式地参与应急管理工作，依托社会力量营造"人人关心安全、人人重视安全、人人参与安全"的社会文化氛围。

六 总结及建议

打造现代化安全城市，以精细化、信息化、法治化编制城市全方位、立体化的智慧公共安全网，实现城市公共安全治理体系与治理能力现代化。首先，既需要编制脚踏实地的城市安全规划战略，又需要强化规划落实的政策支持与组织实施，进一步完善公共安全治理体制，强化条块协同，理顺关系，形成合力，建立公共安全治理能力评估指标体系，建立健全责任追究制度。其次，需要健全财政投入机制，探索建立公共安全保障资金的统筹机制，加强公共安全治理现代化的科技应用，建立规划实施的监督考核机制。

B.5
中国健康社区建设情况分析

姚 维 邹煦熙*

摘 要： 我国已提倡在全国范围内开展健康城市建设和健康社区建设，但各省市的认识和进展情况不尽相同，评价体系也是政出多门，亟待分析总结、推广经验、全面促进。本文运用德尔菲（Delphi）专家咨询法、文献资料复习法，对有关文献进行分析、研究。通过介绍国内健康社区建设的过程、各省市工作的特点、取得的成绩，分析全国各省市健康社区有关指标完成情况，提出要正确认识健康社区建设和健康城市建设的关系；尽快建立相对统一的、具有中国特色的健康社区评价标准；进一步加强社区卫生工作；从国家层面上制定政策，改善居民的生活方式。

关键词： 健康社区 健康城市 指标体系

一 健康社区的概念和相关评价指标

（一）健康社区概念的提出

1. 健康

世界卫生组织将"健康"定义为"不但是身体没有疾病或虚弱，还要有

---

* 姚维，副研究员，中国社区卫生协会副秘书长、中国城市报·中国健康城市研究院特约研究员；邹煦熙，英国曼彻斯特商学院访问学者，中国社区卫生协会编辑部编辑，从事社区卫生临床及公共卫生工作。

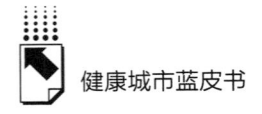

完整的生理、心理状态和社会适应能力"。

2. 社区

1986年中华人民共和国民政部第一次提出社区的概念，2002年《民政部关于在全国推进城市社区建设的意见》中给出了原则意见。社会学家给社区下出的定义有140多种。尽管众说不一，但各位专家在构成社区的基本要素上的认识还是基本一致的，即社区应当是由一定数量的人群组成，他们有共同的地理环境，共同的文化背景和生活方式，共同的利益，共同的问题，共同的需求，所以他们具有相同的社区意识，相互之间有强烈的认同感、归属感和凝聚力，可以相互合作并开展有组织的集体活动，从而来满足所在社区的共同需求。社区与街道不是等同的概念，在我国，街道主要是指行政分区，是市、辖区政府的派出机关，社区是居民自我管理的区域。

3. 健康社区

社会上对健康社区的理解有所不同，但大家的共识是：健康社区不是卫生一个方面的事情，而是涉及环境保护、人文科学、社会学等多方面的内容，它在某种程度上反映着一个地区的政治、经济、文化和生活水平。

（二）健康社区的有关评价指标

为了推动健康社区的建设，各国理论工作者和实际工作者对健康社区的评价指标都开展了一些研究，提出了不同的评价指标体系。

1. 世界卫生组织的评价体系

该体系由5大类、26个单项指标组成，被认为是比较有代表性的指标体系。它的分类包括：清洁、安全、高质量的物质环境；稳定、可持续的生态系统，互相支持、没有剥削；公众参与及其对决策的影响；满足基本需求（食物、水、居所、收入、工作）；公众健康和疾病照顾服务的最适条件，较好的健康状况。

具体指标为：

（1）年平均酸污染程度（$NO\%$，$SO_2\%$）超过世界卫生组织标准的天数。

（2）可感到的骚扰指标，指噪声、气味和清洁度方面的内容。

（3）低于标准住宅水平的住宅百分比（标准住宅的概念由各城市制定）。

（4）暴力犯罪的百分比（根据警察局的报告）。

（5）感到夜间在邻里之间步行有安全感的人的百分比。

（6）居民生活垃圾的回收率。

（7）是否感到很容易到达附近的商店。

（8）自己感到孤独，即经常或总是感到孤独的人口百分比。

（9）感到城市是"好"或"很好"的居住场所的人口百分比。

（10）人们参与健康组织、社会组织、和平组织和环保组织的百分比。

（11）工作的满意度。

（12）没有独立居所的家庭百分比（独立居所的概念由各国、各城市制定）。

（13）失业的百分比（由各国、各城市提供）。

或者：在贫困线以下的家庭百分比。

或者：得到福利救济或社会救济的人口百分比。

或者：收入低于平均工资一半的人口百分比（由各城市或各国提供资料）。

（14）沙门氏菌的影响率（每年每千人）。

（15）城市用于公共健康方面的投资情况，推进健康运动发展的情况。

（16）人口中每天吸烟的人口百分比。

（17）感到在工作场所吸烟受到限制的人口百分比（仅涉及工作的人们）。

（18）因酗酒而造成机动车事故的人口百分比。

（19）机动车事故的影响度（18岁以上人口）。

（20）每天使用镇静剂的人口百分比（或每位成人服用镇静药片的数量）。

（21）自尊心。

（22）感到身体"好"或"很好"的人口百分比。

（23）每年感到活动受健康限制的平均天数。

（24）围产期的健康：出生时体重低于2500克的婴儿百分比。

（25）70岁以下因心血管疾病造成生命损失的百分比。

（26）因艾滋病而去世的死亡率或HIV检查中的阳性百分比。

2. 国外有关情况（布莱克和休斯的健康社区指标体系）介绍[①]

布莱克和休斯认为，健康社区可从自然资本、生产的经济资本、人力资

---

① 杨立华、鲁春晓、陈文升：《健康社区及其测量指标体系的概念框架》，《北京航空航天大学学报》（社会科学版）2011年第3期。

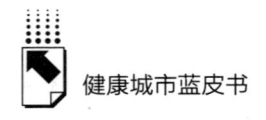

本、社会与制度资本、文化资本等角度来测量（具体内容可参见有关资料）。加拿大、美国、巴塞罗那等国家和城市也都对建立健康城市评价体系进行了实践。

3. 国内健康社区建设评价指标介绍

1994年8月，在卫生部领导下，我国的健康城市项目先后在北京市东城区、上海市嘉定区、重庆渝中区、海口市、苏州市、大连市等城市（区）开展，制定了很多健康社区建设评价指标。主要有：居民基本健康知识知晓率、每日盐摄入量知晓率、每日油摄入量知晓率、市民食品安全健康知识宣传率、食品安全知晓率、成人吸烟率、公共场所吸烟率、执法部门处罚案例增加率、过量饮酒危害健康知晓率、市民心理健康基本知识知晓率、社区心理健康指导点覆盖率、国家卫生区年创建数、国家卫生镇年创建数、城镇污水处理率、空气质量（API）达到和优于二级天数占全年比例、机动车环保检测覆盖率、年公共绿地调整改造量、年创建林荫道路数、市民合理使用抗菌药物知识知晓率、市民药品安全科普知识知晓率、计划怀孕夫妇优生指导及孕前优生健康检查率、适龄儿童免疫规划疫苗接种率、0~3岁儿童科学育儿指导服务率、60岁以上老年人年体检率、老年人求救知识知晓率、市民具备健康素养的总体水平、学生健康知识知晓率和行为形成率、参加市民健康自我管理小组的人数、健康社区（镇）达标数、符合市级健康社区（镇）标准的社区（镇）数、健康单位达标数、市民对健康城市工作满意率、出生期望寿命、婴儿死亡率、孕产妇死亡率、损伤和中毒年龄别死亡率、恶性肿瘤年龄别死亡率、心脏病年龄别死亡率、脑血管病年龄别死亡率、中小学生肥胖率控制比例、每千常住人口实有床位数、每千常住人口执业（助理）医师数、平均急救反应时间、城镇职工和居民医疗保险参保率、新型农村合作医疗参合率、城乡居民健康档案建档率、重性精神疾病病人有效管理治疗率、儿童体检率、药品抽验合格率、城镇居民人均可支配收入和农村居民人均纯收入年均增速、城镇登记失业率、全市从业人员平均受教育年限、经常参加体育锻炼的人数保持比例、人均体育用地面积、重点食品安全监测抽查合格率、城市市政供水合格率、农村居民饮用水水质合格率、生活垃圾无害化处理率、林木绿化率、二级和好于二级天数的比例、中心城公共交通出行比例、年万车交通事故死亡率、亿元GDP生产安全事故死亡率累计降低比例、五无社区创建率、家庭计划指导覆盖率、生殖健康和预防艾滋病知识知晓率、青春期生殖健康知识知晓率、各级各类学校健康教育开课率、学生健康体检受检率、开展心理咨询的学校比例、学校学生计划免疫接种率等。

二 我国健康社区建设的总体情况

（一）我国健康社区建设历史进程

我国健康社区（健康城市）的建设工作，经历了从无到有、从小到大、循序渐进的过程，从不断探索，到实质性发展，大力加强健康城镇建设活动，随之不断完善健康城镇指标和评估体系。

1994年，北京市东城区和上海市嘉定区由卫生部定为中国健康城市项目试点区；第二年，海口市和重庆市渝中区也加入到健康城市创建活动中来；第三年上海市嘉定区、北京市东城区、重庆市渝中区、海口市成为中国开展健康城市创建活动的试点区。2001年6月，全国爱卫会向WHO西太区正式申报将苏州市作为我国第一个健康城市项目试点城市。2005年5月26日，"健康城市联盟中国分部"落户苏州，第二年，苏州市荣获了健康城市联盟颁发的健康城市最佳范例奖。我国加入健康城市联盟的有苏州市、张家港市、常熟市、昆山市、太仓市、吴江市、通州市、深圳市罗湖区以及澳门特区政府、香港西贡区、香港葵青区、香港观塘区等少数几个城市与地区。2008年10月，苏州市因开展健康城市建设工作成效显著，被授予杰出健康城市奖。

（二）我国健康社区建设所取得的成绩

我国健康社区（健康城市）建设工作的突出特点，主要是政府主导，社区卫生服务机构充分发挥主力军作用，全社会共同推动等。

1. 各级党政领导高度重视，社会各方协调合作，制定切实可行的发展规划

各试点城市的党政领导都非常重视健康社区的建设工作，成立了相应的领导机构和工作机构，定期召开会议，布置工作，分析形势，积极有效地推

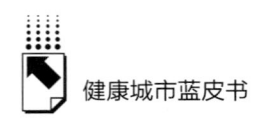

动这项工作的开展。城市健康的影响因素主要包括与医疗卫生有关的因素、社会经济状况，比如就业、收入、家居、供水、基础设施、健康教育、计划免疫、疾病控制、卫生保健、卫生服务、卫生监督等，因此，仅靠政府部门无法完全应对。各试点城市的特点，一是使政府作用、市场作用、非政府组织作用、公众作用共同发挥出来，按照分工各司其职，形成合力。二是始终坚持政府主导和正确的主导方向，把健康促进作为政府公共管理的重要内容，坚持这一系统工程在政府主导下进行，从价值理念方面和法律政策方面进行引导，侧重于健康促进的战略选择、阶段性突出健康问题的应对和宣传。三是把制定法令、条例、规划、计划、方案、意见、纪要、决定、批复、工作报告和其他政策性文件作为主导的手段，主要依靠政策来引导、激励和监管。

各试点城市一般都制定有一个全面规划，根据这个规划，政府各职能部门和各地区再制定本部门、本地区的规划，同时建立实施健康社区建设的督导组织。如上海市制定了《上海市健康促进规划（2011~2020年）》，主要包括背景、目标、原则、工作任务和行动、重点推进项目、保障措施、监测评估等主要内容，并制定了《上海市建设健康城市行动计划（2012~2014年）》，主要包括主要目标、基本原则、重点项目、社区健康自我管理活动拓展建设、保障措施等主要内容。广东省广州市制定了《广州市健康城市规划（2011~2020年）》，主要包括前言、指导思想、规划目标和主要指标、主要任务与要求、2011~2015年重点推进十三项健康行动、保障措施等主要内容。浙江省杭州市制定了《健康杭州'十二五'规划（2011年）》，主要包括规划背景、指导思想、基本原则与规划目标、主要任务、保障措施等主要内容。河北省唐山市制定了《'健康唐山、幸福人民'行动方案》，主要包括指导思想和基本原则、行动目标和主要指标、主要任务、方法步骤、保障措施、考核督导等主要内容。四川省彭州市制定了《'健康彭州、幸福人民'行动计划（2011~2015年）》，主要包括指导思想、工作目标、工作原则、工作内容、实施步骤、评估指标等主要内容。四川省阿坝藏族羌族自治州汶川县制定了《汶川县创建全民健康示范县2012年行动计划》，主要包括指导思想和基本原则、工作主题和总体要求、行动目标和主要目标、主要任务、方法步骤、保障措施等主要内容。北京市也建立了《健康北京'十二五'发展建设规划（2011~2015 年）》。

2. 开展形式多样的健康社区建设活动

（1）开展签约服务，对社区居民实行健康管理，促进健康社区建设

签约服务其实就是健康权的委托代理，通过签约的形式，使医患之间的关系更加牢固紧密，更有利于全科医生对患者健康（包括疾病）进行连续性管理，也有利于患者主动寻求服务，从而改善疾病管理效果。全科医生也更有责任关注签约患者，通过建立健康档案和随访资料跟踪患者健康情况，可以提供个性化的建议和服务，有利于增强患者的信任和遵医行为。签约服务可以有效提高社区卫生服务的连续性，是对居民健康进行管理的很有探索价值的管理模式，实行全科医生签约服务，将医疗卫生服务责任落实到医生个人，是我国医疗卫生服务的发展方向，也是许多国家的通行做法和成功实践。因此，我国各省市的社区卫生服务机构和广大医务工作者都在想方设法，利用各种形式开展对社区居民的签约服务。

签约的客体即基层医疗卫生机构的服务人群范围——辖区居民。目前我国全科医生制度建设并不完善，现阶段签约服务重点为老年人、慢性病患者、结核病等慢性传染病患者、孕产妇、儿童和残疾人等特殊人群，逐步将每名全科医生的签约服务人数控制在2000人左右。英国每名全科医生服务人口约2000人，美国约1100人，古巴约800人，我国全科医生签约人数限定在多少合适，还需科学测算，因地制宜。

案例介绍一：上海市长宁经验。自2012年以来，上海市长宁区开展了签约服务工作，探索了按服务人数支付全科医生服务费的工作机制。全科医生有效签约和管理一个居民每年可以获得签约服务费120元（按照诊疗费10元/月/人次核算）。签约对象中城镇职工的签约服务费由市医保局支付；城镇居保签约对象由市、区两级财政支付。2015年全区全科医生签约服务费收入人均约6万元，此项收入不纳入绩效工资总额，对全科医生积极性的提高起到了很好的作用。该区建立了严格的签约服务考核制度，一是全科医生在年初合理预测当年度签约人数；二是根据有效签约数量每月预付签约服务费的60%，经过半年考核后，根据考核结果再拨付20%；三是每月审核签约数据，每半年考核签约质量；四是根据年终签约质量考核情况，结清剩余20%的签约服务经费。有效签约，是全科医生获得签约服务费的首要前提，若考核发现不合

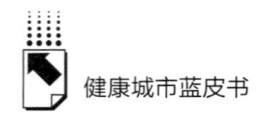

格则不能得到签约服务费。

案例介绍二：浙江省卫计委经验。一是先行先试，总结经验，适时推广。2014年，杭州市、宁波市、绍兴市先后由市政府办公厅下发签约服务的文件，明确签约服务经费（杭州人均120元/年，宁波人均150元/年，绍兴人均120元/年），配套出台医保、价格、绩效考核、信息化等政策，综合推进全科医生（家庭医生）签约服务，开展医养护一体化的健康服务，积极引导居民基层首诊，发挥全科医生健康守门员作用。在总结各地实践经验的基础上，2015年6月，省政府办公厅下发《关于推进责任医生签约服务工作的指导意见》（浙政办发〔2015〕65号），提出到2020年，全省规范签约服务覆盖一半人口，基层就诊比例达到60%以上。二是政府主导，部门协同，加快推进。责任医生签约服务也被列入2015年医改重点任务之一。至2016年3月，全省11个地级市中已有8个市政府出台了专门的责任医生签约服务文件，明确了签约服务经费标准和经费来源，医保差别化支付措施等。三是强化培训，规范开展签约服务。制定了各种工作规范；开展多层次培训，省卫生计生委通过举办全省责任医生签约服务工作专题培训班、卫生局长培训班、乡镇卫生院院长（社区卫生服务中心主任）培训班等，对责任医生签约服务工作进行培训；同时培育签约服务培训基地。2015年首批选择确定省内10家（杭州6家，宁波3家，绍兴1家）签约服务工作有特色、有亮点、有实绩的基层医疗卫生机构作为签约服务培训基地，承担省内各地各基层医疗卫生机构参观学习交流签约服务的任务。至2015年底，浙江省开展责任医生签约服务的基层医疗卫生机构达1.17%，规范签约人数901.5万，规范签约率18.78%。

2012年2月，国家五部委联合印发改革方案，在全国遴选了条件较为成熟的10个城市/辖区（北京市西城区、上海市长宁区、哈尔滨市、青岛市、芜湖市、武汉市、成都市、贵阳市、焦作市和宝鸡市）进行全科医生执业方式和服务模式改革试点工作，2014年8月19~22日，国务院医改办开展了对10个试点城市的试点情况的现场评估，共调查基层医疗卫生机构20家，其中社区卫生服务中心17家，乡镇卫生院3家；辖区常住人口数共1112990人、医生数540人、护士数464人；每千人口医生数0.49人、每千人口护士数0.42人；75%（15家）的机构可以在机构内部自由选择签约医生，100%的机构没有对居民就诊首先找签约医生进行限制；共签约居民212551人。调查结果表明，各机构签约人群以中青年或基本健康人群占比例最大，其次为65岁及以上老年人、高血压和糖尿病患者。2014年下半年，中国社区卫生协会也采用问卷调查和个人深入访谈法等方法对基层医疗卫生机构签约服务现况进行研究，目的是了解基层医疗卫生机构签约服务现状。结果是：机构签约率为19.1%，有效签约率为76.0%，签约人群以中青年和基本健康人群占比最大（35.1%），其次为65岁及以上老年人（33.5%）、高血压（19.5%）和糖尿病患者（10.6%）。

2014年8月，中国社区卫生协会分5组赴2省开展签约服务对高血压患者作用的调查，对调查对象进行一对一询问填写问卷，比较调查对象过去一年的血压控制效果和对医务人员的满意程度。结果显示，不同年龄组中，40岁以下年龄组的调查对象自报血压控制效果最好（$P<0.05$），其次为40~50岁年龄组；公费医疗、"小"病就医在社区卫生服务机构和乡镇卫生院以及签约的调查对象自报血压控制效果为"更好"的比例分别为72.41%、63.05%、64.20%和72.36%。而性别、文化程度则对血压控制效果无显著影响（$P>0.05$）。签约和血压控制效果之间的关联分析在评价签约和血压控制效果之间关系的有序多分类logistic回归方程中，经校正年龄、性别、文化程度、医疗保险方式、小病就医首选机构等因素的影响后，签约是血压控制效果的独立影响因素，即签约患者血压控制效果更好，$OR=3.007$。

(2) 建立城乡居民健康档案，发挥居民健康的"守护神"作用

城乡居民健康档案是医疗卫生机构为城乡居民提供医疗卫生服务过程中的规范记录；是以个体健康为核心、贯穿居民整个生命过程、涵盖各种健康相关因素，满足居民自我保健和健康管理、健康决策需要的系统化信息资源。其意义在于建立起覆盖城乡居民的、符合基层实际的、统一科学规范的居民健康管理信息体系，更好地为城乡居民提供连续、综合、适宜、经济的基本公共卫生服务和基本医疗服务。建立居民健康档案工作由基层医疗机构具体负责。

居民健康档案的内容主要有全科医疗健康档案，即个人健康档案、家庭健康档案和社区健康档案。个人健康档案在全科医疗中应用十分频繁，使用价值也最高。家庭健康档案则根据实际情况，建立和使用的形式不一。社区健康档案在全科医疗服务中没有被给予更多的统一要求，主要用以考核医师对其所在社区的居民健康状况与社区资源状况的了解程度，考查全科医生在

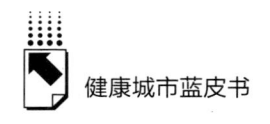

病人照顾中的群体观点。居民健康档案是由个人基本信息表、健康体检表、接诊记录表、会诊记录表、双向转诊单、居民健康档案信息卡组成的系统化档案记录，是记录有关居民健康信息的系统化文件，是社区卫生服务工作中收集、记录社区居民健康信息的重要工具；是社区顺利开展各项卫生保健工作，满足社区居民的预防、医疗、保健、康复、健康教育、生育指导等卫生服务需求及提供经济、有效、综合、连续的基层卫生服务的重要保证。通过建立个人、家庭和社区健康档案，能够了解和掌握社区居民的健康状况和疾病构成，了解社区居民主要健康问题和卫生问题的流行病学特征，为筛选高危人群，开展疾病管理，采取针对性预防措施奠定基础。社区卫生服务中心需要建立完善的社区居民健康档案，并严格管理和有效利用，有针对性地开展系统的社区卫生服务。目前全国的各社区卫生服务中心（站）都能够充分发挥社区居民健康的"守护神"作用，通过建立居民健康档案、随访、进行健康干预等方式承担起家庭医生的角色，或者提供家庭医生式的服务。如天津市北辰区西堤头镇社区卫生服务中心建立居民健康档案的特点是着力提高家庭医生服务能力，即加大对家庭医生培养的投入力度；提高医院整体的服务能力；借助外力实现家庭医生的优质服务等，从而提高签约居民对社区卫生的认同感和对家庭医生的依从性。

（3）积极开展国家基本公共卫生服务，促进健康社区的建设

2009年规定的国家基本公共卫生服务项目包括建立居民健康档案、健康教育、预防接种、传染病报告与处理、0~36个月儿童健康管理、孕产妇健康管理、老年人健康管理、慢性病患者（高血压、2型糖尿病）健康管理、重性精神病患者管理等9类。2011年增加突发公共卫生事件报告和处理、卫生监督协管两类，2013年增加老年人和0~3岁儿童中医药健康管理服务。

实施国家基本公共卫生服务项目具有非常重要的意义，可以促进疾病"早发现、早诊断、早治疗"策略的落实，加强对传染病和慢性病的控制，促进妇幼健康指标的改善，提高居民健康素养水平，促进健康社区的建设。

一是可以促进疾病"早发现、早诊断、早治疗"策略的落实。2014年中国社区卫生协会对国家基本公共卫生服务项目实施情况进行阶段性评估，14省（区、市）监测点数据显示，通过对儿童、孕产妇和老年人等重点人群的健康管理，可以及时发现主要健康问题，并给予适当的干预措施或转诊。例如，数据显

示，2012年、2013年、2014年1岁以内儿童贫血患病率分别为19.5%、19.6%、19.4%；18个月儿童贫血患病率为10.8%、10.3%、8.8%；30个月儿童贫血患病率为2.6%、4.4%、3.2%；3岁儿童贫血患病率为6.4%、5.4%、4.9%；4岁儿童贫血患病率为5.6%、6.1%、2.8%；5岁儿童贫血患病率为8.4%、6.0%、2.9%；6岁儿童贫血患病率为11.9%、5.3%、3.0%；0~6岁儿童贫血患病率为10.4%、8.4%、8.3%；老年人高血压患者检出率为34.0%、35.5%、39.4%；老年人糖尿病患者检出率为11.7%、14.7%、13.6%；老年人高血脂患者检出率为9.0%、18.3%、25.8%；老年人贫血患者检出率为1.1%、2.4%、1.8%，表明在我国全面建设小康社会的进程中，依然面临某些贫困性疾病的威胁，影响着民族的健康，需要引起高层领导的关注。

二是可以加强对传染病和慢性病的控制。数据表明，实施国家基本公共卫生服务项目，可以大幅度提高包括流动人口在内的公众健康安全保障水平，在传染病和慢性病控制方面发挥重要作用。传染病控制方面，基层医疗卫生机构预防接种服务的有效实施，促进了我国疫苗可预防疾病发病率维持在较低水平。我国麻疹发病率从2008年的9.95/10万降低到2014年的3.88/10万。世界卫生组织评估，2012年中国5岁以下儿童慢性乙肝病毒感染率已降至1%以下。慢性病控制方面，通过基层医疗卫生机构慢病患者健康管理服务的实施，基层管理的高血压患者血压控制率和糖尿病患者血糖控制率得以逐年提高。2012年6~8月，中国疾病预防控制中心开展的全国8省（自治区）高血压和糖尿病管理患者现场体检调查结果显示，基层医疗卫生机构管理的高血压和糖尿病患者血压和血糖控制率已达到50.3%和53.9%。2010~2012年中国疾病预防控制中心开展的中国居民营养与健康状况调查结果显示，2010~2012年我国高血压患者知晓率为46.5%，治疗率为41.1%，控制率为13.8%。17个省区市基层医疗卫生综合改革重点联系点的居民调查结果显示：2014年15岁及以上的9607名高血压患者血压控制率为75.9%，3个月内接受过基层医务人员指导的高血压患者血压控制率为77.6%，比未接受过指导的患者血压控制率（68.9%）高8.7个百分点；15岁及以上2640名糖尿病患者的血糖控制率为62.2%，3个月内接受过基层医务人员指导的糖尿病患者血糖控制率为64.4%，比未接受指导的患者血糖控制率（54.4%）高10个百分点。

三是可以促进居民健康素养水平的提高。基层医疗卫生机构开展建立健康

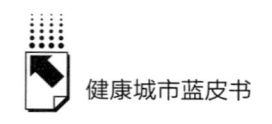

档案、健康教育、慢性病患者和老年人健康管理等服务，有效提高了居民健康素养水平。国家卫生计生委发布的《2013年中国居民健康素养监测报告》显示，我国居民健康素养水平稳步提升，2013年我国居民健康素养水平为9.48%，比2008年（6.48%）增加了3个百分点，各类健康问题素养均有明显提高。2008年与2013年健康素养水平比较，基本知识和理念分别为14.97%、20.42%；健康生活方式与行为为6.93%、10.62%；基本技能为20.39%、12.47%；科学健康观为29.97%、32.12%；传染病防治为15.86%、17.12%；慢性病防治为4.66%、11.59%；安全与急救为18.70%、45.53%；基本医疗为7.43%、8.30%。

我国通过开展基本公共卫生服务，2013年居民电子健康档案建档率达到83.5%，6岁以下儿童健康管理率达到90.7%，孕产妇系统管理率达89.5%，高血压患者管理人数达8503万，糖尿病患者管理人数达2466.6万，重性精神疾病患者管理人数达373万（管理率达到58.0%），65岁以上老人健康管理人数达11691.6万，中医药健康管理人数达5137.6万，均达到或超过国家设定的目标要求，极大地促进了健康社区的建设。

（4）探索建立医养结合体，不断改善社区居民中的老年人的健康状况

"医养结合"就是指医疗资源与养老资源相结合，实现社会资源利用的最大化。其中，"医"包括医疗康复保健服务，具体有医疗服务、健康咨询服务、健康检查服务、疾病诊治和护理服务、大病康复服务以及临终关怀服务等；"养"包括生活照护服务、精神心理服务、文化活动服务。它是利用"医养一体化"的发展模式，集医疗、康复、养生、养老等为一体，把老年人健康医疗服务放在首要位置，将养老机构和医院的功能相结合，把生活照料和康复关怀融为一体的新型养老服务模式。

全国各地在建设健康社区的过程中，都能够因地制宜，积极探索医养结合的形式。上海市徐汇区康健街道社区卫生服务中心的特点是发挥社区卫生服务优势，推进医养结合的开展。构建60-80-100为老服务体系；试点开展高龄老人居家医疗护理计划工作；以全科医老为支撑，特需护老为协助，机构养老为支撑，居家养老为基础，舒缓疗护为补充，开展医老、护老、养老、居老、终老"五老联动"一体化，开展长期综合照料服务。

北京市海淀区玉渊潭社区卫生服务中心的特点是在社区卫生服务中心成立

养老院，采取"整合照料"模式，为辖区失能、半失能、空巢、失独老年人群提供专业的医疗护理服务、生活照料服务，使老年人能够得到健康的、体面的、有尊严的晚年生活。"街坊式"医疗养老服务，满足了老年人故土难离的情结，解决了大医院不愿意收、家庭又无法进行医疗照护的难题。

山东省曲阜市社区卫生服务中心的特点是采取"居家医康养"社区医疗卫生服务新模式，以"居家上门服务"的方式在家庭环境中由专门专业医护人员并适时联合民政、公安、学校及社会养老机构等单位部门人员居家开展工作，对适宜在家庭环境下进行检查、治疗、医疗护理和养护的患者，在其家中设立"病床"，运用基本医疗和中医适宜技术，为患者提供基本医疗和基础养护。

天津市河西区马场街社区卫生服务中心的特点是以医助养，以病房管理服务模式为依托，探索集医疗、护理、养老和康复为一体的医养结合的模式。把医疗团队作为以医助养持续发展的核心；借助医联体平台，共享优质资源；把加强信息化建设作为打造智慧医疗服务的有力支撑。

四川省成都市高新区桂溪社区卫生服务中心的特点是采取养老机构与医疗机构合作的"联合运行"模式，让养老助残服务中心的老年人、残疾人在疾病加重期或治疗期，进入"住院状态"，在康复期转为"休养状态"，在病情稳定期回归原来的"颐养状态"，实现医养乐融合服务。

黑龙江省哈尔滨市道外区新一社区卫生服务中心的特点是开设老年关怀养护中心，推行"一对一"（配备一名专业护工，专门负责一位老人的全方位服务）、"一对二"（配备一名专业护工，专门负责两位老人的全方位服务）、"一对多"（配备一名专业护工，专门负责多位老人的全方位服务）等个性化服务模式，开展生活照顾、医疗护理、心理咨询、疾病救治、临终关怀等服务。

江苏省南京市秦淮区的特点，一是以社区卫生全科团队为服务网底，在养老机构全面推开。该区的13家社区卫生服务中心建立了75个全科医生团队，按照责任片区，服务38家养老机构。社区卫生服务中心分别与养老机构对接，签订"医养融合"服务协议，采取指导服务型、巡诊服务型、紧密结合型三种模式，为入住老人提供卫生保健服务。二是以社区卫生"健康快车"为服务通道，在居家养老群体延伸。重点解决该区37844名"五类老年群体"（即城镇"三无"人员、农村"五保"人员；低保及低保边缘的老人；经济困难的失能、半失能老人；70周岁及以上的计生特扶老人；百岁老人）看病就医

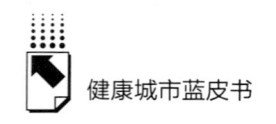

难题。三是以居家养老服务中心为枢纽，建立"医养融合"服务体系。依托全区297家各级各类医疗机构，联合居家养老服务中心、社会组织以及政府办的社区卫生服务机构，建立为老服务医疗联盟。

此外，北京市还以地方性法规的形式，对"医养结合"的要求做出硬性规定，对于促进健康社区建设发挥了不可替代的作用。

（5）开办健康小屋，促进健康社区建设任务的落实

健康小屋主要由社区卫生服务机构、企业或医院举办，一般位于社区内，是医疗机构的服务终端，将社区居民纳入管理范围，通过医务人员或居民自己的健康监测、健康教育，对慢病人群进行筛查，提供就医指导、就医预约，做到早预防、早发现、早治疗。社区卫生服务机构里设"健康小屋"，居民在家门口就可以免费测量血压、血糖甚至测评精神压力等健康指标，这些数据通过互联网传到社区卫生服务中心或大医院的信息平台后，可长期储存，居民也可获得医生提供的在线健康评测和健康指导等。

健康小屋的设备主要有：计算机硬件及网络、中医体质辨识仪器、身高体重仪、血压计、血糖仪、腰围仪、健康触控一体机等。健康小屋的特点是群众自愿参与、自主健康、自我管理。通过建设健康小屋，可以提高社区高血压、糖尿病等慢性疾病的早期发现和管理水平，倡导现代自助式健康管理模式，逐步形成现代健康生活方式，提高居民健康水平。

3. 经费投入到位，为健康社区建设提供了坚实的物质保障

充足的经费是健康社区建设的重要保证。财政部、卫计委和全国各省市都为此付出了极大努力。根据2014年中国社区卫生协会的调查，我国的国家基本公共卫生服务项目经费标准从2009年的人均15元（按照常住人口数）、2011年人均25元、2013年人均30元、2014年人均35元，逐年提高，国家并鼓励经济条件好的地区提高筹资标准。2012年和2013年各省人均基本公共卫生服务补助经费（元/人）的数据分别为：北京73.4、101.0；天津32.0、35.0；河北25.0、30.0；山西25.0、30.0；内蒙古25.6、30.1；辽宁25.3、30.8；吉林25.0、30.0；黑龙江25.0、30.0；上海59.0、62.1；江苏30.3、34.6；浙江33.2、35.0；安徽25.5、30.2；福建26.5、31.0；江西25.0、30.0；山东25.0、30.5；河南25.8、30.1；湖北27.2、32.1；湖南25.0、30.2；广东29.0、33.9；广西25.0、30.0；海南25.5、31.4；重庆25.6、

30.0；四川 26.0、31.0；贵州 25.3、30.2；云南 25.0、30.0；西藏 30.0、35.0；陕西 25.0、30.0；甘肃 25.0、30.0；青海 40.0、40.0；宁夏 25.7、30.0；新疆 25.6、31.6。

4. 加强宣传工作，发动群众热情支持、积极参与

各试点城市都做到了将媒体宣传作为一项重要的工作内容，通过开设各类专题、专栏节目，开展以宣传造势为目的的大型宣传和动态报道工作，从广播、电视和报纸等传统媒体到公交、地铁、手机短信、网络等分众媒体，从单项传播的社区海报、粘贴和发放宣传折页到双向而且互动性较强的网络游戏、秒杀王大赛等形式的覆盖立体、投放密集的宣传，大大提高了传播效率，为活动的开展打下了坚实的基础。深入基层开展社会动员，让各个阶层的居民都能够深刻了解健康社区建设工作的重要意义，并及时获得相应的知识和信息。

（三）全国各省市健康社区各项指标完成情况

从目前的情况来看，一是我国各个城市对于健康社区评价指标的认识不尽相同，确定的评价指标和公布的有关数据也不一样，不易进行类比；二是大部分城市没有公开发布有关数据，查找起来相对困难；三是各个城市的规模、地理位置、客观条件大相径庭，现有的数据可比性不大。所以，笔者在本文中借鉴了北京市明确的健康社区评价指标，以省（自治区、直辖市）为单位，以国家统计局 2015 年的有关资料为依据，将有可比性的有关数据进行摘录，结果详见表1。

表1　全国各省市健康社区各项相关指标有关数据

省份\指标	出生期望寿命（岁）	孕产妇死亡率（1/10万）	每千常住人口实有床位数（张）	每千常住人口执业（助理）医师数（人）	0~6岁儿童系统管理率（%）	孕产妇系统管理率（%）	城镇登记失业率（%）	生活垃圾无害化处理率（%）	全市林木绿化率（%）	人均公共绿地面积（㎡）
北京	80.18	10.2	4.92	5.85	98.8	96	1.2	99.3	47.1	13.72
天津	78.89	8.8	3.92	3.18	92	93.4	3.6	96.8	34.9	10.97
河北	74.97	10.7	4.14	2	93	89.8	3.7	83.3	41.2	14.05
山西	74.92	15.6	4.76	2.5	89.2	84	3.1	87.9	40	11.18

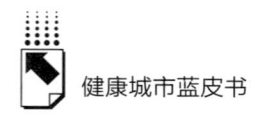

续表

指标 省份	出生期望寿命（岁）	孕产妇死亡率（1/10万）	每千常住人口实有床位数（张）	每千常住人口执业（助理）医师数（人）	0~6岁儿童系统管理率（%）	孕产妇系统管理率（%）	城镇登记失业率（%）	生活垃圾无害化处理率（%）	全市林木绿化率（%）	人均公共绿地面积（㎡）
内蒙古	74.44	15.5	4.81	2.52	94.2	94.5	3.7	93.6	36.2	16.9
辽宁	76.38	8.3	5.51	2.44	95.4	94	3.4	87.6	40.2	11.06
吉林	76.18	17.1	4.84	2.31	92	92.3	3.7	60.9	31.4	11.78
黑龙江	75.98	14.8	4.93	2.13	94.7	94	4.4	54.4	36	12.11
上海	80.26	9.3	4.73	4.05	99	95.2	4	90.6	38.4	7.1
江苏	76.63	1.9	4.64	2.23	98.5	100	3	97.5	42.6	14.01
浙江	77.73	6.2	4.18	2.86	97.1	96.7	3	99.4	40.3	12.44
安徽	75.08	13.7	3.91	1.42	89	73.5	3.4	98.8	39.9	12.47
福建	75.76	12	4.14	2	94.6	90.4	3.6	98.2	42.8	12.57
江西	74.33	10.7	3.85	1.46	85.8	84.8	3.2	93.3	45.1	14.12
山东	76.46	9.3	5.03	2.41	93	92	3.2	99.5	42.6	16.81
河南	74.57	10.3	4.57	1.64	83.3	79.6	3.1	90	37.6	9.58
湖北	74.87	11.6	4.97	1.9	91.6	93	3.5	85.4	38.1	10.83
湖南	74.7	16	4.69	1.78	85.5	90.3	4.2	96	37.6	8.99
广东	76.49	8.4	3.55	2.4	95.5	90.8	2.4	84.6	41.5	15.94
广西	75.11	14.2	3.97	1.54	88.1	95.8	3.3	96.4	37.7	11.48
海南	76.3	17.9	3.59	1.84	90.7	81.8	2.2	99.9	42.1	12.47
重庆	75.7	17.1	4.96	1.84	90.1	85.5	3.4	99.4	41.7	18.04
四川	74.75	20.7	5.26	1.9	90.8	91.9	4.1	95	38.4	11.21
贵州	71.1	22.6	4.76	1.31	83.4	90.6	3.3	92.2	34.5	11.41
云南	69.54	26.7	4.48	1.63	92.6	94.4	4	87.6	37.8	10.56
西藏	68.17	154.5	3.53	1.63	63.2	44.2	2.5	年鉴无	18.1	9.04
陕西	74.68	13.3	4.92	1.88	95.8	95.8	3.3	96.4	40.2	11.77
甘肃	72.23	23	4.49	1.65	92.2	95.1	2.3	42.3	32.1	11.46
青海	69.96	44	5.11	2.31	81.8	86.4	3.3	77.8	31.2	9.66
宁夏	73.38	15.1	4.76	2.14	95.1	96.3	4.1	92.5	38.5	17.51
新疆	72.35	33.8	6.06	2.34	84.6	85.6	3.4	78.1	36.4	10.08

注：资料来源于《2015中国卫生和计划生育统计年鉴》。

从以上资料的分析可以看出，我国居民健康状况总体向好，健康期望寿命有待进一步提高；医疗条件和医疗水平、人民群众生活水平等方面，中东部地区好于西部地区。

三 关于我国健康社区建设的建议

（一）正确认识健康社区建设和健康城市建设的关系

由于健康社区是在健康城市的大环境下才能够存在的，是与健康城市建设同步的，同时健康城市建设工作又离不开健康社区的建设，因此健康社区建设是与健康城市建设密不可分的，它们之间属于个性与共性、局部和整体的关系，密不可分，绝不容许看作是"两回事"，工作上的"两张皮"。对此务必要有这样的共识。

（二）尽快建立相对统一的、具有中国特色的健康社区评价标准

不同的国家和地区都有着自己的特殊情况，所以健康社区的指标体系很难各国统一制定。尤其是我国幅员辽阔，东、中、西部地区的自然条件大不一样，发展程度也很不相同，就是健康城市试点城市制定的评价体系也各有差别，所以建议在全国范围内，由有关部门制定一个相对统一的评价体系，各省市依据这个标准，根据本省市特有的条件制定适合自己的标准，也可以制定两三个标准，在本省市的不同地区分别实行。

（三）进一步加强社区卫生工作

人的健康主要靠管理而不是治疗，人的疾病多半是可以预防的，维持人体健康的60%要靠健康的生活方式。社区医生通过与居民签约，实行家庭医生责任制，建立居民健康档案，对所服务人群开展健康管理、健康评估、健康干预和慢病管理，开展疾病筛查和患者随访管理，进行用药和不良生活方式的预防干预，发现并发症，进行患者转诊前处理等，就能够做到治"小病"（包括常见病、多发病，首诊遇到大病时要转诊）、管慢病（防止出现并发症）、防未病（即预防疾病），发挥好居民健康"守门人"的作用。根据医疗机构的分工，常见病、多发病患者首先应该找社区医生就诊。因此建议，以上要进一步明确社区卫生服务的性质、任务、职能和工作方针；其次，进一步落实和强化政府举办机构的主体责任，真正落实财政补偿政策，按照编制或是按照服务人

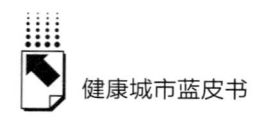

群的数量，按时、足额拨款（既要有公共卫生经费，也应有基本医疗的费用），并及时纠正不合理收费，不断改善社区卫生服务机构的条件，使城市居民愿意接受其服务；再次，要深化医疗卫生综合改革，建立社区卫生服务良好的运行机制，增强社区卫生服务机构的人员力量，较大幅度提高社区卫生工作者的待遇，在职称晋升问题上制定优惠政策，加强在职培训力度，不断提高工作人员的素质；最后，建议重新修订基本药物目录并对现行的医保政策进行完善，根据社区卫生服务机构和患者的实际需要扩大基本药物范围，尤其是从大医院看病转回社区的患者要保证用药，充分发挥医保的杠杆作用，扩大社区卫生服务机构和大医院就诊的报销差距，鼓励患者到社区卫生服务机构就诊和首诊。通过这些举措，使社区卫生服务机构真正成为社区居民可以托付健康、信赖放心、便利可靠的"健康之家"。

（四）从国家层面上制定政策，进行干预，改善居民的生活方式

建议在全国范围内开展"全民健康运动"，可在一些省市先行试点。制定并向居民发放《健康手册》，做出一些硬性规定，对于遵守者给予奖励，对不遵守而患病者，就诊时让其多付费。同时制定有关条例或立法，促进全社会依法管理健康，使健康行为成为人民群众的自觉行动，努力实现"全民奔小康，人人要健康"的目标。

参考文献

兰淑华：《中国健康教育》2003年第2期。
乐之春：《建设健康社区的理念和实践》，《上海预防医学杂志》2004年第10期。
郭根：《中国健康城市建设报告》，中国时代经济出版社，2009。
杨立华、鲁春晓、陈文升：《健康社区及其测量指标体系的概念框架》，《北京航空航天大学学报》（社会科学版）2011年第3期。

健康服务篇

Reports on Healthy Service

B.6 健康城市建设与医疗体制改革

王大树 朱璐璐[*]

摘 要： 医疗卫生体制改革是实现健康城市建设的重要基础，虽已有学者分别在城市化建设和医疗体制改革方面进行了深入研究，但从健康城市化发展要求方面研究医疗体制改革的文献还不多见。本文在分析健康城市建设内涵的基础上，剥离出在健康城市建设背景下医疗体制改革的目标，并以此为主要参考标准分析了中国现行医疗体制存在的问题，在参考各国医疗体制改革经验的基础上，得出了在中国城市化建设新背景下推动医疗体制改革的建议。

关键词： 健康城市 医疗体制 政策建议

---

[*] 王大树，经济学博士，北京大学经济学院教授、美国斯坦福大学客座教授、中国城市报·中国健康城市研究院副院长，研究方向为财政学、金融学、发展经济学；朱璐璐，经济学博士，北京大学经济学院博士后，研究方向为财政学、金融学。

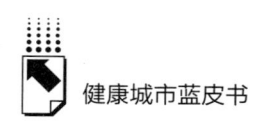

一　引言

城市化是当今人类社会发展的总趋势，是社会生产力发展的客观要求和必然结果。然而，高速发展的城市建设，也带来了卫生、环境、生态、交通等诸多方面的问题，如人口密度高、交通拥堵、住房拥挤、用水紧张、环境污染日渐严重等，正逐渐成为威胁人类健康的重要因素。

正是在这样的背景下，世界卫生组织提出"健康城市"这一概念，即"一个不断开发、发展自然和社会环境，并不断扩大社会资源，使人们在享受生命和充分发挥潜能方面能够互相支持的城市"。与此同时，世界卫生组织也提倡将健康城市建设作为一项全球性行动战略进行推动，其目的是以人的健康为中心，从城市规划、建设到管理各个方面出发，通过不断改善自然和社会环境，使城市成为人群健康、环境健康和社会健康的有机体。

改革开放以来，中国城市化率以年均大约1个百分点的速度提高，同时"城市病"也随之而来。具体表现为人口拥挤、交通拥堵严重，这大大降低了城市运转效率，而且导致事故增多、污染加剧，影响城市功能的正常发挥；环境污染，公共卫生恶化，城市所产生的垃圾、污水、废气等对水、大气、土壤的污染问题非常突出；住房紧张，高房价和居住成本的增加，使城市生活费用昂贵，社会矛盾凸显；就业困难，城市弱势群体呈现多样化趋势，下岗、离岗、失业人员和涌入城市的农民工是主体。虽然中国城市化还有很长的路要走，城市化率比处于相近发展阶段的发展中国家低约10个百分点，比发达国家低近30个百分点，但在城市化率较高的东部一些地区，已出现农民向农村和乡镇回流的现象，这与城市化中的风险有一定的关系。

要改变上述不良趋势，就要在推进城市化的过程中，实现健康城市化，即实现产业结构、就业方式、人居环境、社会保障及其他公共服务等一系列由"乡"到"城"的转变，让城市化回归其本质内涵，将解决好"人"的问题作为推进改革的关键点。完善以人为本的就业、教育、医疗、卫生、养老和保障性住房等公共服务体系是实现这一目标的关键。这其中，医疗是人们的基本需求，是重大民生问题，医疗体制应该成为健康城市化建设的重中之重。

二 文献综述

在大多数文献中,有关健康城市发展的研究和医疗体制改革的研究是彼此独立进行的,能够将二者有机融合的文献还比较少见。在健康城市发展路径的研究方面,魏后凯认为城市化要与工业、城市体系和经济社会协调;陈春将城市化划分为人口城市化、经济城市化、土地城市化和社会城市化四方面,要保持它们之间的协调发展;陈明星认为人的发展、城乡互动和资源环境三个方面要协调推进;曹广忠则认为城市数量的增长要保持适度;王大树、邓旭峰主张要提高城镇化的质量。

目前对中国医疗体制改革的讨论多是为了解决体制本身存在的问题,缺少从健康城市发展战略的角度展开分析的文献。顾昕认为中国医疗体制改革的战略选择应该是在政府的监管下引入市场机制[①],走向有管理的市场化,医疗保障体系走向普遍覆盖,同时要了解全球性医疗改革中国家与市场关系调整的大趋势[②]。与此相对应的是,李玲认为由于信息不对称等因素,医疗服务是一个市场失灵的典型领域,因此医疗资源的配置需要政府主导,医疗改革应该在全球经济发展的大背景下设计方案,利用大国的经济优势,创造中国特色的医疗服务[③]。与此类似,郭开宇认为中国医药卫生体制改革应在充分比较、吸收和借鉴的基础上形成自己的路径选择,改革应站在国家和社会发展的高度形成重点领域的战略性公共政策,不断追求发展型、多层次的目标,使医改的制度设计和公共政策进一步满足建设社会主义和谐社会的要求[④]。在具体制度的设计上,柯杨认为全科医生是基本医疗卫生制度的"守门人",是人人享有基本医疗卫生服务的重要保障,可以有效地解决"看病难、看病贵",医改要高度重视全科医生队伍建设,尽快在教学中逐

---

① 顾昕:《全球性医疗体制改革的大趋势》,《中国社会科学》2005 年第 6 期。
② 顾昕:《走向有管理的市场化:中国医疗体制改革的战略性选择》,《经济社会体制比较》2005 年第 6 期,第 27 页。
③ 李玲:《中国医疗体制改革趋势》,《红旗文稿》2006 年第 10 期。
④ 郭开宇:《深化医药卫生体制改革共建和谐健康社会》,《时代经贸》2011 年第 9 期。

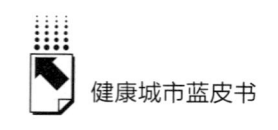

步增加全科医学的内容①。刘丽波、赵黎明认为要加快公立医院的管理创新，强化其公益性质②。

三 健康城市视角下医疗体制改革的目标

改革开放以来，中国的医疗体制改革大体经历了以下四个阶段。

（一）改革开放初期的医疗体制（1978～1984年）

本阶段为恢复和改革的过渡期，主要内容包括加强卫生机构管理，逐步开放医疗服务体系等，并没有涉及体制上的重大变革。

（二）城市改革时期的医疗体制（1985～1991年）

这一阶段的主要特点是政府逐步减少对医疗机构经营的干涉，医疗机构的市场化程度逐步提高。主要措施有扩大医院自主管理权限；拓宽卫生事业发展道路，从而调动医院和相关人员积极性；改革医疗服务机构的管理体制。本阶段的改革更多的是模仿了其他领域的改革，对医疗卫生事业自身特性考虑得不够。

（三）向市场经济过渡的医疗体制（1992～2004年）

本时期市场经济发展迅速，医疗体制不断暴露新的问题，2003年SARS事件的出现，更是从客观上推动了医改的进程。主要内容有进一步开放医疗服务市场，加强医疗机构的管理，建立城乡医疗保障制度。相比前两个阶段，本阶段改革的领域拓宽，层次提高，实践方法也日渐成熟。

（四）新一轮的医疗体制改革（2005年至今）

为了改变"看病难""看病贵"的局面，2009年，国务院公布《关于

---

① 柯杨：《全科医生队伍建设关系医改全局》，《人民日报》2010年10月22日。
② 刘丽波、赵黎明：《医疗体制改革与公立医院管理创新》，《山东社会科学》2009年第11期。

深化医药卫生体制改革的意见》，把基本医疗卫生制度纳入政府管理的范围，作为公共产品向全体国民提供。同时政府加强了医疗机构服务质量管理，包括规范医疗行为，改善服务态度，提高医疗质量，降低医疗费用等措施。

随着健康城市建设目标的提出，中国医疗卫生体系面临新一轮改革的压力。在设计改革方案时，改革目标的制定尤为关键。

医疗卫生制度本质上是政府为了实现其对于人民健康承担的政治责任而在医疗卫生筹资、服务供给、监管等方面进行的体制机制安排，其最高目标是以较低的社会成本，较好地维护人民健康。从操作层次来说，医疗卫生制度的目标有公平、效率和质量三个方面（见图1）。

从这三方面目标出发，现代医疗保障制度通常应具有三个显著特征。

（1）筹资上，按照全体居民的承受能力负担费用，能够有效分担疾病风险。

（2）服务上，医疗服务体系和医疗机构的目标是以最小成本生产最多的健康产出。

（3）支付上，由"单一付费者"进行总额预付，控制医疗支出增长。

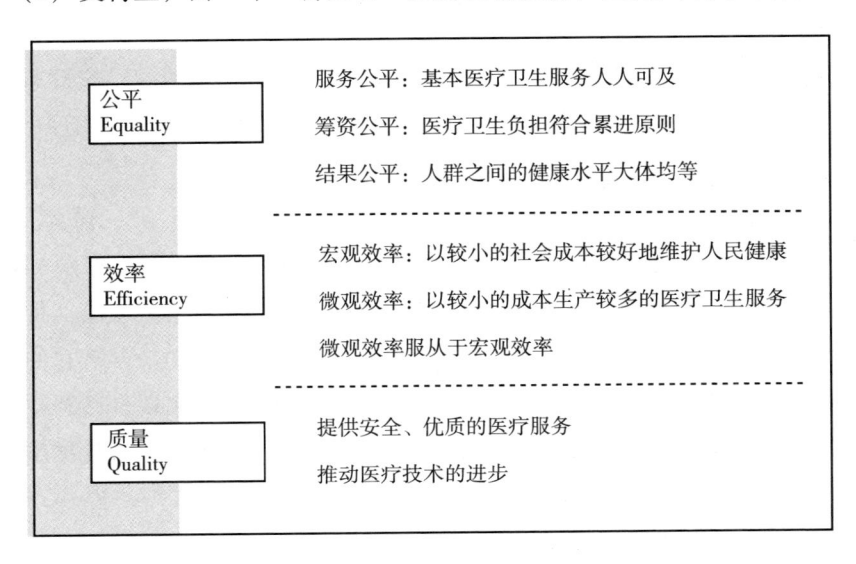

公平 Equality	服务公平：基本医疗卫生服务人人可及 筹资公平：医疗卫生负担符合累进原则 结果公平：人群之间的健康水平大体均等
效率 Efficiency	宏观效率：以较小的社会成本较好地维护人民健康 微观效率：以较小的成本生产较多的医疗卫生服务 微观效率服从于宏观效率
质量 Quality	提供安全、优质的医疗服务 推动医疗技术的进步

图1 医疗卫生制度的三个目标

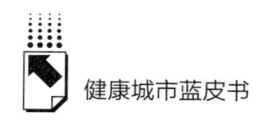

四 健康城市建设目标下医疗体制改革的难点分析

虽然经历多次改革,中国医疗卫生体制仍与健康城市发展的目标相去甚远,无法适应健康城市发展的要求,表现在以下几个方面。

(一)公立医院垄断的问题

目前,公立医疗机构在中国全部医疗服务提供者中占主要地位。虽然政府出台了诸如鼓励"多元办医"等相关政策,但私立医院的发展仍然落后于公立医院。公立医院在城市里占有绝大部分的市场份额,占据垄断地位。公立医院在中国医疗卫生体系发挥着越来越重要的作用,其地位很难撼动,对其进行改革不可避免地会遇到各种阻碍。

(二)政府管理医院的越位和缺位

早期医院作为政府下属的事业单位,政府和医院有着千丝万缕的联系。现在医院脱离了政府,成为一个独立的机构,但在一些微观事务上,如人事安排和设备购买,医院没有决策权。同时,在一些方面政府的监管措施落实不到位,医院存在过度追逐利润的现象。除了政府在医疗监管无法落实,医疗服务的第三方购买者——医疗也没有正确地行使其职责,使得医疗市场无法有序运行。

(三)医疗改革需要各方协调[①]

在医改中,不仅要理顺公立医院与政府的关系,还要对医疗保险的覆盖面、支付比例,医院人事制度,药品和医疗服务定价进行配套的改革。推动医改的顺利进行,就是要找到各方的共赢点,保证参与方的利益。从现在的情况来看,改革的利益相关方尚未找到利益共赢点[②],各方都想实现自己利益的最大化。现有的文件和改革计划虽然目标清晰,态度坚决,但缺乏落地措施。而

[①] 孙晶:《当前中国城镇医疗体制改革的路径探索》,硕士学位论文,东北财经大学,2007。
[②] 中医药国情调研组执行组长陈其广提出这样的观点。参见2015年6月2日的《中国产经新闻报》。

且改革重点仍然是医药分开,对于医院人事管理、现代医院体系建设方面,还缺乏明确规划,医改很难达到理想的效果。

(四)医疗服务定价扭曲

一方面,国家对基本的医疗技术服务有严格的监管,医疗技术服务项目价格水平较低,没有反映医务人员的劳动力成本和风险成本。另一方面,由于医院的营利需要,大多数公立医院收费方式基本上是按项目分类收费。这种方式操作简单,但也会出现另一个问题:由于政府减少了对公立医院的补贴,医院为了保证持续经营,从自身利益出发,把医生的收入与药品和检查项目绑定,给患者开"大处方"并要求患者做"大检查"以及重复检查,设备和耗材的医疗服务价格水平却较高。这虽然增加了医院的收入,但是导致了患者的医疗负担加重,也使医患关系日趋紧张。

(五)医疗人才市场的问题

由于国家公立医院回归公益性,而非商业性,公立医院的收益将会降低,医生的工资收益将得不到保障。其次,当前的医院人事管理制度也是行政化的,医生的评价是来自上级,而非市场。另外,医生在整个医疗体系的流动性受到很大的限制,医生的报酬收入单一化[1]。如果医生的收入没有满足医生的需求,医生的行医行为会受到影响,进而会影响病人的利益。如不改革医生的报酬体系问题,医疗改革就可能难以成行。

五 医疗体制改革的国际借鉴

世界各国都经历了医疗卫生体制改革的探索过程,这些经验可以为中国进一步完善适应健康城市需求的医疗卫生体制提供借鉴。

(一)美国医疗体制改革经验启示[2]

美国是一个完全市场经济的国家,医疗技术水平处于世界领先水平,但地理

---

[1] 黎蘅、涂端玉、黄茜:《护士外流深层原因何在》,《广州日报》2011年3月2日,第A19版。
[2] 周毅:《医疗体制改革比较研究》,博士学位论文,浙江大学,2014。

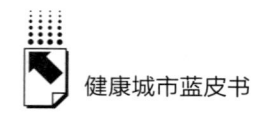

分布不均衡，也存在一些问题。2010年3月23日，奥巴马在白宫正式签署"新医改"法案颁布令。"新医改"主题是扩大医保覆盖面，目的是促进医疗服务获得公平性，采取与以往不同的凯恩斯思想，加强政府干预，具体有以下几个特点。

1. "新医改"主题：扩大医保覆盖面

把医疗保险覆盖率从85%提高到95%。首先，设置地方卫生福利交易所和小微企业交易所，为2500万人口提供公共医保及财政补贴。其次，加强对医疗保险业务的监管。医疗保险费率监管机制的建立，对积极投保的雇主进行激励，控制保险费的上涨，禁止设置最高支付金额，不得以任何理由拒绝保险和退保，85%的保费要用于医疗服务，对高风险的人群建立临时政府医疗保险基金。

2. 利用财政收入为医疗服务筹集资金

财税收入是奥巴马的"新医改"的主要资金来源，针对高收入群体增加税收；为低收入人群提供免费医疗保健，对中产阶级减税和鼓励参加医疗保险；对医疗保险公司的保费征税，对医疗设备销售征收2.3%的消费税，对年收入250000美元以上的夫妇和超过200000美元的纳税人，增加了0.9个百分点的个人所得税，以用于低收入者的医疗保险费。

3. 提高医疗服务的可及性

政府职能部门增加公共卫生和预防保健署，新建非营利性的"医疗质量研究所"。其主要职能是制定国家卫生保健战略，促进医疗资源的优化，加强预防服务，规范医院和医生的服务行为；建立社区医疗互助网络体系，为社区卫生服务中心提供数百亿美元的年度补贴，为老年人提供免费的预防保健服务，为脆弱的穷人提供免费医疗服务；提供慢性疾病的医疗补贴；注重医疗成本和效率，实现系统化的医疗服务，信息技术与标准化。

美国"新医改"并未真正打破市场起决定性作用的格局，那些具有公共产品特征的医疗服务，由于市场高效率的特征，仍由私人医院提供，其制度性矛盾体现了有的市场化医疗市场并不能充分提供公共产品特征的医疗服务产品；同时扩大医疗保险覆盖面和减少政府赤字目标也存在冲突。

美国的做法对中国医改有一定的借鉴意义。目前很多人在倡导市场主导论，可是当真正市场主导医疗市场时也会出现各种问题。中国的医改要在政府的监管干预下有序推进，避免出现政府独大或者市场独大的局面。

（二）德国医疗体制改革经验启示[①]

20世纪80年代之前，德国的医疗保险的覆盖面和医疗服务的质量，已取得全世界认可的成就。但是在这之后，医疗保健支出和政府财政支出日益庞大，公立医院逐渐失去挽救生命，保护健康的目标，成为追逐利润的工具，加重了患者负担。德国新医改就是在此背景下展开的，特点有以下几点。

1. 政事分开

政府规制与市场竞争相互补充，政府职能向多元化转变。一是明确政府向法定医保"输血"效应，在每个财政年度，逐步提高联邦补贴，采取税收补贴医疗的方法，提高所得税税率，征收健康税，充分运用国家力量对医疗资源再分配。二是强化政府服务职能，重新调整政府定位，对医疗保险公司、医疗服务机构和患者之间的关系减少行政干预，为自由公平合理竞争创造良好的环境。

2. 公平与竞争结合

保障医疗服务公平性与医疗保险公司竞争性相结合。鼓励保险公司公平竞争。第一，自负盈亏，充分满足投保人的医疗需求，在市场竞争下，医疗保险公司自行谋求生存和发展。第二，允许破产兼并。如医疗保险公司债务是不可持续的，根据"破产法"申请破产或被其他保险公司合并，如存在利润盈余时，该公司的健康保险保费应返回保险的投保人。

3. 医保制度与社区卫生服务结合

资源向基层社区卫生服务倾斜，促进医疗资源使用公平化，改善不均衡的医疗资源配置，对到医疗服务领域的不足地区服务的医生进行补助，提高医疗服务获得性的公平。

4. 公立医院私有化

持续出售公立医院，加快公立医院改革进度。据德国RWI经济机构的数据，1999年公立医院民营化程度为18%，在2009年转化为私立医院的公立医院超过了1/3，2013年民营医院和公立医院的数量平分秋色，在2015年将近

[①] 廖新波、周全、叶诛霖、殷学平：《德国医疗卫生服务对中国医疗卫生事业发展的启示》，《解放军医院管理杂志》2009年第11期。

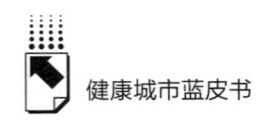

一半的公立医院被私有化。

从上述医改的措施可以看出，德国的医改经验对中国具有很重要的启示，与中国目前正在进行的医改有相通之处，比如减少政府干预、公立医院改革等。

六 推进健康城市建设目标下的医疗体制改革的建议

综合以上分析，为了完善中国的医疗卫生体制，为健康城市发展添加助力，应注意从以下几方面采取改革措施。

（一）将政府责任与市场运作相结合

1. 政府与市场职责划分

医疗体制改革成功的关键在于厘清政府与市场的责任和边界。公立医院如果要保持其公益性，则需要政府大量的转移支付；政府制定社会医疗保险规则；其他改革环节，如药品生产和配送，民营医疗机构则需要市场起决定性作用。

2. 政府与市场合作

在医疗改革过程中，由于医疗的市场失灵，政府监督和市场决定地位二者不是对立的，不能二者只择其一。计划经济下的政府完全主导的医疗改革是不可取的，在政府缺位的完全市场化的医疗改革同样是不可取的，中国走过这样的弯路。折中的选择就是"管办分离"，可以符合医疗服务的公共产品和私人产品的特点。一是，政府仍然需要承担医疗的社会保障责任；二是打破公立医院的垄断地位，为民营医院创造一个公平竞争的环境。政府不能作为运动员参与医疗市场，而是作为裁判员监管医疗市场经济秩序。

（二）打破行政垄断，开放医疗市场

1. 剥离公立医院的公共服务职能

中国的公立医疗机构不仅供给医疗服务等私人物品，而且还承担孕产妇和儿童保健、计划生育、预防和公共卫生等公共医疗服务。我们可以把医疗服务

从公立医院中剥离出来，使其转移到只承担医疗服务民营医院，实现政事分立。政府提供公共卫生服务的同时，还需保障私人医疗服务市场的有序运行，提供公平竞争的市场环境。

2. 深化公立医院产权制度改革

根据中国的实际情况，政府应该逐步推进公立医院改革，引进国内市场的可独立使用模式，作为公司治理逐步过渡的开始，最后实现"政事分开、管办分开"。此外，深化产权制度改革，公立医院改革的最重要的事情是建立一个有效的竞争市场，并界定私有产品的边界，这将遏制乱收费现象，提高医院的工作效率和服务水平。

3. 加快民营医疗机构改革的进度

目前，公立医院在医疗服务市场中居主导地位，民营医院生存在夹缝中，因此，我们应该积极提倡并形成"多元办医"的格局，支持和鼓励民间资本投向医疗市场。首先，在医院准入上，政府不得对民营医院采取歧视性政策；其次，公立和私立医院被政府纳入统一的管理；再次，政府应引导民营医院的发展；最后，政府机构要对民营医院在发展过程中的实际问题和困难给予协调和解决。

（三）相关配套措施

1. 进一步完善中国医疗服务的法律法规建设

为了规范中国医疗服务市场的健康发展，建议加快医疗服务的立法进程，制定有关的医疗服务法律法规，为医疗市场的健康发展提供法律保障。

2. 解放医生市场

为保证医疗服务的质量，政府对医生劳动力市场有着最严格的管制，导致医生供需结构性失调。因此，要放开对医生劳动力市场的过度管制。首先，医生可以作为自由职业者，自由选择就业岗位；其次，打破公立医院的现行人事管理制度，让医生不再作为公立医院的附属，并可以自由在市场参与竞争；最后，政府应建立非歧视性的机制，让公立医院和民营医院可以公平竞争，招聘有竞争力的医生。

3. 规范政府对医疗服务的监管

"管办分离"是中国医改的重要原则，就是从管理体制改革，对公立医院

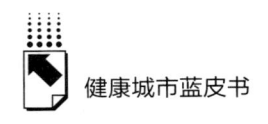

成立独立的管理机构，卫生行政部门不再既是裁判员又是运动员，行政部门与公立医院仅仅存在监管关系，专注于卫生政策的制定和行业监管。行政部门不再涉及医院的微观管理，二者脱离行政隶属关系。

（四）加强政府监管，控制医疗行业费用

1. 发挥监督管理主动性

在监督医疗行业费用过程中，政府要主动发挥其作用，完善行政干预和宏观管理，制定严格的监督及处罚政策。完善医药市场监管体系，将药品和医疗器械的所有环节都纳入监管体系，从生产、市场准入到流通销售等，不留下监管空白。

2. 完善药品价格机制

国家可根据医疗服务的价格和数量分析，找出增长异常的医疗服务项目，分析成长原因进而降低其单价，但增长缓慢的医疗服务项目的单价调高，此举，不但可控制医疗费用，也可纠正过度医疗行为。

政府在制定药品价格时，应谨慎考虑药品的成本及疗效的平衡点，而制定出合理的药品支付上限。药品实施差别定价往往会使人们担心公平性问题，即人们会认为药价高的药品，效果才是较好的，而穷人购买不起昂贵的药品，但政府如能公布药品价格制定的流程，并确定不同价格的药品的治疗效果，使人们了解低价药品也具有较好的疗效，将能引导人们用药的观念，也能减少人们对于公平性的担忧。同时，通过药品的差别定价的方式，除给予人们一个基本的用药保障外，也可给予人们自由选择用药的空间，并也借着部分负担的方式减少医疗保险支出的压力。

3. 建立短缺药品管理制度

如果仅仅依照市场来调节药品的生产，药厂就不会生产利润低、需求量少的药品，药品短缺就会出现。市场在配置这部分药品供需时，就发生了市场失灵。这就需要国家介入，建立应对药品短缺的机制，并设置专门的机构来管理这些短缺药品。

建设健康城市和加快中国医疗体制改革，任重而道远，且要稳步推进，切不可急功近利。社会在进步，经济在发展，问题不断出现，改革不断进行，需要社会各方的共同努力，才可能使中国的健康城市建设和医疗体制改革取得成功。

参考文献

陈其广：《公立医院改革：寻找利益共赢点是难点》，《中国产经新闻报》2015年6月2日。

顾昕：《走向有管理的市场化：中国医疗体制改革的战略性选择》，《经济社会体制比较》2005年第6期。

顾昕：《全球性医疗体制改革的大趋势》，《中国社会科学》2005年第6期。

柯杨：《全科医生队伍建设关系医改全局》，《人民日报》2010年10月22日。

郭开宇：《深化医药卫生体制改革共建和谐健康社会》，《时代经贸》2011年第26期。

李慧姨：《从奥巴马医改看我国医改的不足与优势》，《劳动保障世界》2011年第2期。

李玲：《中国医疗体制改革趋势》，《红旗文稿》2006年第10期。

李玲：《医改方向：政府主导下市场补充》，《中国医疗前沿》2006年第6期。

黎蘅、涂端玉、黄茜：《护士外流深层原因何在》，《广州日报》2011年3月2日，第A19版。

廖新波：《医改，正在进行时》，广东人民出版社，2011。

廖新波、周全、叶诛霖、殷学平：《德国医疗卫生服务对中国医疗卫生事业发展的启示》，《解放军医院管理杂志》2009年第11期。

刘丽波、赵黎明：《医疗体制改革与公立医院管理创新》，《山东社会科学》2009年第11期。

秦晖：《从"医改失败"看中国公共服务部门的危机》，《中国经济时报》2005年9月5日。

孙晶：《当前中国城镇医疗体制改革的路径探索》，硕士学位论文，东北财经大学，2007。

王大树、邓旭峰：《提高城镇化的质量》，《中国国情国力》2012年第12期。

余晖：《医疗改革的困境与出路》，《南方周末》2005年9月8日。

周毅：《医疗体制改革比较研究》，博士学位论文，浙江大学，2014。

B.7
中国体医结合健身模式现状与对策

——以苏州市"阳光健身卡"为例

黄亚玲 赵 彤*

摘 要: 近20年来,科技的进步,生产方式的转变,使我国经济水平大幅度提高的同时,也使我国进入慢性病的高负担期,给国家造成严重的经济负担。体育与医疗的分离成为一种制约。建立适合中国国情的"体医结合"模式,对促进全民健身活动的科学开展具有重要的现实意义。

苏州"阳光健身卡"政策于2005年颁布实施,采用体育与医疗相结合的方式,使申请者可以将往年结余的医保金额按规定划拨到"阳光健身卡"中,用于在指定合作健身场馆进行消费。本研究从我国"体医结合"现状入手,采用文献资料法、访谈法、问卷调查法、数理统计法等相关理论,对苏州市"阳光健身卡"实施情况,影响大众进行体育健身消费的因素等内容进行客观深入的分析,从社会学、管理学的角度客观深入地论证了实施"体医结合"大众健身模式的重要性。

关键词: 体医结合 阳光健身卡 大众健身模式

---

* 黄亚玲,博士、教授、博士生导师,现任北京体育大学奥林匹克与体育社会学教研室(体育人文社会学)主任,中国体育科学学会理事、中国体育科学学会体育社会科学分会副主任委员兼秘书长,中国城市报·中国健康城市研究院特约研究员,教育部长江学者评审专家,中国留学基金委评审专家,北京市决策学会常务理事,中国休闲标准委员会委员,中国体育史分会常委,北京市民盟奥林匹克研究中心主任,主要研究领域为群众体育、体育社会组织、奥林匹克运动;赵彤,北京体育大学研究生,主要研究方向为群众体育。

自工业革命以后，随着蒸汽机、发电机的发明使用，人类的生产生活方式与以往相比产生了巨大的变化，日趋高精度的机械自动化生产逐步替代了传统的手工艺，大负荷的体力劳动在减少。人们在工作时，更多的是对着电脑，或是操控机器。与此同时，有氧运动不再是人们休闲时光的唯一选择。快节奏的现代化生活方式，让人们更倾向于看电影、看电视、阅读打牌玩游戏机等。

高糖高热的食物摄入多，运动出汗少，长此以往"文明病"逐渐发展成为影响人类健康的隐形杀手，在经济发达地区问题更加突出，并且逐步呈现低龄化的趋势。众多"文明病"中，以慢性病居多，亚健康人群需长期接受治疗与检测，这不仅造成医疗资源长期损耗，加剧人均医疗资源紧张，更对个人身体健康及社会经济发展构成极大挑战，是一个不容忽视的社会问题。

与发达国家相比，公共健身设施还属比较初级的阶段，且我国人口多，人均资源紧张。此外，商业性质的健身房对于普通百姓及中老年人来说，有一定经济压力，因而客流量并不理想。

结合以上两类社会问题来看，"体育"与"医疗"，二者都以为大众健康提供服务为根本，但过程和方式各不相同，各有利弊。体育和医学分离的现状，一定程度上削弱了全民健身的效果，也造成了一些不便。倘若二者能以科学的方式相结合，为大众人群，特别是慢性病患者提供一套"体医结合"的健身治疗方式，将是一种未来发展趋势的群众健身模式，是构建民众健康屏障的最佳组合。

关于"体医结合"健身模式研究的主要问题是，关于此类模式的研究探讨在我国尚处于刚起步的阶段，可以借鉴的国内文献十分有限，并且现行的法规政策中此类案例比较稀缺，借鉴研究起来缺乏具体的量化分析和执行细节的参考。

苏州市政府，于2005年颁布了一项新的政策，鼓励个人医保账户结余金额申领阳光健身卡，用于在指定的运动健身中心进行体育锻炼。本文将通过以苏州地区"体医结合"群众健身模式为案例，对于当前执行现状收集数据，进行研究分析。结合国内外的试行范例和实际情况，整理出一套适合我国当前国情的"体医结合"实施标准，使之更好地在全国范围内开展并逐步改进最终走向普及。

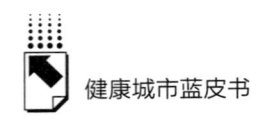

一 美国"体医结合"健身模式

作为世界公认的体育第一强国,美国是有资料记载的世界上最早提出"体医结合"概念的国家。早在19世纪,美国的大学教授就进行了有关体育与医疗结合的研究论证。

当时的美国社会,正在享受工业革命带来的便利,工业水平逐年提高,领跑全球。同时也正如开篇所说,肥胖、"三高"等一系列文明病悄然地在社会中蔓延,并很快成为令联邦政府及州政府头疼的社会问题。因为大部分的文明病都是因为"吃的多,运动少"造成的,这引起了美国体育和医学界的共同关注,许多运动与医学方面的专家开始意识到两者相结合的重要性。

罗竣升和陈齐在《健身俱乐部与医疗机构合作的可行性分析》中介绍,在20世纪80年代,美国医学界普遍认可"最好的治疗是预防"这一观点,并着手采取了一系列措施[①]。但是工作进行得并不顺利,健身俱乐部的经营者对当前的经营状况很满意,不愿意出让自己的权力给医院。无奈之下,医院开始尝试自己下设健身机构,用于运动方面的预防治疗。

顺应市场选择,满足工业化时代人们对健康的需求,并且在科学的管理监督下,通过多重利润交叉帮助健身俱乐部实现盈利。硬件的部分由俱乐部负责提供,医院的专家给予技术方面的指导建议。这样的合作帮了政府很大的忙,政府只为不足20%的少部分老人和穷人提供经济补贴,70%的服务需求来自市场选择,另有将近10%是没有医疗保险的人群来负担。

二 日本"体医结合"健身模式

在日本,"体医结合"同样受到重视和发展。与美国的模式稍稍不同的是,日本的"体医结合"并没有选择建立多功能的健身俱乐部,而是采用了

---

① 罗俊升等:《健身俱乐部与医疗机构合作的可行性分析》,《体育成人教育学刊》2008年第24卷第2期。

类似美国最初的模式,在医疗机构内配置了有运动健身功能的部门,为有需要的人提供服务。

日本的"体医结合"模式对于我国今后这方面的发展,同样提供了很好的借鉴作用,主要表现在完善的法制化建设方面。这也是"体医结合"健身模式得以在社会发展立足的根本。

三 其他国家地区"体医结合"健身模式

西方的一些发达国家,对于"体医结合"健身模式也是采取了较为积极的态度,并在20世纪90年代陆续颁布出台了一些法案和计划,如表1所示。

表1 20世纪90年代以来部分国家或地区颁布的全民健身计划名称及颁布时间统计

国家或地区	计划名称	颁布年代
澳大利亚	活跃澳大利亚	1994
新 西 兰	国家运动计划	1993
加 拿 大	积极生活	1990
英 国	体育:提升娱乐	1995
英 国	1998~2002年英国体育发展战略	1997
中国香港	1996~2000年战略计划	1995
新 加 坡	生命在于运动计划	1996
马来西亚	青年朋友	1994
泰 国	第二个体育全国发展计划	1997
老 挝	体育促进主计划	1995

资料来源:孙爱景,《论国内外全民健身计划制度的基本模样》,《大家》2012年第6期。

对比国外一些相关政策,笔者认为尽管每个国家国情和管理体制不同、"体医结合"模式的具体实施方案侧重点不同,但是对于"体医结合"这种模式的未来趋势都是持肯定态度的。当前全球整体处于发展初步阶段,我国如能跟上全球的步伐,可以在未来发展过程中相互交流经验,取长补短,获得更好的发展。

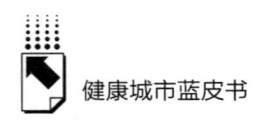

四 中国"体医结合"健身模式

我们"体医结合"健身模式仍处于探索阶段，在 21 世纪初的几年，在北京、上海这样的城市曾出现过一些突破性的尝试。统计过后，笔者将其归类为：俱乐部、医院、社区，共三种模式。

1. 俱乐部模式

2004 年 2 月，位于北京市朝阳区的郡王府阳光康漫健康管理中心正式对外营业。这是北京市第一家集运动健身和医疗监测于一身的综合性健身机构。属于国营性质，由现代阳光体检中心、康漫健身俱乐部与北京市国民体质监测中心共同合作建立。

令人遗憾的是，这家健身中心受困于内忧外患，最终在 2010 年宣告解散。尽管如此，"体医结合"的健身俱乐部经营方式还是通过康漫健康管理中心的出现开始被关注，使我国开始对"体医结合"展开探讨和研究。

2. 医院模式

位于北京市海淀区的北太平庄医院，在 2005 年推出了一项新的服务。通过为前来检查问诊的市民提供体质监测（见图 1），根据报告及被检查对象的客观情况，用提供运动处方的方式替代过去的药物治疗。高血压、糖尿病等慢性病患者为主要服务人群。

虽然后来同样因为缺乏政策扶持和社会重视等原因，体质监测服务没能坚持下去，但是北太平庄医院健康体质监测中心的案例，为我们的后续研究提供了很多经验和数据。

3. 社区试点模式

上海徐家汇康健街道卫生社区，也在社区内设立了体质监测中心，为附近的居民提供检查监测服务。根据检查结果，在社区内组织指导居民进行有针对性的健身锻炼，从而提高社区辐射范围内的整体健康水平。

（一）医疗制度

1. 医疗供求关系

医患之间的矛盾近些年在我国表现得愈发突出。这主要是因为市场供求失

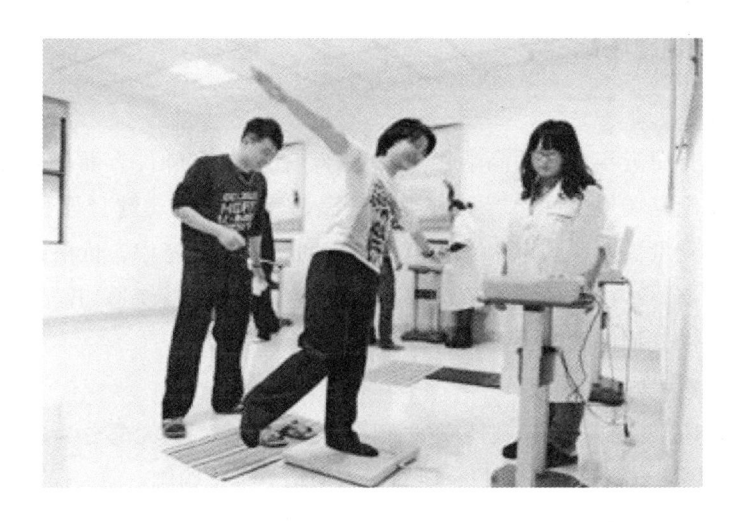

图1　市民在体质监测中心接受专业体质检测的照片

衡，老百姓"看病贵、看病难"，医护人员的工作量过大。倘若可以通过"体医结合"的群众健身模式，将一部分慢性病患者从医院分流出去，走进客流量不足的社区健身房，对各方来说无疑都是一件好事。

2. 社保基金监督管理

在看病治疗过程中，患者与医生的信息不对等，在社保基金执行过程中，常常是医生说开什么药就开什么药，说开多少量就开多少量，这造成社保基金很大的浪费。

同时，也有一部分人群，不愿自己的社保基金每年闲置，为了尽可能地占一些便宜，在没有生病的情况下到医院为了开药而开药。这也是一种社会资源的浪费。若能有一种方式，可以提高社保基金的使用率，拓宽使用途径，就可以避免此类现象。

3. 专业人才培养

药物治疗搭配控制饮食，是当前医疗技术对于慢性病的主流治疗方式。体育和医疗在我国长期处于分离的状态，这一点同样体现在高校的课程设置上。在我国，具有可以开具运动处方资质的专业医护人员极少，此类人才储备极度匮乏。

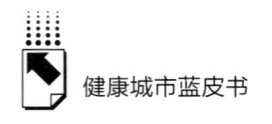

（二）健身场馆

1. 客流量

我国健身房近年来有向高端化发展趋势。在硬件和软件方面都进行了整体的升级，无论是场地条件、器材种类，还是教练员水平、健身课程项目设置等，都已达到世界发达国家水平。但是出于回收成本的考虑，价格往往与当地人均收入失衡，这也造成了客流量偏少的现状。投资经营者迫切需要政府的有利政策来帮助其挽回人气，提高客流量。

2. 经营方式与项目

全国各地，目前带有福利性质的社区健身房较少，绝大部分为以营利为目的的个体投资。健身房所设项目，以器械、动感单车、瑜伽、健美操、肚皮舞等为主。当前健身房多面临盈利困难，投资成本回收慢，经营者压力较大等问题。

3. 与医疗部门合作

笔者利用6个月的时间，对我国部分城市的健身房进行了电话采访或实地走访，超过半数的健身产业经营者对于医疗资源的加入普遍持怀疑态度。一方面是考虑成本与收益的问题，另一方面也是担心操作过程会过于复杂。

综合以上讨论，当前我国在体育人口、医疗和健身场馆三个方面均普遍存在一些问题。试设想，通过"体医结合"新型群众健身模式的颁布，并逐步在全国范围内普及，可以同时解决上述三个领域的问题，即降低群众健身成本、缓解医院就医压力、提高健身房客流量。

（三）江苏省苏州市"阳光健身卡"的实施现状

1. 苏州"阳光健身卡"政策

江苏省苏州市在"体医结合"健身模式方面也在进行积极尝试。2005年，苏州市政府颁布实施"阳光健身卡"措施。鼓励本地居民将医保账户往年结余金额按比例转存到该卡中，用于在社区内的合作健身场馆内使用（见图2）。

在划转标准方面，为确保在不影响本地居民使用医保就医的前提下将结余金额划入"阳光健身卡"，苏州市社保基金管理中心出台了几种金额划转标准供申领人选择。申领人可根据医保账户的余额情况，结合自身锻炼习惯，选择500元、1000元、1500元、2000元四种额度中的一项（见表2）。

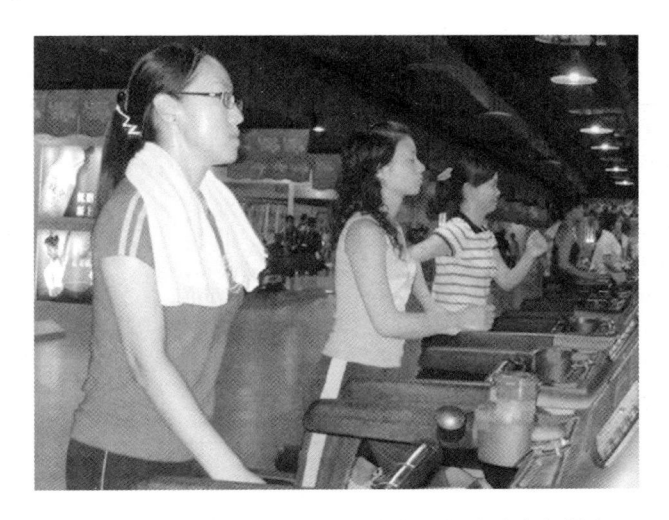

图2 苏州市民持"阳光健身卡"到健身房参加健身

表2 2013年"阳光健身卡"金额划转标准统计

单位：元

医保账户结余金额	划转至阳光卡额度
3000.00~5999.99	500.00
	1000.00
6000.00(含)以上	500.00
	1000.00
	1500.00
	2000.00

2."阳光健身卡"实施情况

（1）申领情况

申领人数。苏州"阳光健身卡"自2006年发行使用以来，办理使用人数与划转金额总体呈逐年递增的势头（见表3）。截至2013年9月，市区范围内共计办理35372人，已累计将3843.42万元划入市民的健身卡。

为进一步研究"阳光健身卡"使用情况及申领人信息，笔者就需要了解的信息设计了调查问卷，通过发放回收问卷进行数据收集。笔者在苏州市6个

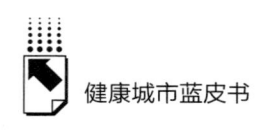

表3 苏州市区历年办理"阳光健身卡"数据统计

单位：人，万元

年份	办理人数	办理金额
2006	1115	66.05
2007	2103	131.45
2008	3827	269.4
2009	5051	375.75
2010	4840	389.65
2011	5637	470.1
2012	6163	974.75
2013（截至9月6日）	6636	1166.27
合计	35372	3843.42

资料来源：苏州市社保中心，2013年9月6日提供。

区的29家定点合作健身场馆中，每区抽取2家（平江区共计1家，则取1家）。在抽取的健身房中，每家发放问卷30份，男女随机。共计330份，此次调查拟抽取330人。接受调查者信息见表4。

表4 持卡人性别统计

单位：%

性别	男	女	总计
频数	175	127	302
所占比例	58	42	100

本次共向"阳光健身卡"持卡人发放调查问卷352份，回收316份，有效问卷302份，有效率为95.6%。接受调查者性别比例为58∶48，男性175名，女性127名；25岁至44岁为主要人群（见表5）；学历方面，大专、本科及同等学力超过半数（见表6）；申领人月收入在3500～4999元的占绝大多数（见表7）。

表5 持卡人年龄统计

单位：%

年龄段	24岁以下	25～44岁	45～54岁	55岁以上	总计
频数	79	166	34	23	302
所占比例	26.2	55.0	11.2	7.6	100

表6　持卡人统计

单位：%

受教育程度	初中及以下	高中及同等学力	大专及同等学力	大学本科及同等学力	硕士研究生及以上	总计
频数	6	75	102	81	38	302
所占比例	2.0	24.8	33.8	26.8	12.6	100

表7　持卡人月收入统计

单位：%

收入区间	999元及以下	1000～1499元	1500～2499元	2500～3499元	3500～4999元	5000元及以上	总计
频数	2	34	46	67	95	58	302
所占比例	0.6	11.2	15.2	22.3	31.5	19.2	100

宣传工作方面。"阳光健身卡"作为一项尝鲜的测试性福利政策，为了在尽可能短的时间内让尽可能多的苏州市本地市民知道、了解"阳光健身卡"的申领和使用步骤，有关方面也是做了很多工作，通过"政策、服务、活动、宣传"四种方式进行宣传推广。在本市范围内，通过以社团、社区为单位组织各类比赛（见图3），以此来培养大众对运动健身的积极性。从调查收集的信息来看，当地市民获知"阳光健康卡"的信息渠道是多种多样的（见表8）。与此同时，笔者在与未办卡的市民交谈中获悉，超过半数的市民都是知道"阳光健身卡"政策的，只是由于一些主观、客观方面的不同原因而没有办理"阳光健身卡"。

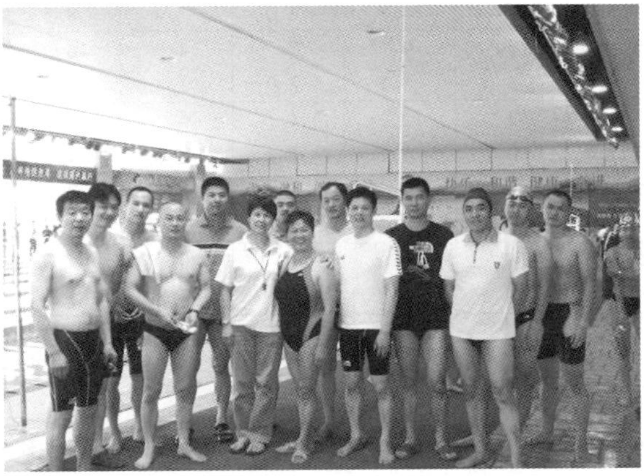

图3　2010年苏州"阳光健身卡"杯游泳比赛

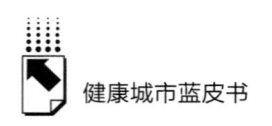

表8　持卡人获知办卡信息途径统计

单位：%

选项	广告媒体	工作单位	亲戚朋友	健身场所	周围人	偶然机会	总计
频数	45	63	80	46	53	15	302
所占比例	14.9	20.9	26.5	15.2	17.5	5.0	100

申领金额。如表9所示，可以明显看出25～44岁的中青年群体在"阳光健身卡"的申领人群中占比最大。这主要有两方面的原因，其一，年龄太小者参加工作时间不长，医保金额积累薄弱，尽管对体育健身有很高热情，但可以用作转化的金额还是比较有限的；其二，年长一些的居民，尽管医保累积获取的金额较多，但由于年龄的原因，需要留出看病治疗的费用比例会高一些，故而也不会转化太多的金额用于体育锻炼。这就使得医保账户既有充分的可用于转化的金额，同时身体又处于强壮时期的中青年人会更多地选择使用"阳光健身卡"来达到以健身的方式追求健康的目的。

表9　持卡人转化金额标准统计

单位：%

年龄段	兑换金额	余额满3000元 500元	余额满3000元 1000元	余额满6000元 500元	余额满6000元 1000元	余额满6000元 1500元	余额满6000元 2000元	总计
24岁以下	频数	13	27	3	12	16	7	78
	所占比例	4.4	9.2	1.0	4.1	5.4	2.4	26.4
25～34岁	频数	7	12	6	4	25	33	87
	所占比例	2.4	4.1	2.0	1.4	8.5	11.2	29.5
35～44岁	频数	3	9	6	4	16	29	67
	所占比例	1.0	3.1	2.0	1.4	5.4	9.9	22.7
45～54岁	频数	2	12	4	6	5	7	36
	所占比例	0.7	4.1	1.4	2.0	1.7	2.4	12.2
55岁以上	频数	9	7	2	3	2	4	27
	所占比例	3.1	2.4	0.7	1.0	0.7	1.4	9.2
总计	频数	34	67	21	29	64	80	295
	所占比例	11.5	22.7	7.1	9.8	21.7	27.1	100

（2）持卡人情况

在对健身与医疗重要性认识的调查中，我们可以看出持卡人与路人的意见是有些出入的，持卡人对体育的重视度显然高于一般的居民（见表10）。由此可见，培养大众"体育锻炼促进健康"的理念，对于"体医结合"模式今后的推广是十分重要的。

表10 健身与医疗重要性认识统计

单位：%

类别	选项	看病医疗	体育健身	两者都重要	不了解	总计
持卡人	频数	26	85	186	5	302
	所占比例	8.6	28.1	61.6	1.7	100
街上行人	频数	8	6	13	3	30
	所占比例	26.7	20.0	43.3	10.0	100

（3）实施情况

"阳光健身卡"申领原因的调查显示，如表11所示，有将近四成的人是以健康健身为目的来申领的。"阳光健身卡"的出现，刚好可以帮助这类人群减少原本的锻炼成本，也可以解释为"追求健康"的成本。另有超过半数的人是出于各种其他原因申领了"阳光健身卡"。在运动健身可以促进健康的前提下，我们可以肯定的是"阳光健身卡"的申领对于提高当地人口健康水平是有积极作用的。

表11 持卡人申领"阳光健身卡"原因统计

单位:%

选项	健康健身	经济因素	从众心理	朋友劝说	时尚好玩	不愿放弃自己的福利	总计
频数	112	76	23	49	20	22	302
所占比例	37.1	25.2	7.6	16.2	6.6	7.3	100

据调查，持卡人的锻炼时间主要集中在午后到晚上的时间，早晨和上午参与人数较少。这也与持卡人的年龄分配有很直接的关系。绝大多数持卡人正值工作年龄，早晨上班时间紧，大部分人会选择利用下班后的时间进行运动健身。通过对健身俱乐部的走访，也证实了上面的说法。部分健身俱乐部的负责人表示，为了吸引更多人参与锻炼，俱乐部会采用分段计费的方式，即上午会在原价基础上打折以招揽生意，晚上客流量多的时候价格就会恢复全价。

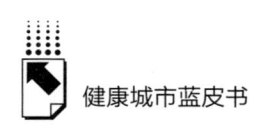

表12 持卡人健身时间统计

单位：%

时间	清晨	上午	中午	下午	晚上	总计
频数	41	17	33	120	91	302
所占比例	13.6	5.6	10.9	39.7	30.1	100

持卡人每个星期通过"阳光健身卡"进行两次锻炼者较多（见表13），可以占四成。2014年共计6163人办理阳光卡，若按此比例粗算（四次以上按五次计），平均每周"阳光健身卡"用户消费16976人次，相当于每天2425人次，苏州市区现有合作场馆47座，每家场馆平均每天接待"阳光健身卡"用户约52人次。全民健身活动中心的负责同志和各体育场馆的管理人员均表示，"阳光健身卡"推出实施后进健身房参加锻炼消费的人数比之前有了十分明显的增长。这一点在周末及节假日表现得更为明显。暑期游泳馆每天从早上营业开始就会迎来大批学生和学生家长，一直到晚上人都很多。

表13 持卡人每周锻炼健身次数统计

单位：%

次数	一次	两次	三次	四次以上	总计
频数	49	129	45	79	302
所占比例	16.2	42.7	14.9	26.2	100

关于健身项目选择。根据调查，慢跑是最受欢迎的项目，然后是乒乓球、羽毛球、网球，游泳以及健身房器械等平日里健身房常见项目。通过与部分"阳光健身卡"定点健身俱乐部的负责人交谈，跑步机、乒乓球台、羽毛球场地都是比较抢手的设施，广受各个年龄段人群的欢迎（见表14）。

表14 持卡人健身项目选择（295人，每人至多选三项）

单位：%

项目	足篮排	乒羽网	游泳	健身房器械	武术跆拳道	舍宾瑜伽	秧歌健身操广场舞	门球壁球	慢跑	其他	总计
频数	79	157	125	93	26	71	36	19	179	29	814
比例	26.2	52.0	41.4	30.8	8.6	23.5	12.9	11.9	59.2	9.6	270

对于健身花销的态度。由于政策规定，持有"阳光健身卡"的锻炼者到定点场馆进行健身时可享受平时价格8.5折~9折的优惠，价格优势十分明显。因此，从对"阳光健身卡"持卡人的问卷调查，可以明显看出持卡人对于价格的满意度是比较高的。这对于引导大众走进健身房进行运动健身，具有很强的推动性（见表15）。

表15 持卡人对定点健身场馆价格态度统计

单位：%

选项	很高	比较高	适中	比较低	很低	总计
频数	43	92	136	23	8	302
所占比例	14.2	30.5	45.1	7.6	2.6	100

（4）"阳光健身卡"实施存在的问题

苏州市"阳光健身卡"自发行以来，对于推动全民健身，提高市民整体健康水平，缓解当地医疗压力，起到较为积极的作用。当然，我们在调查中，通过搜集各方的反馈，也发现了一些不足。

首先，申领过程效率低。"阳光健身卡"的办理方式需要申请人到苏州市社保中心填表办理。随着"阳光健身卡"的推广普及，每年申请、补办、挂失"阳光健身卡"的人数都在逐步提高，传统的线下排队办理，在当今信息化时代看来，已经略有落后了，整个办理过程效率偏低。

其次，体医结合深度不够。"阳光健身卡"在体医结合方面做到了很好的突破，但目前的"结合"仍仅仅停留在医保与健身房之间的结合，主要是经济手段。对于医疗技术与运动健身方面的结合还比较薄弱，并没有结合持卡人的健身情况给予有效的检测与指导。

（5）"阳光健身卡"的完善与改进

与医疗部门开展深度合作。深化群众健身与医疗体制的改革，以苏州市"阳光健身卡"为契机，全面展开"体医结合"项目的实施，全民推广"以体代医，以医促练"。完善"体医结合"医疗机构的资质认证，可在健身场馆设立医疗咨询服务机构，指导病人科学健身以达到缓解慢性疾病的效果，定期进行复诊反馈，调整运动方案；同时，将社区健身房从传统意义的体育健身场

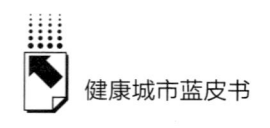

所，变成医疗部门的"运动康复室"。

升级完善现有功能。随着"阳光健身卡"申领人数的增长，建议逐步拓展升级"阳光健身卡"的功能。为持卡人体测、问诊、雇佣健身教练、租赁健身器材等，提供经济上与技术上的帮助，为大众健身提供更加便利的条件。

体育部门与医疗机构开展紧密合作，在技术指导、信息交流、病例档案管理等方面深入合作。

(6)"阳光健身卡"实施的经验与启示

以"一卡通"为合作方式的载体，是可行的。以苏州"阳光健身卡"为例，该卡是苏州市体育局和中国光大银行合作研发的磁条储值卡。2014年通过系统升级，解决了之前无法挂失和无利息的情况，取消管理费，实用性和便捷性大大提高。从促进社会发展角度来看，这是一笔立足长远的投资。建议今后在全国推广过程中，可以在现有的"社会保障卡"上完成技术层面的升级，简化申领手续。

"阳光健身卡"的划拨金额标准是根据当地工资与医保水平而定的，不定期进行适时调整。考虑到我国国土南北跨度大，从东部沿海至西部内陆纵深长，气候差异明显，经济差异较大。因此，建议在实施全国"体医结合"群众健身模式改革时，采取区别对待或按一定纳税比例进行相关资金的划拨，切勿"一刀切"。

完善定点健身场馆的资质认证与管理。社区健身场馆作为整个健身模式的重要实施场所，其好坏直接关系到受众群体的参与积极性。在全国实施过程中，建议由体育部门和医疗部门交流沟通，确定"体医结合"项目合作健身场馆标准。另可联合税务部门，充分利用税收在市场中的杠杆调节作用，给予合作健身场馆以部分税务减免。

完善的监督机制也是苏州"阳光健身卡"得以成功实施的因素之一。与金融部门合作，将划价方与拨款方分开管理，采用专业技术制定科学安全的资金划拨方式。制定适度的奖惩制度，对合作场馆不定期抽查、暗访，完善管理方式方法。

定期进行系统的、有组织的反馈信息汇总整理。收集反馈信息，进行及时调整。

五 我国实施"体医结合"的可行性

（一）我国"体医结合"的优势

大众参加体育锻炼的积极性在增强。2008年北京奥运会及2022年北京张家口联合申办冬奥会成功，使我国的体育人口迎来快速增长。

互联网技术革命有利于大数据整理与搜集。信息化时代的到来，当前"互联网+"管理营销模式已在我国各行各业得到普遍应用。互联网凭借快速的传播，准确便利的信息检索、数据收集分类，大大加速了新生事物的推广与传播。

国情发展需要。慢性疾病的发病率逐年升高，医疗部门压力颇大。传统体育手段疲于应付，体育与医疗相互结合，符合国情需要。

我国的社会管理模式基本属于"政府主导型"。执行力强，宏观统筹规划，方便调控管理。

（二）我国"体医结合"的困境

体育与医疗分离的现状。体育和医疗部门是两套长期各自运行的管理系统。打破常规迈出第一步并不是一件容易的事情，需要充分的理论依据和实施方案，充分平衡考虑各个管理部门可能出现的冲突矛盾，在责任业务划分和利益分配方面应做出合理的协调。

大众对于"体医结合"健身模式的认知基础较差。"存钱看病"的思想在我国绝大多数地区仍占主导地位，若想短时间内改变人们的认识并不容易。这需要行政手段与经济手段并行，引导大众进行观念转化，由大城市向周围地区呈辐射状逐步推广普及。

（三）合作方与相关利益

俱乐部、医疗机构、大众，这三方在整个"体医结合"大众健身模式中扮演着同样重要的角色，需要相互合作，相互制约。在以往社会关系中原本属于冲突矛盾的三个群体，可以通过"体医结合"健身模式的推广，形成同时受益，三方共赢的局面（见图4）。

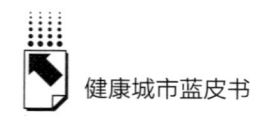

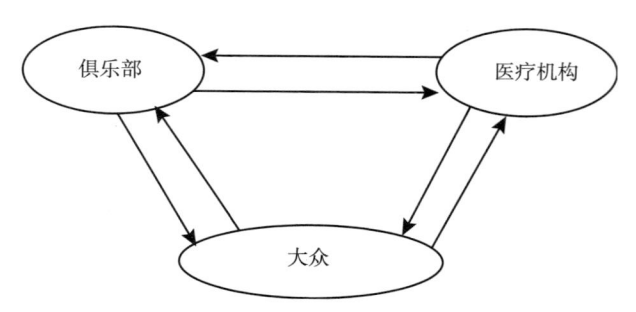

图4 "体医结合"健身模式中各方利益关系

（1）俱乐部

"体医结合"大众健身模式从推广到普及势必会刺激大众的体育健身消费热情，推动我国体育健身产业快速发展。

（2）医疗机构

"花一元钱健身，省八元钱治病"的宣传口号，最直接地体现在减轻了医院的工作负担，将一部分慢性病人群的治疗场所从医院分流到了健身房。在整个过程中，除了减少医护人员的工作量，缓解医患之间的矛盾，更能优化医疗资源，减轻社会和政府的财政负担。

（3）大众

医疗费用的控制权收回。可以将追求健康的主动权把握在自己手中。"体医结合"群众健身模式，通过提倡绿色健康的健身方式，在经济上给予最直接的扶持，引导人们积极参与体育锻炼，提高身体素质。

健康水平提高。"体医结合"，也将为慢性病人群提供更先进的治疗理念与服务，将人们从长期依赖的"药罐子"中真正地解放出来。通过医生开具的运动处方，配合定期的检测反馈，用"体育+医疗"的方式达到追求健康的目的。随着"体医结合"大众健身模式的持续开展，国民身体素质可得到明显提升。

提高家庭生活质量。通过提高家庭整体的健康水平，减轻家庭经济负担，使得家庭的生活质量与幸福感得到大大提高。

六 结论

我国慢性病人口数量多、增长快，严重消耗公共卫生资源，制约我国经济发展。通过体育与医疗相结合的方式,来对慢性病进行有效的防治,这既能帮助提高国民健康水平,也能帮助缓解医疗和经济的压力。

苏州市"阳光健身卡"的"体医结合"模式,以"一卡通"为主要支付手段,将往年医保结余金额按比例划拨计入健身卡,鼓励并引导当地市民到指定健身场馆进行健身活动,在健康投资方面给予大众最直接的政策扶持。该政策可以同时平衡多方的利益,缓解社会矛盾,适合我国基本国情,建议在全国范围内开展,为帮助我国"体医结合"群众健身模式的进一步探索提供更多的实践。

七 建议

政府出面,通过行政手段的干预,在全国范围内给予"体医结合"大众健身模式有力的政策支持,使之在我国得以快速有效的推广和普及。

加强理论深度研究。目前,"体医结合"的健身模式在我国还处在初级的探索阶段,仍有大量的理论研究与实践工作,亟待相关领域的专家学者来进行深一步的研究总结。

在社区、医院、健身房之间,形成有效的联系网,开展实质性的深度合作,彼此之间实现数据对接。从体质监测、运动处方制定,到健身场馆推荐、财务手续减免等,通过一体式的服务,为大众提供快捷有效的服务体验。

重视专业人才的培养。针对"体医结合"健身模式的特性,在高校、技校等专业机构进行特殊人才的针对性培养,重视课程设置的跟进,吸收国外的先进经验,方便今后从生物科学与人文社会学等各个角度对"体医结合"健身模式的推广提供帮助。

重视评估机制。定期对"体医结合"健身模式的体验用户进行回访,做好记录,通过数据的整理归纳,总结经验找出不足。针对在实践过程中出现的问题,进行及时的讨论、修改,通过不断地调整,逐步找出适合我国国情的执行方案。

健康人群篇

Reports on Healthy People

B.8
中国城乡居民健康状况及健康影响因素变化分析

李滔 郝晓宁 刘志*

摘 要： 了解中国城乡居民的健康状况以及变化趋势，分析主要健康影响因素的变化情况，为完善中国健康促进策略和干预措施提供决策依据，推动中国居民健康水平的提高。方法：利用面板数据资料和现场抽查数据，采取横断面比较及历史发展前后对比的方法，结合专家访谈定性分析结果，进行现状分析。结果：居民总体健康水平得到进一步提升，婴儿死亡率、孕产妇死亡率均呈逐年降低的趋势，人均期望寿命在逐年增加。居民两周患病率有所增高但严重程度减轻，慢性病患病

---

* 李滔，博士，国家卫生计生委卫生发展研究中心主任，中国城市报·中国健康城市研究院特约研究员，主要研究方向为卫生政策、卫生管理；郝晓宁，博士，国家卫生计生委卫生发展研究中心公共卫生与风险管理研究室主任，主要研究方向为公共卫生管理、风险管理、老年健康；刘志，国家卫生计生委卫生发展研究中心实习研究员，主要研究方向为公共卫生、卫生应急管理。

率呈大幅上升趋势，死亡原因以慢性非传染性疾病为主。膳食营养状况总体改善，体格发育情况总体良好。健康行为方式有所改善，但健康危险因素尚未得到有效控制。结论：以健康为中心，推动完善健康中国战略的顶层设计；实施有针对性的健康促进综合干预措施；继续深入推动医药卫生体制改革，加强重点人群预防保健与管理工作；积极推进慢性病患者健康管理，完善慢性病防治体系。

关键词： 健康状况　影响因素　健康行为　健康促进　健康干预

一　背景

国民健康状况是反映一个国家或地区经济与社会发展、卫生保健水平和人口素质的重要指标。良好的营养和健康状况既是社会经济发展的基础，也是社会经济发展的重要目标[①]。居民健康状况受自然环境、生活条件、生活方式、经济状况、个人健康素养知识及卫生服务体系等众多因素的制约。随着社会的进步，经济的发展，生活水平和医疗卫生服务水平的提高，中国人均期望寿命得到了延长，居民健康水平也得到了明显提高。但是优越的生活条件同时也改变了人们的饮食习惯和生活方式，饮食上趋向于高能量、高脂肪、低蔬果食物，膳食模式逐步向西方膳食模式转变，同时电脑的普及、手机的便利使人们的静坐时间增加，活动时间减少，高血压、糖尿病等慢性疾病罹患率增高。另外，社会经济的高速发展也使得人们的生活规律发生了相应改变，生活节奏的加快和生活压力的加大给人类健康带来巨大的挑战，精神疾病患病率不断增加。与此同时，由于城市化与工业化的加剧，流动人口剧增，环境污染、食品安全隐患等问题不断显现。伴随老龄化程度的不断加深，中国居民疾病谱也已经发生了明显的改变，即表现为传染性疾病发病率明显下降，但慢性非传染性

---

① 杨晓光、孔灵芝、翟凤英等：《中国居民营养与健康状况调查的总体方案》，《中华流行病学杂志》2005年第26期，第471~474页。

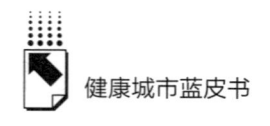

疾病的发病率和死亡率却持续上升，对健康的威胁日益突出，成为中国城乡居民死亡的主要原因[1][2]。大量的研究证实，慢性非传染性疾病的发生与不良的行为和生活方式密切相关，包括（被动）吸烟、酗酒、不合理膳食、静态生活方式等，而增加蔬菜水果的摄入、低盐少油、加强体育锻炼能够提高人体免疫力，降低慢性病的风险[3][4][5]。

本文旨在研究中国城乡居民的健康状况及健康相关影响因素的变化情况，描述当前城乡居民健康水平，分析各健康指标和健康影响因素的变化趋势，发现存在的主要健康问题，为相关政策和干预措施的制定提供科学依据。

二 研究方法

（一）面板数据和二手资料收集

数据主要来源于《中国卫生和计划生育统计年鉴（2015）》《第五次国家卫生服务调查分析报告》《中国居民营养与慢性病状况报告（2015）》、国家卫生计生委网站，以及CNKI公开发表的相关研究论文。

（二）现场调查及电话访谈

从中国东中西部各选取2个省作为调查省份，从调查省份内部按照经济条件（好、中、差）分层随机抽取3个样本县开展现场调查，每个样本县再分别选择1个社区和1个乡镇作为调查点，其中，抽查高血压患者健康管理档案

---

[1] 卫生部疾病预防控制局和国家疾控中心：《中国慢性病报告》。
[2] 顾东风、JiangHe、吴锡桂等：《中国成年人高血压患病率、知晓率、治疗和控制状况》，《中华预防医学杂志》2003年第2期，第84~89页。
[3] Yankelevitz D. F., Henschke C. I., Yip R., et al. "Second-Hand tobacco smoke in never smokers is a significant risk factor for coronary artery calcification," *JACC Cardiovasc Imaging* (2013).
[4] Shirani S., Heidari K., Sabzghabaee A. M., et al. "The modifiable noncommunicable risk factors among an Iranian population," *Southeast Asian J Trop Med Public Health* (2012), pp. 1227-1232.
[5] Dekker M. Verkerk R. "Fruit and vegetable intake and risk of major chronic disease," *J Natl Cancer Inst* (2005), pp. 607-608.

3407份，电话访谈680名高血压患者；抽查Ⅱ型糖尿病患者健康管理档案3423份，电话访谈685名Ⅱ型糖尿病患者。

（三）专家访谈

选取国内具有权威的居民健康质量评价、健康促进以及卫生改革方面的专家，进行专家访谈，整理访谈记录，明确目前存在的问题及改进完善建议。

（四）资料分析

对获得的面板数据进行汇总整理和分析，比较不同角度、不同年份同一指标的变化，分析不同维度之间的差异及纵向历史发展的趋势。

三 研究结果

（一）中国城乡居民总体健康状况

1. 婴儿和孕产妇死亡率

近十年来，中国婴儿死亡率、孕产妇死亡率均呈逐年降低的趋势。中国卫生和计划生育统计年鉴数据显示，2005年中国婴儿死亡率为19.0‰，2010年为13.1‰，到2014年已下降至8.9‰。数据显示，近年来城市的婴儿死亡

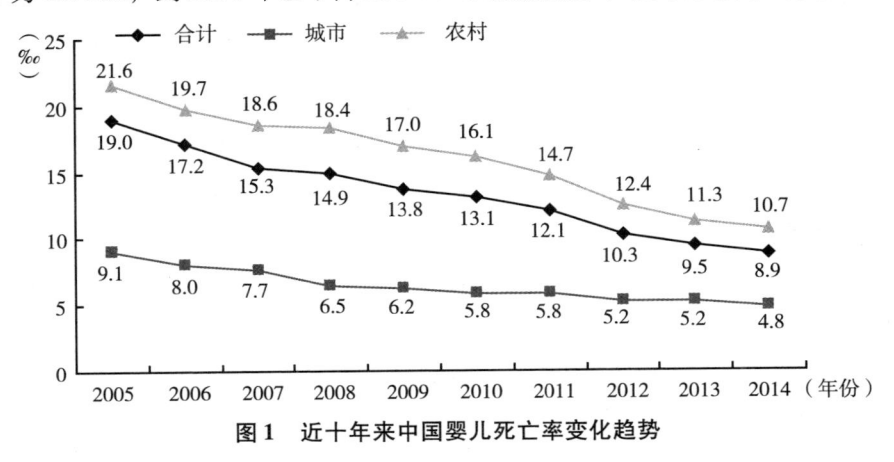

图1 近十年来中国婴儿死亡率变化趋势

资料来源：国家卫生和计划生育委员会，《中国卫生和计划生育统计年鉴（2015）》。

率一直低于农村，2014年城市的婴儿死亡率为4.8‰，农村婴儿死亡率为10.7‰，这主要与在城市能够获得更多的医疗卫生资源有关（见图1）。2010年中国孕产妇死亡率为29.7/10万，到2014年已降至21.7/10万，其中城市孕产妇死亡率（20.5/10万）相对比农村孕产妇死亡率（22.2/10万）要低一些（见图2）。

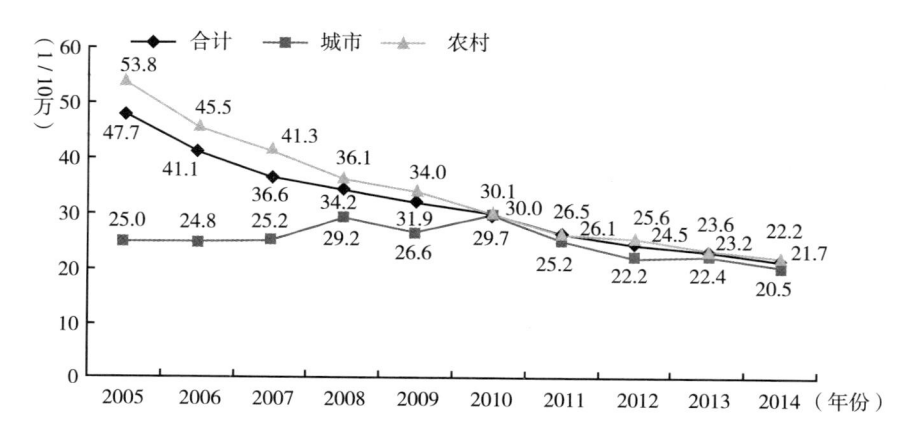

图2 近十年来中国孕产妇死亡率变化趋势

资料来源：国家卫生和计划生育委员会，《中国卫生和计划生育统计年鉴（2015）》。

2. 城乡居民人均期望寿命

自1990年以来，中国城乡居民人均期望寿命在逐年增加，2010年全国城乡居民人均期望寿命为74.8岁[1]，比2005年提高了1.8岁。其中，男性72.4岁，女性77.4岁（见图3）。从各地区比较来看，中国绝大部分省份的人均期望寿命均超过了70岁，其中以上海和北京最高分别为80.26岁和80.18岁，排在后三位的分别是青海（69.96岁）、云南（69.54岁）和西藏（68.17岁）（见图3）。

3. 居民两周患病率

数据显示，近年来，中国居民两周患病率呈逐年增高趋势，2013年达24.1‰。从城乡分布来看，城市（28.2‰）要高于农村（20.2‰）（见图4）；从性别比较来看，女性（25.9‰）两周患病率要高于男性（22.4‰）；从不同

---

[1] 《中国卫生和计划生育统计年鉴（2015）》，中国协和医科大学出版社，2015。

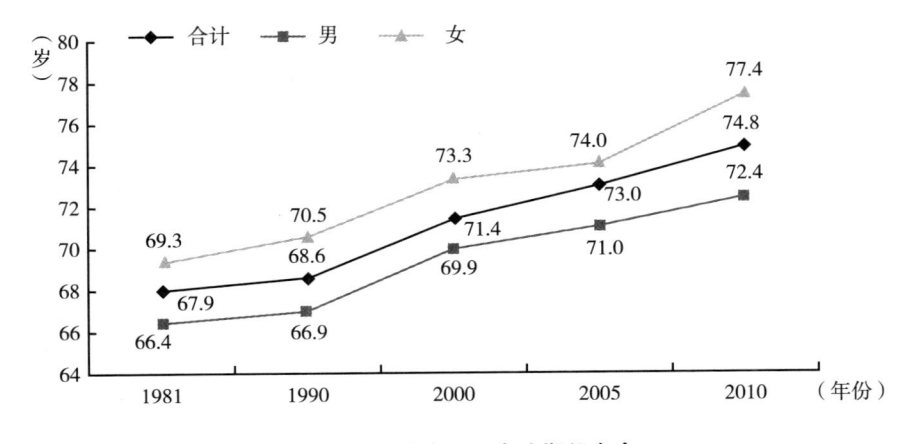

图3 中国城乡居民人均期望寿命

资料来源：国家卫生和计划生育委员会，《中国卫生和计划生育统计年鉴（2015）》。

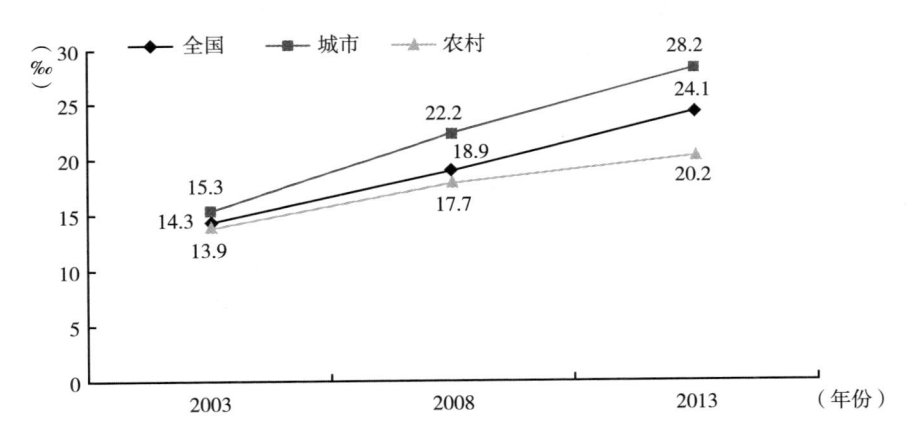

图4 中国城乡居民两周患病率情况

资料来源：国家卫生和计划生育委员会，《中国卫生和计划生育统计年鉴（2015）》。

的年龄组来看，5~34岁年龄组两周患病率较低，均在10‰以下，0~4岁儿童两周患病率（10.6‰）高于其他年龄段的儿童，35岁以后随着年龄的增加，各年龄组的两周患病率在不断增加，65岁及以上老人年龄组两周患病率高达62.2‰，且尤以城市老人两周患病率最高为73.6‰；从城乡比较来看，在各年龄段城市和农村之间进行比较，城市居民两周患病率均普遍高于农村。不同的医疗保障形式下的两周患病率情况也有所不同，其中以参加城镇职工基本医疗

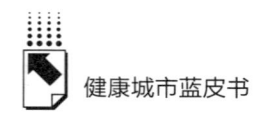

的居民两周患病率（38.3‰）最高，其次是参加城镇居民基本医保的居民（23.6‰），无医疗保险的居民两周患病率最低（13.1‰）（见表1）。由此可见，两周患病率的提升与医疗技术水平的提高、医疗保障覆盖与报销水平等有关系。

表1 调查地区不同组别居民两周患病率情况

单位：‰

组别	分类	总体	城市	农村
按性别分	男性	22.4	26.8	18.3
	女性	25.9	29.6	22.2
按年龄组分	0~4岁	10.6	11.5	9.9
	5~14岁	5.3	5.7	5.0
	15~24岁	3.7	4.2	3.3
	25~34岁	5.7	5.9	5.3
	35~44岁	12.4	12.9	12.0
	45~54岁	24.3	26.3	22.5
	55~64岁	42.0	47.0	37.0
	65岁及以上	62.2	73.6	48.8
按医疗保障类别分	城镇职工基本医保	38.3	38.9	33
	城镇居民基本医保	23.6	22.9	26.2
	新型农村合作医疗	19.7	22	18.8
	其他社会医疗保险	22.8	25.2	19.7
	无医疗保险	13.1	13.3	12.4

资料来源：国家卫生和计划生育委员会，《中国卫生和计划生育统计年鉴（2015）》。

对两周患病按照疾病类别分析，前五位疾病分别是：高血压（98.9‰）、感冒（34.4‰）、糖尿病（26.5‰）、胃肠炎（7.5‰）和脑血管病（6.1‰）（见表2）。不管城市还是农村，两周患病率最常见的疾病均为高血压，但城市（123.2‰）患病率要远高于农村（75.8‰）。

表2 中国居民疾病别两周患病率及构成

顺位	疾病种类	患病率(‰)	构成(%)
1	高血压	98.9	41.0
2	感冒	34.4	14.3
3	糖尿病	26.5	11.0
4	胃肠炎	7.5	3.1

中国城乡居民健康状况及健康影响因素变化分析

续表

顺位	疾病种类	患病率(‰)	构成(%)
5	脑血管病	6.1	2.5
6	椎间盘疾病	5.8	2.4
7	缺血性心脏病	5.1	2.1
8	流行性感冒	4.1	1.7
9	类分湿性关节炎	3.4	1.4
10	慢阻性肺部疾病	1.6	0.7

资料来源：国家卫生和计划生育委员会，《中国卫生和计划生育统计年鉴（2015）》。

从调查地区居民两周所患疾病严重程度来看，2013年度每千人患病天数为2237天，每千人休工天数为141天，每千人休学天数为24天，每千人卧床天数169为天，其中每千人患病天数城市（2628天）高于农村（1865天），其余各指标农村要高于城市（见表3）。

表3　2013年调查地区居民两周患疾病严重程度

单位：天

疾病严重程度	合计	城市	农村
每千人患病天数	2237	2628	1865
每千人休工天数	141	94	177
每千人休学天数	24	19	29
每千人卧床天数	169	156	181

资料来源：国家卫生和计划生育委员会，《中国卫生和计划生育统计年鉴（2015）》。

从纵向来比较，2003~2013年，每千人患病天数呈现增加趋势；每千人卧床天数基本保持平稳，但在2008年有一定程度的升高，而卧床率呈现逐年下降趋势，到2013年降至27.9‰；每千人休工天数在2008年明显降低，但2013年度又呈现上升趋势，休工率从2008年的16.6‰上升到2013年的23.0‰；每千人休学天数呈现下降趋势，2013年较2008年下降了近一半天数，因患病导致的休学率也在逐年快速降低，2013年降至5.7‰（见表4）。由此可见，虽然居民两周患病率增加，但是反映疾病严重程度的主要指标，如学生休学天数和休学率均有了大幅的下降，疾病的严重程度下降。

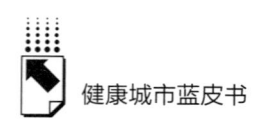

表4 不同年份调查地区居民两周患疾病严重程度

单位：天，‰

疾病严重程度	2003年	2008年	2013年
每千人患病天数	1093	1537	2237
卧床率	36.6	35.2	27.9
每千人卧床天数	170	185	169
休工率	33.6	16.6	23.0
每千人休工天数	194	90	141
休学率	14.5	13.1	5.7
每千人休学天数	50	44	24

资料来源：国家卫生和计划生育委员会，《中国卫生和计划生育统计年鉴（2015）》。

4.居民病伤死亡原因

2014年造成中国城乡居民死亡的疾病前五位是恶性肿瘤、心脏病、脑血管病、呼吸系统疾病以及损伤和中毒外部原因（见表5）。死因构成与2005年无明显变化，但传染病造成的死亡率和死因构成呈上升趋势，2005年、2010年、2014年传染病死亡率分别为3.61/10万、4.44/10万和6.64/10万，死因构成比为0.66%、0.72%和1.08%。因此对于传染病防控态势仍然不能放松，还应继续加大防控力度。

表5 2014年城乡居民主要疾病死亡率及构成

疾病名称	城市 死亡率(1/10万)	城市 构成(%)	城市 位次	农村 死亡率(1/10万)	农村 构成(%)	农村 位次
传染病(不含呼吸道结核)	6.64	1.08	10	7.9	1.19	8
寄生虫病	0.04	0.01	17	0.05	0.01	19
恶性肿瘤	161.28	26.17	1	152.59	23.02	1
血液、造血器官及免疫疾病	1.25	0.2	15	1.1	0.17	17
内分泌营养和代谢疾病	17.64	2.86	6	13.13	1.98	7
精神障碍	2.66	0.43	11	2.7	0.41	11
神经系统疾病	6.91	1.12	8	6.66	1	10
心脏病	136.21	22.1	2	143.72	21.68	3
脑血管病	125.78	20.41	3	151.91	22.92	2
呼吸系统疾病	74.17	12.03	4	80.02	12.07	4
消化系统疾病	14.53	2.36	7	14.51	2.19	6
肌肉骨骼和结缔组织疾病	1.66	0.27	14	1.63	0.25	16

续表

疾病名称	城市 死亡率(1/10万)	城市 构成(%)	城市 位次	农村 死亡率(1/10万)	农村 构成(%)	农村 位次
泌尿生殖系统疾病	6.65	1.08	9	7.09	1.07	9
妊娠、分娩产褥期并发症	0.09	0.01	16	0.14	0.02	18
围生期疾病	2.11	0.34	12	2.44	0.37	14
先天畸形、变形和染色体异常	1.83	0.3	13	2.1	0.32	15
损伤和中毒外部原因	37.77	6.13	5	55.29	8.34	5
诊断不明	2.43	0.39	—	2.58	0.39	—
其他疾病	7.08	1.15	—	6.44	0.97	—

资料来源：国家卫生和计划生育委员会，《中国卫生和计划生育统计年鉴（2015）》。

5. 居民自我健康评价

EQ-5D量表被广泛用于测量健康生命质量，包括五个维度，即行动、自我照顾、日常活动、疼痛/不适、焦虑/抑郁，每个维度分为没有问题、中度问题和重度问题三个层次，应用直观式测量表（VAS）评价健康总体状况。2013年度调查地区居民自我评价健康得分平均为80.9分，比2008年（80.1分）略有上升；从城乡之间比较来看，城市（80.6分）要低于农村（81.2分），但与2008年评分相比均有所提升；从不同区域比较VAS得分来看，以东部最高，其中东部（82.1分）、中部（80.6分）、西部（79.9分），东、中、西部VAS得分农村均略高于城市，但差距不大（见表6）；从性别比较来看，男性VAS得分为81.6分高于女性的80.3分；从不同的年龄组来看，随着年龄的增长，VAS评分逐渐降低，各维度有问题的比例也均在增高。

表6 2013年调查人口EQ-5D平均VAS评分结果

单位：分

地区	东部	中部	西部
城市	81.9	80.6	79.1
农村	82.3	80.6	80.7
合计	82.1	80.6	79.9

资料来源：国家卫生计生委统计信息中心，《第五次国家卫生服务调查分析报告》，2015。

2013年EQ-5D的各个维度有问题（有问题是指有中度问题和有重度问题，下同）的人口所占比例均较低，绝大多数在6%以下，东中西部以及城乡之间相差不大；但疼痛/不适维度有问题的人口比例最高为12.6%，其中又以中部的农村地区比例最高（14.7%）；"行动"方面有问题的比例占5.9%，"自己照顾自己"方面有问题的比例占3.1%，"日常活动"方面有问题的比例占4.6%，"焦虑/抑郁"方面有问题的比例占5.3%。与2008年各维度有问题比例相比较，除了疼痛/不适维度有问题的所占比例明显上升外，其余四个维度均较2008年有所降低。总体来看，居民自评的健康状况较2008年有所改善（见表7）。

表7 居民EQ-5D不同维度评价结果

单位：%

EQ-5D维度	2008年	2013年	EQ-5D维度	2008年	2013年
行动	5.1	5.9	疼痛/不适	9.3	12.6
自己照顾自己	3.3	3.1	焦虑/抑郁	6.4	5.3
日常活动	4.8	4.6	VAS评分	80.1	80.9

资料来源：国家卫生计生委统计信息中心，《第五次国家卫生服务调查分析报告》，2015。

（二）慢性病患病情况

1. 慢性病患病有关情况

根据国家卫生和计划生育统计年鉴数据，2013年，中国调查地区15岁及以上居民慢性病患病率按例数计算为330.7‰，远高于2003年（151.1‰）和2008年（199.9‰），且城市居民慢病患病率（366.7‰）要高于农村（294.7‰）（见表8）。按性别计算，男性患病率（310.0‰）要低于女性（350.5‰）。2013年全国高血压患病率为142.5‰（城市161.8‰，农村123.1‰），与2003年（26.2‰）相比增加了4.4倍；糖尿病患病率为35.1‰（城市48.9‰，农村21.3‰），与2003年（5.6‰）相比增加了5.3倍（见表9）。患病率呈现大幅上升趋势。

40岁及以上人群慢性阻塞性肺病患病率为9.9%。根据2013年全国肿瘤登记结果分析，中国癌症发病率为235/10万[1]，肺癌和乳腺癌分别位居男、女性发病首位。

---

[1] 资料来源于《中国居民营养与慢性病状况报告（2015）》。

表8 2013年调查地区15岁及以上居民慢性病患病率

单位：‰

组别	指标名称	合计	城市	农村
慢性病患病率	按人数计算	245.2	263.2	227.2
	按例数计算	330.7	366.7	294.7
分性别慢性病患病率	男性	310.0	355.2	266.2
	女性	350.5	377.4	322.7
年龄别慢性病患病率	15~24岁	14.4	17.0	12.2
	25~34岁	38.3	38.4	38.2
	35~44岁	115.0	111.6	118.4
	45~54岁	235.4	241.6	230.0
	55~64岁	389.0	410.5	367.8
	65岁及以上	539.9	589.8	481.7
疾病别慢性病患病率	糖尿病	35.1	48.9	21.3
	高血压	142.5	161.8	123.1
	脑血管病	12.2	12.1	12.3
	精神病	3.0	3.1	3.0
	恶性肿瘤	2.9	3.5	2.3
	良性肿瘤	1.1	1.2	1.0

资料来源：国家卫生和计划生育委员会，《中国卫生和计划生育统计年鉴（2015）》。

表9 中国城乡居民慢性病患病情况

单位：‰

组别	指标名称	2003年	2008年	2013年
慢性病患病率	按人数计算	123.3	157.4	245.2
	按例数计算	151.1	199.9	330.7
分性别慢性病患病率	男性	133.5	177.3	310.0
	女性	169.0	222.5	350.5
年龄别慢性病患病率	15~24岁	18.0	20.2	14.4
	25~34岁	58.3	51.3	38.3
	35~44岁	117.1	121.7	115.0
	45~54岁	219.5	259.5	235.4
	55~64岁	362.1	419.9	389.0
	65岁及以上	538.8	645.4	539.9

续表

组别	指标名称	2003年	2008年	2013年
疾病别慢性病患病率	糖尿病	5.6	10.7	35.1
	高血压	26.2	54.9	142.5
	脑血管病	6.6	9.7	12.2
	精神病	1.9	2.1	3.0
	恶性肿瘤	1.3	2.0	2.9
	良性肿瘤	0.8	1.2	1.1

资料来源：国家卫生和计划生育委员会，《中国卫生和计划生育统计年鉴（2015）》。

2. 重点慢性病死亡有关情况

根据《中国居民营养与慢性病状况报告（2015）》结果，2012年全国居民慢性病死亡率为533/10万，占总死亡人数的86.6%。心脑血管病、癌症和慢性呼吸系统疾病为主要死因，占总死亡的79.4%，其中心脑血管病死亡率为271.8/10万，癌症死亡率为144.3/10万（前五位分别是肺癌、肝癌、胃癌、食道癌、结直肠癌），慢性呼吸系统疾病死亡率为68/10万。标化处理后，除冠心病、肺癌等少数疾病死亡率有所上升外，多数慢性病死亡率均呈下降趋势。

（三）体格发育和营养有关情况

根据《中国居民营养与慢性病研究报告（2015）》结果，2012年，全国18岁及以上成年男性和女性的平均身高分别为167.1cm和155.8cm，平均体重分别为66.2kg和57.3kg，与2002年相比，居民身高、体重均有所增长，尤其是6～17岁儿童青少年身高、体重增幅更为显著。成人营养不良率为6.0%，比2002年减少了2.5个百分点。儿童青少年生长迟缓率和消瘦率分别为3.2%和9.0%，比2002年减少了3.1个和4.4个百分点。6岁及以上居民贫血率为9.7%，比2002年减少了10.4个百分点。其中6～11岁儿童和孕妇贫血率分别为5.0%和17.2%，比2002年减少了7.1个和11.7个百分点。5岁以下儿童中重度营养不良比重，2005年为2.34%，2010年为1.55%，2012年降到1.44%。

2012年全国18岁及以上成人超重率为30.1%，肥胖（包括轻度、中度和重度）率为11.9%，较2002年增加了7.3%和4.8%，6~17岁儿童青少年超重率为9.6%，肥胖率为6.4%，比2002年增加了5.1%和4.3%。

（四）健康影响因素

吸烟、过量饮酒、超重肥胖、缺乏运动和不健康饮食等是慢性病发生、发展的主要行为危险因素，严重危害了中国城乡居民的健康。经济社会快速发展和社会转型给人们带来的工作、生活压力，对健康造成的影响也不容忽视。

1. 吸烟有关情况

中国现有吸烟人数超过3亿，15岁以上人群吸烟率为28.1%，其中男性吸烟率呈上升趋势，2014年高达52.9%，而2008年男性吸烟率为48.0%。非吸烟者中暴露于二手烟的比例为72.4%[1]。从第五次全国卫生服务调查结果来看，调查地区11.9%（城市13.6%，农村10.3%）[2] 的吸烟者已经戒烟，且城市调查人口的戒烟率要高于农村地区，戒烟率与前两次卫生服务调查相比有所提高。

2. 饮酒有关情况

调查显示，2013年中国约14.7%的15岁及以上成人平时饮酒，农村地区和城市地区饮酒率基本持平，男性饮酒率为28.0%，显著高于女性（2.0%）。从饮酒频率来看，饮酒者中每周饮酒3次以上的占9.5%，每周饮酒1~2次的占5.2%，其余为每周少于1次或者不饮酒[3]。从饮酒量来看，2012年全国18岁及以上成人的人均年酒精摄入量为3升，饮酒者中有害饮酒率为9.3%，其中男性为11.1%[4]。

3. 体育锻炼有关情况

第五次卫生服务调查数据显示，15岁及以上人群体育锻炼率，2003年为14.6%，2008年为21.9%，2013年上升到27.8%。按城乡锻炼情况进行比较，城市为41.9%，明显高于农村的13.6%；从东西部来看，东部地区要高于中部和西部；从性别角度来看，女性锻炼率（28.2%）略高于男性（27.3%）；从年

---

[1] 资料来源于《中国居民营养与慢性病研究报告（2015）》。
[2] 国家卫生和计划生育委员会：《中国卫生和计划生育统计年鉴（2015）》，中国协和医科大学出版社，2015。
[3] 国家卫生计生委统计信息中心：《第五次国家卫生服务调查分析报告》，2015。
[4] 《中国居民营养与慢性病研究报告（2015）》。

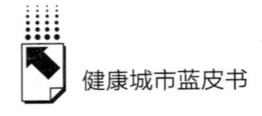

龄组来看，65岁及以上年龄组锻炼率最高，35~45岁年龄组最低；从锻炼时长来看，城市人口平均为55分钟，农村为44分钟；从锻炼强度来看，从事轻强度锻炼的占67.0%，中等强度锻炼的占31.7%，高强度的占1.2%。

4. 饮食结构变化与肥胖有关情况

从总体来看，中国居民膳食营养状况总体改善，2012年居民每人每天平均能量摄入量为2172千卡，蛋白质摄入量为65克，脂肪摄入量为80克，碳水化合物摄入量为301克，三大营养素供给充足，能量需要得到满足（见图5）。

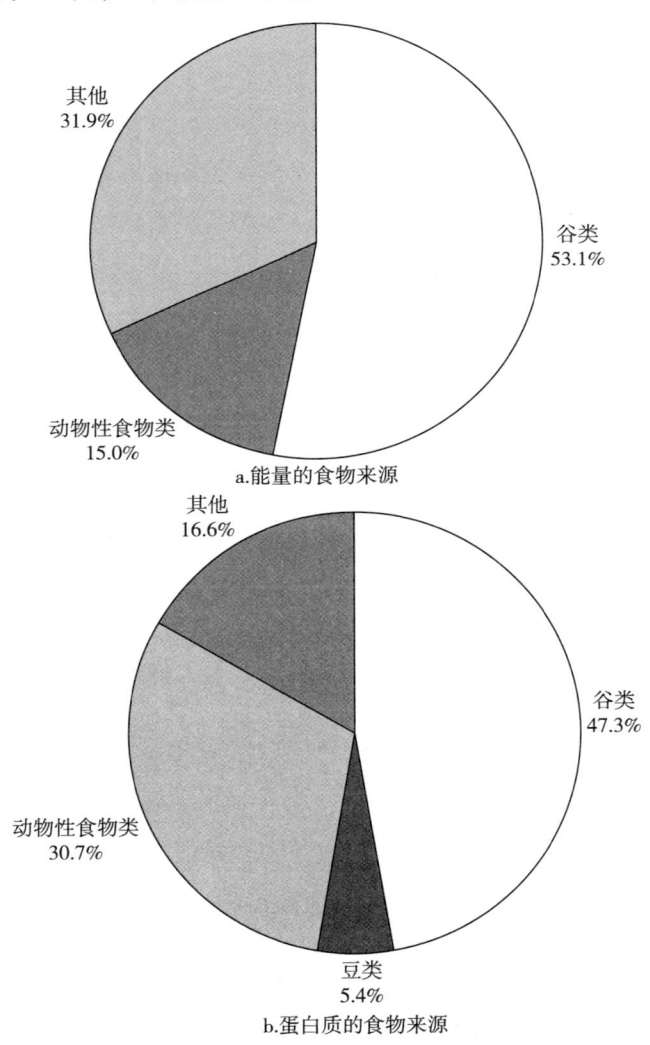

a. 能量的食物来源
- 谷类 53.1%
- 其他 31.9%
- 动物性食物类 15.0%

b. 蛋白质的食物来源
- 谷类 47.3%
- 动物性食物类 30.7%
- 其他 16.6%
- 豆类 5.4%

蛋白质 12.1%

脂肪 32.9%

碳水化合物 55.0%

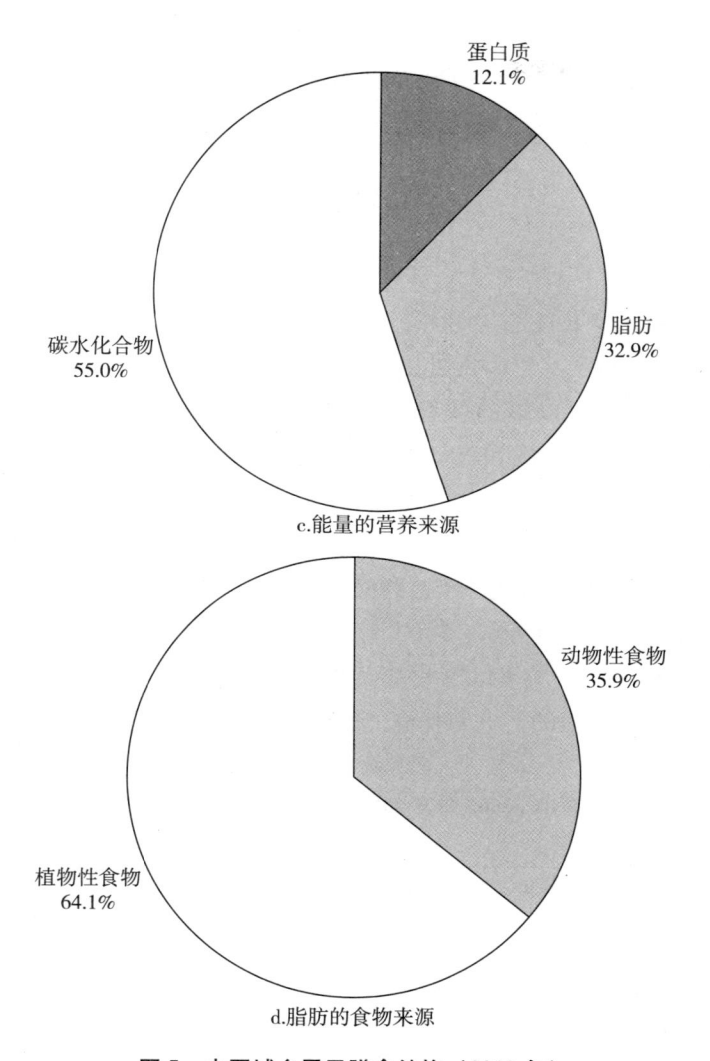

c.能量的营养来源

动物性食物 35.9%

植物性食物 64.1%

d.脂肪的食物来源

图5 中国城乡居民膳食结构（2012年）

资料来源：国家卫生和计划生育委员会，《中国卫生和计划生育统计年鉴（2015）》。

中国城乡居民粮谷类食物摄入量保持稳定。总蛋白质摄入量基本持平，优质蛋白质摄入量有所增加，豆类和奶类消费量依然偏低。脂肪摄入量过多，平均膳食脂肪供能比超过30%。蔬菜、水果摄入量略有下降，钙、铁、维生素A、D等部分营养素缺乏现象依然存在。2012年居民平均每天烹调用盐10.5克，较2002年下降1.5克。

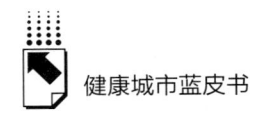

（五）健康管理与慢性病管理情况

1. 健康体检有关情况

第五次卫生服务调查结果显示，2013 年，中国 15 岁及以上人口中，有 43.3% 的被调查者在过去一年内进行了健康检查，其中，城市健康检查率为 44.8%，高于农村的 41.8%；东部高于中部，中部高于西部；男性健康检查率为 41.7%，低于女性的 44.8%。与 2008 年相比，健康检查率上升明显。20~64 岁妇女调查前一年内做过妇科健康检查的占 38.2%。5 岁以下儿童健康检查情况为：1 岁以下的体检率为 79.5%，1 岁组为 77.2%，2 岁组为 74.4%，3 岁组为 71.7%，4 岁组为 69.6%，年龄越小体检率越高。

2. 健康管理情况

（1）儿童保健管理有关情况

中国卫生和计划生育统计年鉴数据显示，2014 年新生儿访视率为 93.6%，较 2010 年增加了 4 个百分点；3 岁以下儿童系统管理率为 89.8%，较 2010 年增长了 8.3 个百分点；7 岁以下儿童保健管理率为 91.3%，较 2010 年增加了 7.9 个百分点（见表 10）。儿童保健工作有了大幅的进展。

表 10　2005 年及 2010~2014 年儿童保健情况

单位：%

年份	新生儿访视率	3 岁以下儿童系统管理率	7 岁以下儿童保健管理率
2005	85.0	73.9	74.8
2010	89.6	81.5	83.4
2011	90.6	84.6	85.8
2012	91.8	87.0	88.9
2013	93.2	89.0	90.7
2014	93.6	89.8	91.3

资料来源：国家卫生和计划生育委员会，《中国卫生和计划生育统计年鉴（2015）》。

（2）孕产妇保健管理情况

近十年来，中国孕产妇系统管理率、产前检查率、产后访视率及住院分娩率在逐年提高。2014 年孕产妇的系统管理率达到 90.0%，较 2010 年增加了 5.9 个百分点。产前检查率为 96.2%，比 2010 年增加了 2.1 个百分点。根据第五次卫生服务调查结果,在五年内有过分娩的产妇中,平均产前检查次数为6.3次,城市和农村分别为7.4次和5.4次。2014年孕产妇的产后访视率达到93.9%,较2010年提高3.1个百分点。2014年的孕产妇住院分娩率达到99.6%,城市为99.9%,农村为99.4%(见表11)。

表11 2005~2014年孕产妇保健情况

单位:%

年份	系统管理率	产前检查率	产后访视率	住院分娩率 合计	市	县
2005	76.7	89.8	86.0	85.9	93.2	81.0
2006	76.5	89.7	85.7	88.4	94.1	84.6
2007	77.3	90.9	86.7	91.7	95.8	88.8
2008	78.1	91.0	87.0	94.5	97.5	92.3
2009	80.9	92.2	88.7	96.3	98.5	94.7
2010	84.1	94.1	90.8	97.8	99.2	96.7
2011	85.2	93.8	91.1	98.7	99.5	98.1
2012	87.6	95.0	92.6	99.2	99.7	98.8
2013	89.5	95.6	93.5	99.5	99.9	99.2
2014	90.0	96.2	93.9	99.6	99.9	99.4

资料来源:国家卫生和计划生育委员会,《中国卫生和计划生育统计年鉴(2015)》。

3. 重点慢性病管理情况

(1)高血压患者健康管理进展情况

本次合计抽查了3407份高血压患者健康管理档案,其中男性患者健康档案1457份,女性患者健康档案1860份,规范化管理率为81.54%,管高血压患者血压控制满意率达到76.23%。在过去的一年中,有91.99%的高血压患者接受了基层医疗机构提供的健康体检工作。为进一步核实对高血压患者健康管理的真实性和接受管理的患者满意情况,调查组从抽选的健康档案中按照一定的间距抽取了680份档案,进行电话访谈。访谈结果表明,档案的整体真实率为94.41%。受访患者中有86.76%的人表示基层医疗卫生机构提高的健康管理服务与患者自身的需求是一致的,对服务提供的整体满意度达到90.29%(见图6)。

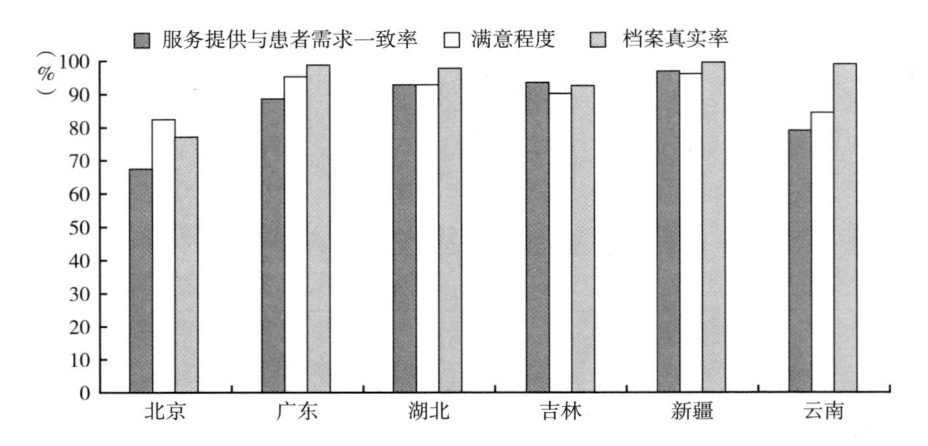

图6 2014年高血压患者对获得的健康管理满意度

资料来源：国家卫生计生委卫生发展研究中心，《国家基本公共卫生服务疾控项目进展情况综合评估调查报告》，2015。

（2）Ⅱ型糖尿病患者健康管理情况

本次合计抽查了3423份糖尿病患者健康管理档案，其中男性患者健康档案1380份，女性患者健康档案2043份。规范化管理率为78.76%，血糖控制良好率为69.76%（见图7）。

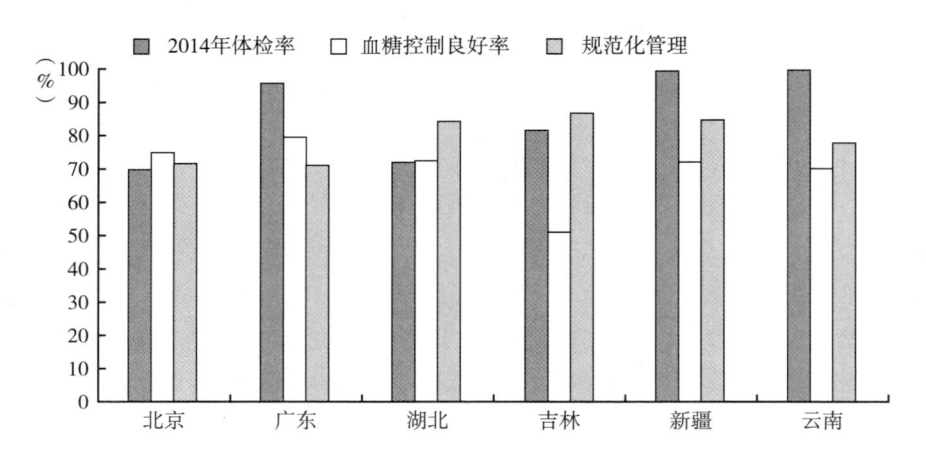

图7 2014年糖尿病患者健康管理情况

资料来源：国家卫生计生委卫生发展研究中心，《国家基本公共卫生服务疾控项目进展情况综合评估调查报告》，2015。

为进一步核实对糖尿病患者健康管理的真实性和接受管理的患者满意情况，从抽选的健康档案中按照一定的间距抽取了 685 份档案，进行电话访谈。访谈结果表明，档案的整体真实率为 91.09%。受访患者中有 87.74% 的人表示基层医疗卫生机构提高的健康管理服务与患者自身的需求是一致的，对服务提供的整体满意度达到 92.41%。

四 结论与讨论

（一）中国城乡居民整体健康状况得到明显改善

通过近年来的统计数据分析可以发现，中国婴儿死亡率、孕产妇死亡率均有大幅的降低，城乡之间的差距也在进一步缩小；居民人均期望寿命逐年提高，截至 2010 年绝大多数省份的人均期望寿命超过了 70 岁，且女性的人均期望寿命要高于男性，此外，女性人均期望寿命的增长速度要大于男性的增长速度，2010 年男女之间的人均期望寿命差达到 5 岁。从两周患病率来看，中国城乡居民的患病率有所提升，但患病严重程度有所降低。这主要与人们生活质量和保健水平的不断提高有关。从居民病伤死亡原因来看，造成居民死亡的原因主要是恶性肿瘤、心脏病、脑血管病等非传染性疾病，但同时仍应继续加大传染病的防控力度。

（二）慢性病患病率呈不断上升趋势，慢性病管理工作稳步推进，防控形势仍面临较大压力

随着社会经济水平的提高、人们生活方式的改变，老龄化程度的不断加深，疾病谱也在不断发生变化，慢性病患病率不断攀升，慢性病患者的基数也在不断扩大。2013 年的调查数据显示，中国慢性病患病率高达 33.1%，较 2008 年增长了 13.1%，慢性病患病率居高不下。而且，慢性病已是居民死亡的主要原因，归因于慢性病的死亡率高达 79.4%。另外，随着公共卫生和医疗服务水平的不断提升，慢性病患者的生存期不断延长，带病生存的人数也不断增大，这对于未来的防控带来极大的挑战。针对慢性病管理的严峻形势，国家自 2009 年，开始实施国家基本公共卫生服务项目并将高血压、糖尿病这两

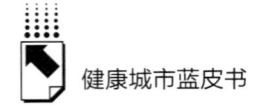

个重点慢性病纳入项目管理，开展几年来，疾病的管理率、规范管理率以及控制率都有所提升，取得了较好的效果。但未来仍需清醒地认识到个体不健康生活方式对慢性病带来的影响，综合考虑人口老龄化等社会决定因素以及吸烟等行为危险因素现状和趋势，积极做好慢性病的防控工作。

（三）中国居民膳食营养状况总体改善，儿童、青少年生长发育水平稳步提高

中国居民膳食质量明显提高，三大营养素供能充足，优质蛋白质摄入量有所增加，但仍然存在诸如脂肪摄入量过多，部分微量营养素缺乏等膳食结构不合理的问题。居民身高和体重都有增加，儿童青少年生长发育水平稳步提高，儿童青少年生长迟缓率和消瘦率、成人和儿童营养不良患病率、儿童和孕妇贫血率均显著下降。但是，在儿童青少年发育水平提高的同时，超重和肥胖问题也日益凸显，肥胖率上升速度较高，超重率达到30%，需引起高度重视。

（四）健康影响因素有所改善，但重视程度和干预力度仍需加大

随着人们的健康意识的不断提高和对健康的日益关注，健康的主要影响因素得到了人们的重视，人们的生活行为方式发生了积极的转变。历史数据显示，中国儿童保健和孕产妇保健工作近几年一直保持在很高的水平，这对于提高儿童和孕产妇的健康水平起到了重要的促进作用。健康体检越来越得到人们的认可和重视，体检情况逐年转好，但2013年仍有56.7%的受调查者在过去一年中未参加过健康体检，仍需进一步加大力度提高体检率。15岁及以上人群体育锻炼率逐年提升，但所占比例仍偏低，截至2013年，上升到27.8%，仍不足总体的1/3。中国目前吸烟人数仍然众多，男性吸烟率更是高达52.9%，而尤为严重的是非吸烟者中暴露于二手烟的比例达到72.4%，戒烟率仅为11.9%，仍需要进一步加大健康宣传力度及开展控烟活动。从饮酒情况来看，经常饮酒率有所上升，且饮酒者中有害饮酒率仍高达9.3%。居民膳食情况总体改善，各营养素得到充足供应，但同时饮食习惯有向西方化发展的趋势，脂肪摄入量过多问题较突出，超重和肥胖问题依然较重。总体来说，中国居民健康行为有了明显的改善，但影响健康的主要危险因素控制仍需进一步加强，要加大干预力度和积极引导。

五 建议

(一)以健康为中心,推动完善健康中国战略的顶层设计

健康中国战略应从大健康、大卫生、大医学的高度出发,突出强调以人的健康为中心,将"健康中国"战略融入经济社会发展所有政策,通过综合性的政策举措,实现健康发展目标。要以建设健康中国为目标,密切部门间协作,加强慢性病危险因素控制,共同建设持续发展的健康环境。加大对健康中国的理论研究及改革创新,推动各健康措施的落地和发展。同时,完善健康立法工作,完善有关健康政策和制度,从资源、环境、内容等多方面支持健康促进,使得健康推动工作有法可依,形成制度保障,提高全人群健康水平。

(二)实施有针对性的健康促进综合干预措施

加强健康生活方式和慢性非传染病方面的健康教育,积极创造支持性的环境。充分利用电视、微信、微博、报纸、杂志等宣传工具,采取多种媒体形式,大力开展健康教育与健康促进宣传活动。利用政策和教育手段,通过创建健康教育单位,健康教育进企业、单位、学校、社区等活动,提高全人群的健康素养。在开展健康教育的同时,积极创造支持性社会人文环境,促使形成个体健康生活方式,如建立一种无烟的支持环境,全民参与运动等社会大环境。此外,有针对性地开展健康教育活动内容,提高低文化层次人群的健康素养。

(三)继续深入推动医药卫生体制改革,加强重点人群预防保健与管理工作

以医药卫生体制改革为契机,深入研究和大胆创新,争取取得更大突破,在方便群众就医、减轻看病用药负担上取得更大实效,特别是健全医保制度提高群众看病就医的保障水平,使得老百姓有病敢就医、就好医;继续推动国家基本公共服务项目,鼓励有能力的地区扩大服务内容,创新管理模式和实施形式,不断提高全民族健康素质。此外,鉴于中国人口老龄化严重,要积极探索建立适合老年人的健康管理模式,将科学的健康生活方式传递给健康需求者,

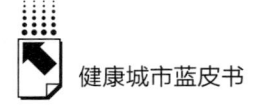

变被动的护理健康为主动的管理健康。加大对老年人口健康影响因素的研究，全面探索健康的内外影响因素及其交互作用对老年人口健康的影响，并推动老年人健康干预措施的研究和实践，提出适合老年人群健康特征的有效途径及干预措施。与此同时，加强婴幼儿童、孕产妇及慢性病患者的健康管理和预防保健工作，转变"重医轻防"的现状，采取有针对性的具体措施，提高整体健康水平。

（四）积极推进慢性病患者健康管理，完善慢性病综合防治体系

以国家基本公共卫生服务项目为抓手，积极推动落实慢性病高危人群及患者的健康管理，加强老年人健康体检力度，推广中医养生保健等社区适宜技术，推动癌症、脑卒中、冠心病等慢性病的机会性筛查，促进慢性病早期发现，推广健康干预的适宜技术，落实分级诊疗制度，实现慢性病健康服务下沉，为患者提供涵盖预防、筛查、干预、治疗、护理、康复全疾病周期的防治服务。同时，应进一步加强慢性病防治机构和专业队伍的建设，积极打造公共卫生机构、医院和基层医疗卫生机构之间上下联动、优势互补的慢性病综合防治网络，整合共享多元、多维的慢性病及其危险因素的监测信息，促进防治结合，推进慢性病防、治、管整体融合发展，大力借助互联网、移动医疗等科技创新成果，推动慢性病防治等相关健康服务业的发展，广泛动员社会力量参与到慢性病的防治工作中来[1]。

---

[1] 《王国强在2015年中国慢性病大会上的讲话》，http://www.aiweibang.com/yuedu/69496035.html。

B.9
2015年中国人群健康状况：
直面挑战，保护和促进全民健康

田向阳 晋菲斐*

摘 要： 新中国成立60多年来，中国人民生活和健康水平获得极大改善，创造了世界卫生奇迹。但中国目前仍面临慢性病高发、传染病流行、健康素养低下、不健康生活方式普遍、卫生费用高企、医改定位不清、环境健康危险因素恶化、健康公平性不高等多重健康问题和严峻挑战。建立以健康为中心、以预防为导向的卫生工作模式，加强健康赋权，建立多部门合作的卫生工作格局，全面实施国民健康教育战略势在必行。

关键词： 中国居民 健康状况 健康问题

一 中国居民健康状况显著改善

中国是世界上最大的发展中国家，拥有13.6亿人口，占全世界人口的1/5，新中国成立60多年来，特别是改革开放30多年来，中国经济社会快速发展，经济总量跃居世界第二位，国民收入飞速增长，2014年中国居民人均

---

* 田向阳，医学博士，主任医师，中国健康教育中心、中华预防医学会理事、健康教育与健康促进分会常务委员、医院学组组长，中国城市报·中国健康城市研究院特约研究员，研究方向为健康教育与健康促进，流行病与卫生统计学；晋菲斐，中国疾病预防控制中心2015级流行病与卫生统计学硕士研究生。

可支配收入达 2 万元，城市居民人均可支配收入超过 2.8 万元，农村居民人均可支配收入超过 1 万元，人均国内生产总值超过 7000 美元[1]。中国经济社会发展取得的巨大成就，不但直接改善了中国居民的生活条件，也极大地促进了人民群众健康水平的提高。作为衡量国家和地区经济社会和人民健康综合发展水平的重要指标，婴儿死亡率、孕产妇死亡率和传染病发病率在中国显著下降，分别从新中国成立前的 200‰、1500/10 万、3500/10 万，下降到 2014 年的 8.9‰、21.7/10 万、530.15/10 万[2]，中国东部地区上述指标已达到甚至超过发达国家水平。与此同时，中国居民平均期望寿命由新中国成立前的 35 岁，提高到 2015 年的 74.5 岁，在短短的 60 多年中延长了 39.5 岁[3]，这在全世界都是罕见的。与其他国家相比，中国总体健康状况指标处在中等偏上水平。根据 WHO 统计报告，2015 年中国人均期望寿命尽管低于美国（79 岁）和日本（84 岁），但远高于印度（66 岁）和南非（60 岁）；新生儿死亡率 5.5/1000，略高于美国（3.6）和日本（0.9），但远低于印度（27.7）和南非（11）。5 岁以下儿童死亡率 10.7/10 万，略高于美国（6.5）和日本（2.7），但远低于印度（47.7）和南非（40.5）[4]。可以说，中国用较少的投入和较短的时间取得了较大的医疗卫生成就，创造了世界卫生的奇迹。

中国居民健康水平的大幅提高，是抗日战争和解放战争胜利后经济社会长期和平发展、人民当家做主、安居乐业的必然结果，也是中国多年来政府重视和社会各界共同努力所取得的成果。

中国共产党和政府历来重视保护和促进人民群众的健康，长期以来，形成并全面推行了独具特色且行之有效的、自上而下、政府主导、多部门合作、全

---

[1] 国家统计局：《国家统计局关于 2014 年国内生产总值（GDP）最终核实的公告》，http：//www.stats.gov.cn/tjsj/zxfb/201601/t20160107_1301166.html。

[2] 《2014 年中国孕产妇死亡率下降至 21.7/10 万》，http：//news.xinhuanet.com/2015-03/20/c_1114714078.htm。

[3] 《2015 年中国人均期望寿命将达 74.5 岁》，http：//news.xinhuanet.com/politics/2012-06/11/c_112186217.htm。

[4] World Health Organization. 2015. "World Health Statistics 2015." http：//www.who.int/gho/publications/world_health_statistics/2015/en/；The Lancet. 2013. "Maternal and child under-nutrition and overweight in low-income and middle-income countries." http：//www.thelancet.com/journals/lancet/article/PIIS0140-6736（13）60937-X/abstract.

民参与的医疗卫生工作举国体制,其实质是公共卫生运动和全民健康促进运动。新中国成立初期中国就开始实施爱国卫生运动,时任国务院总理周恩来亲任第一届全国爱国卫生运动委员会主任,各级政府直接牵头,号召广大人民群众行动起来,除"四害",讲卫生,进行环境整治。当时毛主席发出"动员起来,讲究卫生,减少疾病,提高健康水平"的号召。为了改善广大农村居民的卫生面貌,中国自20世纪50年代就开始在农村地区开展"五改"行动(改水、改厕、改圈、改灶、改造环境),极大地减少了传染病、寄生虫病和地方性氟中毒等地方病的发病率,改善了农村人口的健康状况。中国自50年代开始就在广大农村地区实施赤脚医生制度,为广大农村居民提供基础价廉的医疗卫生服务、卫生宣传和健康促进[1]。中国自20世纪50年代至70年代,绝大多数农村人口参加农村合作医疗,农村居民只需支付极低的费用就可以得到基本医疗服务。在城市地区,中国广泛开展环境卫生整治和垃圾处理工作,并于1989年,启动国家卫生城市创建活动,1997年开始创建国家卫生镇(县城)工作。中国在城市居民中实施职工劳保和公费医疗制度,为广大城市居民提供基本医疗保障,个人只需支付很小比例的费用,就可得到疾病诊疗服务。为了预防传染病的发生和流行,中国政府从20世纪60年代开始全面实施扩大计划免疫政策,在适龄青少年儿童中普遍接种疫苗。对麻风病等重大传染病,采取及时治疗现患病人、切断传播途径和保护易感人群的综合措施,使中国的传染病得到了有效遏制。

群众性体育运动在促进中国人民群众健康方面也发挥了积极的作用。新中国刚刚成立,中国政府就组织召开了"全国体育工作者代表大会",提出建设"民族的、科学的、大众的新体育",随后相继成立中华全国体总会和中央人民政府体育运动委员会,大力加强体育基础设施建设和队伍建设,体育运动得到广泛普及,水平显著提高。毛主席早在1952年就发出"发展体育运动,增强人民体质"的号召,鼓励全民参与健身运动,在增强人民体质,加强人民群众健康方面发挥了重要作用。进入20世纪90年代,随着中国社会经济的发展和生活水平的提高,体育健身逐渐成为人民群众日常生活的一部分,中国

---

[1] 李洪河:《新中国成立前后中国共产党领导的卫生宣传与教育研究》,《河南师范大学学报》(哲学社会科学版)2015年第2期,第1~10页。

开始逐步建立起国家调控、依托社会、服务群众的大众体育管理体制和良性运行机制，调动全社会多渠道、多层次、多形式办体育的积极性。为了鼓励全民健身，1995年6月，中国政府颁布《全民健身计划纲要》，指定国家体委负责组织实施，制定了具体步骤，要求加强对全民健身经费的投入，改变过去竞技体育"硬"、群众体育"软"的状况，并就如何开展全民健身行动提出了一系列要求①。2008年第29届夏季奥运会在北京隆重举办，激发了中国民众对体育运动的空前热情，全民健身这一现代文明生活理念更加深入人心。国务院将每年的8月8日定为"全民健身日"，全民健身活动更加蓬勃地开展起来②。

中国在新中国成立初期就十分重视卫生宣传教育工作，自20世纪50年代，就成立了从中央到地方的各级卫生宣传机构，形成了专门的卫生防病宣传队伍。直到20世纪80年代中国健康教育研究所和中国健康教育协会成立，中国形成了覆盖全国的健康教育工作机构网络。中国的卫生宣传教育工作在新中国成立初期，以防疫知识、地方病和寄生虫病防疫知识宣传为主，70、80年代以普及基本卫生知识为主，20世纪末，以慢性病防治知识宣传为重点，开展了系列健康促进行动，包括全民健康生活方式行动、中国公民健康素养促进行动等。广泛持久的卫生宣传教育，提高了人民群众的防病保健意识，改善了人民群众的健康素养，起到了移风易俗、预防疾病、改善全民健康的重要作用。广大人民群众卫生习惯和生活方式近十年来发生明显变化，城乡卫生面貌焕然一新。人们的健康意识普遍增强，初步形成了科学的健康观念，个人卫生习惯和科学文明健康的生活方式。

进入21世纪，中国东部经济社会发展取得了举世瞩目的成就，医疗卫生事业发展和人民健康水平得到极大的提高和改善。但中西部地区居民的健康状况与东部地区的差距却越来越大。2000年，除了重庆市以外，其他所有西部省份居民的平均期望寿命均低于全国平均水平。2004年，西部地区的新生儿死亡率、婴儿死亡率和5岁以下儿童死亡率远高于中/东部地区。2000年，中国政府开始实施西部大开发战略，三年后开始实施中部崛起和东北老工业基地复兴计划。中央财政也开始大规模向中西部倾斜，中国医疗卫生工作的

---

① 《全民健身》，http://www.gov.cn/guoqing/2012-04/19/content_2584197.htm。
② 《全民健身》，http://www.gov.cn/guoqing/2012-04/19/content_2584197.htm。

重点也开始由东部转向中西部地区。截至2004年，共有215亿元中央财政资金投入中西部教育和卫生事业，在这些资金的支持下，实施了一系列健康改善项目。2005年卫生部启动了万名医生支持中西部项目，以改善西部的卫生服务。从2004年开始，中西部地区开始实施二级以上医院支援乡镇卫生院项目，要求所有二级以上医院组成医疗队，下到乡镇卫生院工作半年。2002年，卫生部在总结几十年来中西部地区初级卫生保健的经验基础上，联合其他六部委，实施了中国农村初级卫生保健发展项目，指导筹资、规划、能力建设和服务提供，目的是把初级卫生保健全面推入21世纪。为了改善西部地区的母婴健康，2000年，中国政府开始在西部地区实施"降消"项目，降低西部地区母婴死亡率、消除新生儿破伤风，通过健康教育鼓励孕前和产前检查，并对住院分娩进行奖励①。从20世纪80年代开始，中国政府还利用世界银行贷款和英国政府赠款，实施了一系列卫生发展项目，以解决中西部地区的性病/艾滋病、结核病、母婴健康和健康服务可持续发展问题。另外，为了改善中西部的母婴健康，中国政府还与联合国儿童基金会合作在中西部地区实施了一系列母婴健康改善项目。

2009年，中国启动新的医疗卫生体制改革，在此后的三年中拨款8500亿元，用于改善基本医疗和公共卫生服务均等化。从2009年开始，中国在城市地区全面推行医保，在农村地区全面实行新型农村合作医疗制度，并从2010年开始，在全国实施基本公共卫生服务项目，全面实施健康教育、传染病防治、慢性病管理、免疫接种和基本医疗等基本医疗卫生服务。自2011年实施全民健康生活方式行动，2012年在全国推行慢性病防治规划，在全国建立慢性病防治示范区。党的十七大报告提出健康是人全面发展的基础，关系千家万户幸福，把改善人民群众的健康作为党执政兴国的主要政策。党的十八大报告，又进一步提出健康是促进人全面发展的基础。十八届五中全会公报更进一步提出全面推行健康中国战略②。为了保障人民群众健康，中国先后出台了一系列与健康相关的法律法规，如《传染病防治法》《环境保护法》《职业安全卫

---

① 尹慧、郭岩：《降消项目对孕产妇死亡率影响效果评估》，《中国妇幼保健》2008年第20期，第2778~2780页。
② 《中国共产党第十八届中央委员会第五次全体会议公报》，http://www.gov.cn/xinwen/2015-10/29/content_2955802.htm。

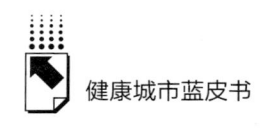

生法》《执业医师法》等。中国政府还于1997年颁布了《中共中央、国务院关于卫生改革和发展的决定》，明确提出新时期卫生工作方针："以农村为重点，预防为主，中西医并重，依靠科技与教育，动员全社会参与，为人民健康服务，为社会主义现代化建设服务。"

总结中国在保护和改善人民健康方面的成就，一是源于新中国成立半个多世纪以来的和平发展，特别是改革开放以来经济社会的跨越式发展，经济社会的快速发展促进了中国整体卫生面貌和全民健康状况的全面改善；二是新中国成立半个多世纪以来，党和政府非常重视人民群众的医疗卫生和健康保健工作。在长期的国家发展建设过程中，党和政府在人民群众中形成了至高无上的领导力和权威性，在党中央的领导下形成的举国体制发挥了重要作用，即医疗卫生工作由中央统一部署，全国各级地方政府贯彻执行，人民群众全面参与，确保了卫生政策、决策、规划、部署能够得到较好的落实；三是中国有着完善的医疗卫生工作体系，有着从中央到地方的系统的卫生行政管理体制，既有覆盖城乡全民的医疗机构系统，又有疾病预防、妇幼保健、健康教育、卫生监督和社区卫生服务构成的公共卫生服务体系，保证了中国居民的健康问题得到及时、快速的解决；四是多部门合作和协调行动的工作机制。中国的爱国卫生运动工作几乎涉及政府的各个部门，卫生、教育、社保、环保、民政形成紧密合作的民生单元；五是中国人民群众自古崇尚健康、热爱健康，中华医药源远流长、博大精深、影响深远，我国早在春秋战国时期就有了著名的医学巨著《黄帝内经》，后经数千年的传承、发展和完善，逐步形成了中国天人合一、辨证论治、养生保健的健康保健思想，成为中华民族生生不息、永续发展的重要源泉和动力。

二 中国健康问题依然严峻

虽然中国医疗卫生事业发展和人民健康水平有了大幅度提高，但是依然存在严峻问题，主要表现在以下几点。

（一）慢性病高发，且仍呈快速上升趋势

随着经济社会和医疗卫生事业的快速发展，人口死亡率持续降低，平均期望寿命大幅度延长，中国快速进入人口老龄化社会。随着中国经济发展和城镇化进程

的加速，居民生活水平不断提高，以静坐少动、高热量饮食、吸烟①和社会紧张压力为主的不良生活方式普遍流行。这些因素的存在，加之环境污染、生态恶化的影响，导致中国慢性病发病人数持续增长。仅从2003年到2013年的10年中，居民两周患病率就从14.3‰增长到24.1‰，慢性病患病率从151.1‰增长到330.7‰②。

在中国，心脑血管疾病已经成为中国居民死亡的首要原因，占居民死因构成的40%以上。据《中国心血管疾病报告（2014）》，估计全国已有心血管病患者2.9亿，其中高血压患者2.7亿，卒中患者至少700万，心肌梗死患者250万，心力衰竭患者450万，肺心病患者500万，风湿性心脏病患者250万，先天性心脏病患者200万。每5个成人中有1名患心血管病。2014年，农村和城市的心血管病死亡率分别为296/10万和262/10万（见图1）；心血管病在死亡构成中，农村为44.6%，城市为42.5%（见图2）。

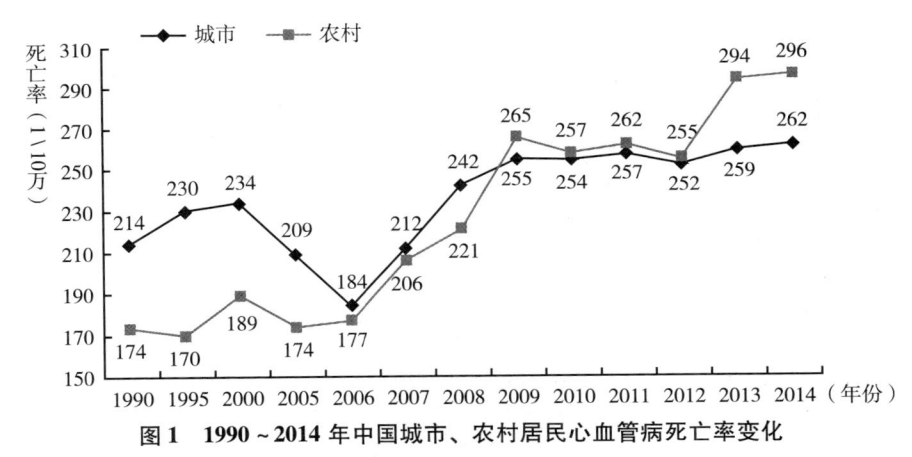

图1　1990~2014年中国城市、农村居民心血管病死亡率变化

资料来源：国家心血管病中心编《中国心血管病报告（2014）》，中国大百科全书出版社，2014；国家统计局编《中国统计年鉴（2015）》，中国统计出版社，2015。

在21世纪的第一个十年中，中国恶性肿瘤发病率快速上升。2013年，恶性肿瘤发病率达235/10万。2014年恶性肿瘤已处在中国居民死因的第一位，

---

① 《国家统计局关于2014年国内生产总值（GDP）最终核实的公告》，http://www.stats.gov.cn/tjsj/zxfb/201601/t20160107_1301166.html。
② 《图解：中国居民营养与慢性病状况报告（2015年）》，http://www.moh.gov.cn/jkj/s5879/201506/4505528e65f3460fb88685081ff158a2.shtml。

占比为26.17%，城市居民恶性肿瘤死亡率为161.28/10万，农村居民恶性肿瘤死亡率为152.59/10万（见图2）。《2014年世界癌症报告》显示，中国新增肝癌和食道癌约占全球的一半，死亡人数分别占全球的51%和49%[①]。2014年，中国18岁及以上成人糖尿病的患病率高达9.7%。糖尿病已经成为中国居民致死和致残的重要原因，同时发病呈快速上升和年轻化趋势，且治疗达标率普遍偏低。根据2015年的《中国居民营养与慢性病状况报告》，中国40岁及以上人群慢性阻塞性肺病患病率为9.9%[②]。2014年统计数据显示，中国城市居民中毒和伤害的死亡率为37.77/10万，农村居民中毒和伤害的死亡率为55.29/10万，位列中国居民死因的第五。2014年，中国城市居民精神障碍的死亡率为2.66/10万，农村居民精神障碍死亡率为2.70/10万，位列中国居民死因的第十一。

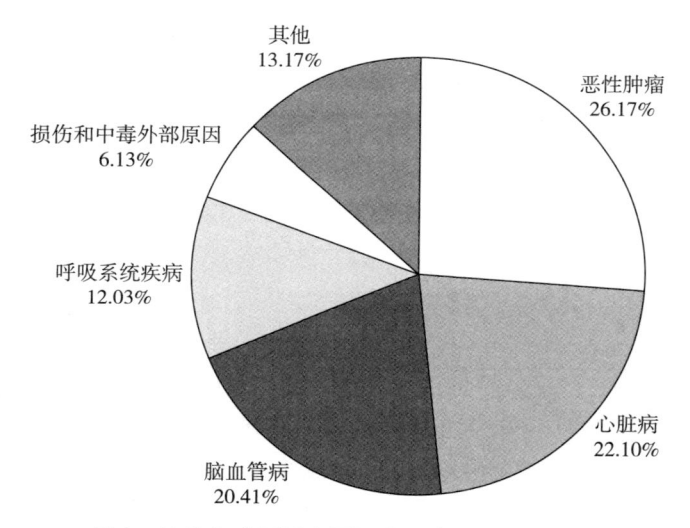

图2 2014年中国城市居民主要疾病死因构成比

资料来源：国家统计局编《中国统计年鉴（2015）》，中国统计出版社，2015。

---

① 陈伟伟、高润霖、刘力生等：《〈中国心血管病报告2014〉概要》，《中国循环杂志》2015年第7期，第617~619页。
② 《国新办〈中国居民营养与慢性病状况报告（2015）〉新闻发布会文字实录》，http://www.moh.gov.cn/xcs/s3574/201506/6b4c0f873c174ace9f57f11fd4f6f8d9.shtml。

（二）传染病和新发传染病暴发流行的隐患依然存在

通过多年的努力，虽然中国的传染病控制水平得到了很大的提高，但是中国人口多、自然生态状况复杂、自然灾害频发，加之改革开放造成的大规模人口流动，使中国仍然面临严峻的传染病威胁。主要表现在：①传统传染病仍处于高流行水平。中国仍然处在全球结核病高负担国家的第二位，全国现有活动性肺结核患者500万。中国仍是乙肝大国，乙肝感染者和现患病人仍接近一亿。②新发传染病不断出现或输入，存在大规模爆发流行的隐患。2003年SARS疫情给中国敲响了警钟，艾滋病近年已悄然向普通人群转移，人感染高致病性禽流感出现局部散发，埃博拉出血热存在境外输入风险。③公众传染病健康素养低下，为传染病的传播和流行带来隐患。2014年中国法定报告传染病的发病率水平为530.15/10万，对人群健康危害严重的甲、乙类传染病，发病率居前十位的分别为病毒性肝炎、肺结核、梅毒、细菌性和阿米巴性痢疾、淋病、布鲁氏菌病、猩红热、麻疹、登革热和艾滋病。死亡率居前十位的分别为艾滋病、肺结核、狂犬病、病毒性肝炎、人感染H7N9禽流感、流行性出血热、梅毒、麻疹、流行性乙型脑炎和疟疾。

（三）全民健康素养依然低下

人民群众的健康意识，健康观念和健康素养依然有待改善。2014年中国居民具备基本健康知识、技能和行为的比例只有9.79%。国民健康教育未得到应有的重视，中国尚未形成完备的、与广大人民群众的健康需求相适应的健康教育体系。全国3.5亿中小学生得不到应有的健康教育，缺乏必要的医学和健康常识。健康素养低下是高发病率和高死亡率的重要影响因素，中国居民较低的健康素养水平，为疾病的大规模发生和流行埋下严重的隐患。

（四）不健康行为和生活方式普遍流行

在中国居民中，普遍流行吸烟、静坐、肥胖、高热量饮食习惯、不安全性行为等不良的个人卫生习惯和生活方式。截至目前，中国仍然是全球最大的烟草生产国和消费国，全国有3.16亿烟民，15岁以上人群吸烟率为28.1%，其中男性吸烟率高达52.9%，非吸烟者中暴露于二手烟的比例为72.4%，每年有超过100万人死于烟草导致的相关疾病。与此同时，中国公众对吸烟危害的认识没有明显提高，知晓吸烟导致肺癌的比例接近80%，但知晓吸烟导致中风、心肌梗死和勃起功能障碍的比例分别只有31.0%、42.6%和19.7%[1]。因为汽车时代的到来，中国缺乏身体活动的现象越来越严重。2014年，只有不到10%的成年人达到世界卫生组织有效身体活动的标准，大部分成年人属于静坐的生活方式。过去30年里，中国居民肥胖率急剧上升，有4600万成年人"肥胖"，3亿人"超重"，已成为世界第二肥胖大国，肥胖人数仅次于美国。中国成年男性每日饮酒率达16%，每年有11.5万人死于不当饮酒。这些不良的行为习惯和生活方式是心脑血管病、恶性肿瘤、糖尿病等慢性病发生和流行的重要危险因素。

（五）医疗卫生总费用急遽增长

1978年，中国卫生总费用仅为110亿元，到了2000年已达4586亿元，2010年达19980亿元，2014年达35378.9亿元，2014年比1978年增长了321倍。人均卫生费用从1978年的11.5元，增加到2014年的2586.5元，增长了224倍。卫生总费用占GDP的比例从1978年的3.02%增加到2014年的5.57%。在2006年至2014年的9年中，中国卫生总费用平均每年增长3000亿元。近三年来，卫生总费用平均增长速度达到13.20%，为同期GDP增长速度的1.62倍。医疗费用过快增长，给政府财政、实体经济带来沉重的负担，也会使中国财政背上沉重的包袱，甚至可能成为中国社会经济危机的重要因素[2]。另外，值得注意的是，在中国巨幅增长的卫生费用中，相当比例是用于心脑血管病、恶性肿瘤、糖尿病、COPD和慢性肾病等慢性病的治疗。如果慢性病高发的势头得不到有效遏制，中国的卫生总费用仍将以几何级数快速增长，最终有可能给经济社会的发展带来严重影响。2011年在纽约举行的联合国慢性病高级别会议宣言警告：慢性病将在世界范围内掏空经济社会的发展成

---

[1] 中国疾病防控中心发布《2015中国成人烟草调查报告》，http：//news. tobaccochina. com/revision/controltTobacco/wu/201512/20151229163219_ 706239. shtml。

[2] 《中国2014年人均卫生总费用增长9.5%达2586元》，http：//china. caixin. com/2015 – 11 – 06/100871019. html。

果，威胁联合国千年发展目标的实现，降低健康公平，国际社会必须给予高度重视，实施全球合作战略①。

（六）医疗卫生体制改革成了医疗和看病改革

中国从2009年开始实施新一轮的医疗卫生体制改革，至今已推进了六年，尽管在医疗保障方面取得了前所未有的巨大进展，基本解决了城市医保和农村新农合的全覆盖，但新医改总体上给人的印象是解决疾病诊疗问题，其重心仍是疾病和病人，还没有从预防这个根本着眼。正如救火队忙于救火，而忘了如何做好防火。

（七）环境污染、生态恶化、气候变化严重影响人民群众健康

中国食品安全状况不容乐观，农药残留、食品污染和食物中毒问题普遍存在。水污染形势严峻，中国几乎90%以上的河流湖泊被严重污染，地下水被严重超采或被污染。进入21世纪的第二个十年，中国大部分城市地区空气污染严重，出现持续的严重雾霾天气。与此相对应的是，中国已成为全球最大的化石燃料生产和消费大国。仅2014年，中国的煤炭消费量就达到35亿吨，超过全世界煤炭使用总量的50%。截至2015年5月，中国机动车保有量达2.7亿辆，石油燃烧排放的大量汽车尾气正严重威胁中国大气。2015年上半年，中国化学需氧量排放总量1138.3万吨，氨氮排放总量118.6万吨，二氧化硫排放总量989.1万吨，氮氧化物排放总量1002.8万吨，给环境保护带来巨大压力。

（八）不同地区居民之间的健康水平仍存在明显差异

在中国东部城市和经济社会发展较快的地区，人均预期寿命在2010年均超过78岁，而西部一些经济相对落后的省份（如云南、西藏、青海等）人均预期寿命在2010年还不足70岁，2013年中国城市地区婴儿死亡率为5.2‰，

---

① "Political Declaration of the UN High - Level Meeting on the Prevention and Control of Non - communicable Diseases（NCDs）: Key Points." http://www.ncdalliance.org/sites/default/files/rfiles/Key%20Points%20of%20Political%20Declaration.pdf.

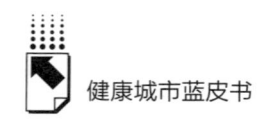

农村地区为11.3‰，农村地区是城市地区的2.2倍。不同地区、人群之间的健康公平性仍是影响中国整体健康水平的重要因素。

三 建立以健康为中心，以预防为导向的卫生工作模式势在必行

（一）建立以健康为中心，以预防为导向的医疗卫生体制

早在1946年，世界卫生组织就提出了健康的定义：健康不仅是指免于疾病和虚弱，更是生理、心理和社会适应的完好状态。党的十八大报告进一步指出：健康是促进人的全面发展的基础。当前，世界各国已达成重要共识，一致认为健康既是个人和社会发展的资源，也是个人和社会发展的目标。这些重要论述清楚地界定了所有医疗卫生工作的核心价值和工作目标。医疗卫生工作的任务不仅是治愈"已病"者的病，更重要的是保护和促进大多数"未病者"的健康。中国应建立以健康而不是以疾病为导向的医疗卫生体制和工作机制，医疗卫生部门的绩效考核标准不是治好了多少人的病，而是让人们少生了多少病。医疗卫生人员越多，做的工作越多，结果应该是疾病越少，病人越少，人们的健康水平越高，而不是相反。卫生计生委不仅是医疗卫生机构、医疗卫生人员和病人的卫生计生委，更应该是全国、全省和全市人民的卫生计生委，是广大人民群众健康的守护神。预防为主是中国的基本医疗卫生工作方针，中国通过实施环境整治、计划免疫和社会动员等大规模的预防措施，成功地控制了传染病的高发和流行。几十年来，作为慢性病大规模流行的主要危险因素，吸烟、酗酒、静坐的生活方式、不良膳食习惯等持续流行几十年，却没有得到应有的重视，只是把大量资源用在了现患病人的治疗上。当前出现的大量疾病和患者，以及随之出现的"看病难，看病贵"问题，正是30年来重治轻防、没有做好预防所导致的后果。如果现在仍然只是采取"下游"策略，仍把工作重点放在现患病人的治疗上，而不采取有效的"上游"策略，加强预防，30年后，病人会更多，看病会更难、更贵。正如美国哈斯汀中心早在1980年就指出的那样：预防疾病和损伤，促进和维护健康是医学的首要目的。现代医学错误地把治愈疾病、阻止死亡视为其首要目标，所有的国家都迟早要发生一场

医疗系统的危机。彻底转变"治病"情结，建立以健康为中心，以预防为导向的医疗卫生体制和工作机制是医疗卫生事业发展的必由之路。

（二）加强健康赋权，调动广大人民群众的健康积极性

长期以来，中国的医疗卫生服务形成了固定的思维模式，即从给予者或供方的角度考虑："我能为你做什么？"在这种垂直思维的影响下，政府作为责任主体，习惯上开展"顶层设计"、"搭梁立柱"、出台政策、订立法规、起草规划、制定规范、签发文件、提供保障、建设机构、充实队伍、投入资金，体制内忙得一塌糊涂，体制外无动于衷，上面热情似火，下面反应平平，政府年年表功，医院前呼后拥。其实，西方发达国家早就注意到，保护和促进健康既是政府的责任，同时也是个人的责任，每个人都应当为自己的健康负责。早在1986年，世界卫生组织召开的第一届国际健康促进大会就指出：除非人们能够自己具有控制健康决定因素的能力，否则无法实现健康的愿望。所以，在保护和促进人们的健康方面，应该致力于建立"需方"主体的思路，即要让人们清楚："为了我的健康，我自己能做些什么？"每个人都应该主动学习健康知识，提高健康素养，管理健康危险因素，自觉实践健康生活方式，科学合理利用卫生资源。我们需要做的正如英国塑造健康促进未来组织（Shaping the Future of Health Promotion）所提出的：帮助人们成为自己健康的主人，让选择健康变得轻松自如。

（三）建立多部门合作的卫生工作格局

根据健康的生态学理论，健康的决定因素十分复杂，包括遗传、个性心理特征和环境生物学因素，经济、文化、政策法规、社会规范、教育、就业等社会环境因素，气候、生态、土壤、水体、大气、食品、交通、建筑等物质环境因素，心理紧张压力、行为与生活方式因素，以及卫生保健服务等因素，健康受上述众多因素共同影响。所以，消除不良的健康决定因素，解决人们的健康问题，不仅仅是卫生部门的事，而是与全社会、各部门、各系统和每个人都有着密切的关系。2013年，世界卫生组织在丹麦召开的第八届全球健康促进大会指出：健康问题的最终解决，需要全社会共同努力，形成跨部门合作机制，"将健康融入所有政策"。无论是政府官员、立法代表、私营业主，还是普通

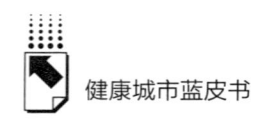

公众，在制定政策法规、起草发展规划、追求经济发展、进行城市改造、实施个人行为时，都应当考虑其对人们健康的积极或消极影响，取得了巨大的经济收益，却严重损害了人们的健康，实际上是一种本末倒置、得不偿失、功不抵过。

（四）全面实施国民健康教育

健康教育是为了提高人们的健康知识、健康技能、自我保健能力和健康素养，对人们所进行的有组织的社会教育行动，包括学校教育。健康教育是把医学和健康科学知识转化为广大人民群众战胜疾病、保护和促进健康的能力的过程，也是医学通过社会化实现其终极价值的过程。健康教育并非仅仅是指疾病防治教育，也包括健康文化、健康道德、健康素养、环境保护、生活技能、营养膳食、科学运动、社会适应、个人发展等众多领域。早在1923年，国际公共卫生运动的先驱温斯洛就曾指出：教育是公共卫生的核心。美国医学会经过多年的研究，最后得出结论：无论未来国民健康水平如何得到促进，都不可能是来自生物医学技术的突破，而几乎全部得益于人们在具有了健康的态度、信念和知识后，所主动进行的自身行为的改善。在学校开展健康教育，将为此做出巨大贡献，并将极大地改善人们终生的生活质量。为了加强国民健康教育，1971年9月，美国第37任总统尼克松签署法令，专门成立美国健康教育总统委员会，作为全美健康教育最高政策和协调机构。他当时在给国会的致信中同时指出：教育和鼓励公民实践健康行为是美国的核心利益。中国一直重视健康教育，新中国成立初期就成立卫生宣传教育的行政协调部门、专业技术机构和人员队伍，开展群众性卫生防病知识宣传教育。当前正在全国实施的中国公民健康素养促进行动，做了大量工作，在爱国卫生、疾病防控、疾病治疗、青少年健康和妇幼保健中发挥了重要作用。然而健康教育作为国家战略和国民基础教育的重要地位尚未得到应有的重视。虽然教育部在2007年专门发布了关于加强中小学健康教育的通知，但大部分学校为了应试升学，用所谓的"正课"挤占健康教育课，使广大青少年学生不能很好地得到或根本无法得到基础健康知识和生活技能教育，不具备基本的健康素养，为生长发育问题和患病风险埋下了严重的隐患。中国目前虽然有着自上而下的健康教育行政管理和专业技术体系，但在全国范围内，仍然存在机构不健全、管理体制不顺、机构职能定位不清、人员队伍参差不齐、工作经费不到位等多种问题。鉴于健康教育在保护和促进全民健康方面的重要作用，中国应从国家层面成立专门的国家健康教育与健康促进工作协调委员会或领导小组，在学校强制推行健康教育课制度，在卫生系统建立健康教育医师资格认证、行业准入和全面融入所有医疗卫生工作制度，利用医疗卫生服务机构和大众媒体，加强国民健康教育，普及健康知识和技能，倡导健康意识和理念，培育健康生活方式和健康文化，提升全民健康素养。党的十八届五中全会正式提出全面建设健康中国的战略构想，全民健康教育与健康促进将发挥更加重要的作用。

城市案例篇

Reports on City Case

B.10 上海市建设健康城市第四轮行动实施情况报告

姜综敏 李忠阳 李光耀 唐琼 徐园 乐之春*

摘 要： 上海市建设健康城市行动开展已逾10年，以每3年为一个行动周期，于2012～2014年实施第四轮行动计划。期间继续依托多部门合作、多元化保障、法制化推进、全社会参与机制，坚持实施健康市民重点活动，进一步完善了健康支持性环境，提升了健康管理服务能力。工作平台及干预路径日臻成熟，传播模式不断创新。行动覆盖全面，受益广泛，效果显著。

关键词： 健康促进 健康城市 健康管理

---

* 姜综敏，上海市卫生计生委主任科员，主要从事健康促进和健康教育工作；李忠阳，上海市卫生计生委巡视员；李光耀，上海市卫生计生委健康促进处处长；唐琼，上海市卫生计生委健康促进处副处长；徐园，上海市卫生计生委健康促进处副处长；乐之春，上海市卫生计生委健康促进处副调研员。

一 指标完成情况

上海市建设健康城市第四轮行动共设定五大任务，三项重点项目，具体涉及31项工作指标。各区县根据市分解任务，因地制宜设定个性项目，编制和实施建设健康城区（县）行动计划。2014年，上海市爱卫会（健促委）委托复旦大学公共卫生学院对第四轮行动完成情况进行外部评估，同时组织市有关职能部门和区县开展内部评估。结果显示，至2014年底，第四轮行动设定的31项工作指标除一项缺失数据（系相关职能部门统计口径变化），其余30项均按期完成，完成率达96.8%。

（一）健康环境相关指标完成情况

全市不断完善城市基础设施建设，加强环境保护和城市管理，为市民提供水清、天蓝、地绿、食安的健康环境。水环境治理有新进展，污水治理和污泥处理工作进一步加强，城镇污水处理厂提标改造进程加快，污水收集率和污泥处理能力进一步提升；至2014年底，全市城镇污水处理率达89%。大气污染防治整体推进，清洁空气专项治理全面启动，聚焦能源、产业、交通、建设、农业、社会六大领域，建立多部门、多领域、多因子的协同治理机制，2014年底，全市空气质量（AQI）优良率达77%。城市环境净化绿化得到加强，绿地调整改造近100公顷，中小道路和城乡接合部环境卫生水平全面提升。依托融媒化合作大力普及食品安全知识，受众达407.7万人次，市民食品安全知晓率逾82%。

（二）健康服务相关指标完成情况

全市围绕老、幼、妇等重点人群的健康需求提供各类健康服务。社区优生优育指导服务点增至160余个，专兼职指导人员逾2200名，年服务量近200万人次。推进家庭婴幼儿生长发育保健卡项目试点，截至2014年底，0～3岁儿童科学育儿指导服务率达98%。探索推行低龄老人为高龄老人志愿互助服务，1.5万名志愿低龄老年人为15万名高龄老年人服务，并通过社会组织培训核心志愿者为老年人群提供心理慰藉和健康知识传授等服务。开展失智老人

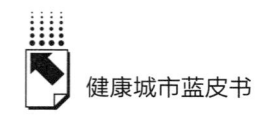

走失预防和定位援助试点，5000 名困难失智老人一次性接受由政府购买的四年有偿服务。

（三）健康人群相关指标完成情况

全市持续倡导全民健康生活方式行动，推广健康支持性工具，进一步提升居民健康自我管理能力和健康素养。大力开展市民运动会、市民体育大联赛等全民健身活动 15277 场（次），吸引近 592 万市民参赛；公共体育设施建设力度加大，至 2014 年底已建成健身步道 269 条、百姓健身房 117 个，建成郊区百姓游泳池 34 个；87.6% 的居民住所与体育健身设施的路程保持在 30 分钟内。全市经常参加体育锻炼的人口比例逾四成。本市各中小学食堂及送餐单位均配齐有资质，并接受统一培训的专（兼）职营养师（员），对学生餐的卫生、营养和口味等进行指导监督。全市每个区县均建有 1 所区级标准化的学生体质健康监测中心。

二 主要工作成效

（一）以社会动员参与为依托，全力夯实健康城市基础

1. 群众性环境清洁活动效果显著

第四轮行动期间，全市广泛组织开展群众性城乡环境清洁活动。通过舆情调查与市民投诉相结合，锁定重点整治内容；通过专业队伍和群众参与相结合，实施统一整治行动；通过爱国卫生大巡查，督导社区整治成效，提高了活动针对性，增强了市民受益度。仅以 2014 年为例，全市把社区查访排摸出的 425 处脏乱环境卫生问题和网络舆情调查获得的 205 处脏乱环境信息作为集中整治重点，解决了一批关乎民生的环境卫生难点，并逐步建立完善日常保洁制度，社会反响良好。

2. 国家卫生区（镇）创建全面覆盖

继续深入开展国家卫生区（镇）创建，闸北、宝山、普陀 3 区和虹口、杨浦 2 区相继通过国家卫生区考核评审，使上海市成为全国首家实现国家卫生区全覆盖的直辖市。建成区以改善市民生活环境为己任，紧扣民生环境改善，

紧盯脏乱环境整治，紧促社会环境营造，实施了一系列市民看得见、摸得着的社会卫生整治和管理项目，着力解决了5930条与市民生活密切相关的老旧小区、背街小巷、菜市场及周边、"五小行业"、城乡接合部（城中村）、病媒生物防制等社会卫生问题，创卫工作的群众满意率从初期的51.5%提升到85.7%。各区不断创新工作方法，为其他地区创卫工作提供了经验，如普陀区建立覆盖全区的"普陀创卫"三级微信网络，构建起快速发现和处置问题的工作模式，做到"发现问题有人管、整改问题无盲点"。

3. 病媒生物防制试点广受市民欢迎

全市各级爱卫部门以服务民生健康为主线，坚持每年组织开展季节性除害活动，探索推进病媒生物防制示范点创建，不断拓宽公益除害受益面。连续3年采取市爱卫会统一提供药物、区县爱卫办落实专业队伍上门服务、街镇及居委负责征询动员的工作流程开展老旧小区居民家庭公益灭蟑服务，共惠及34033户家庭，接受服务后居民家庭的蟑螂侵害率大幅度下降。顺利完成世游赛、亚信峰会等一系列病媒生物防制保障任务。第四轮行动期间，全市主要病媒生物密度始终控制在历史较低水平。

（二）以市民健康管理为抓手，致力于推广健康生活方式

全市继续推进市民健康自我管理小组建设，把重心放在加强能力建设与提增辐射效应上，夯实社区健康促进的软实力。以加强能力建设为目标，在发展新组、招募组员的同时，指导推进示范小组建设，探索以参与市和区县两级示范建设的小组为主要对象的案例教学模式，提高活动组织者的健康传播设计能力，培育起一支社区健康促进的核心力量。以提增辐射效应为目标，把健康自我管理与慢性病群防群控、社区老年关爱、睦邻关系建设、群众社团发展和社区、单位文化培育等有机融合。例如，鼓励小组与社区文体团队结对共建、培育组员养成多种健康技能；组织全市千余支社区文体团队开展健康知识学习活动，鼓励社区最活跃的人群成为健康知识的学习者、实践者和传播者。通过组员带动家庭成员开展健康自我管理，在先行先试的实践基础上制定全市性健康家庭建设标准，全面开展健康家庭建设工作。示范小组成员还以各种方式在社区传播健康知识技能，积极参与控烟宣传劝阻等健康公益活动。全市共新增健康自我管理小组1.2万个，招募组员20.2万人，新增示范小组350个，小组

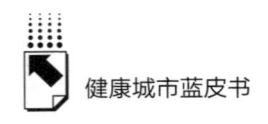

与社区文体团队结对共建8642对，受益人群12.1万，逾25万户家庭参与健康家庭建设。专业评估显示，参与行动的市民在健康相关知信行方面有明显改观，如控油、盐等健康生活方式相关知识知晓率分别由活动前的75%上升到90%以上，抗生素相关知识知晓率由活动前的72.3%上升到88.9%，组员每周参加各种体力活动的时间明显长于参加活动前，每天吸烟超过5支的比例从参加活动前的11.7%减少到7.1%。

（三）以场所示范创建为载体，大力构建健康支持环境

1. 多形式室外健康支持性环境广覆盖

继续倡导城乡因地制宜加大健康支持性环境建设力度，重点开展健康主题公园、健康知识一条街等健康支持性环境建设，着重夯实社区健康促进的"硬实力"，为辖区群众提供更便捷的健康服务和活动空间。对社区现有健身苑点、健康步道、健康宣传栏等健康支持性环境做好设备及内容的更新维护。全市新建成健康主题公园60个、健康知识一条街72条、健康广场21个。各区县依托各类健康支持性环境开展丰富多彩的健康促进活动，而上海市"十佳"健康主题公园、健康一条街的评选活动，在激励相关建设单位的同时也提高了市民对健康支持性环境的知晓度和利用率。

2. 分级分类开展健康场所建设显成效

场所健康促进坚持"点上抓示范引路、面上抓规范管理、数量按统一标准、质量求均衡发展"，鼓励分级递进创建健康单位、示范场所和WHO健康城市合作中心网络成员。市和区（县）爱卫办分级分批对相关场所人员进行业务培训，指导各单位完成基线调查、健康干预措施以及效果评估，切实加强过程管理和分级督导，指导相关场所改进存在问题，促使参与示范建设的单位保持均衡水平、展示自身特色。第四轮行动期间，分别有7991家单位和1150多家相关场所参与健康单位建设和示范场所建设；建成市、区（县）级示范健康单位613个；共有110家企业、学校、医院、政府机关和社区被正式命名为WHO健康城市合作中心网络成员。调查显示，91.4%的调查对象对场所开展的健康促进活动表示满意。场所健康促进工作在创建国家慢性病综合防控示范区的工作中发挥重要作用。在卫生部组织的全民健康生活方式行动5周年优秀省份评选活动中，上海获得唯一的"特等奖"。

3.聚焦重点场所开展专项建设有亮点

与复旦大学公共卫生学院联合开展健康促进机关项目，选取9个区的10家街镇政府机关，分别研究制订推行个性化的健康干预方案，对机关人员进行尿钠测定，科学、客观评估控盐效果，探索适合机关单位的健康促进模式。充分发挥各级国家机关示范作用，开展全市百家机关健康食堂建设等项目，加强专业支持和干预，营造宣传氛围，实施基线调查，强化从业人员健康烹饪技能培训，评估结果显示食堂在餐饮供应上更加多样化，用餐人员选择粗粮、奶制品和新鲜水果的比例和从业人员采用凉拌、清蒸等烹饪方式的比例均有增加。部分区县将项目成果延伸到更多餐饮场所，如嘉定区设计开发食物"热量"测算软件，大力推广食堂电子营养标签；长宁、普陀等区将健康食堂活动引入部分白领就餐点以及老年人助餐点，引导重点人群养成低盐低油饮食的健康行为。

（四）以公共场所控烟为重点，着力解决健康危害因素

1.加大控烟监管执法力度

第四轮行动期间，全市不断强化"场所自律、行政监管、社会监督、人大督导、专业监测、舆情评价"相结合的公共场所控烟推进机制，完善定期协调协商机制，着力破解"国家机关控烟执法难"及"网吧、娱乐、餐饮场所控烟问题多"等难题。文化执法、公安治安、食药监、卫生监督等主要执法部门致力于推进控烟监管执法常态化，保持月月有检查，季季有执法；3年内全市共立案处罚并处以罚款的场所有692家，个人有324名，罚金共计130.58万元。机关控烟罚款案例实现"零突破"，共对24家机关及其服务窗口单位、4名机关工作人员的控烟违规依法立案罚款总计8.62万元。充分发挥实名制控烟志愿者的社会监督作用，在重点、难点领域持续推广《控烟执法建议书》制度；3年内全市志愿者共检查公共场所111238户（次），执法建议采纳率约为40%，为执法部门锁定控烟监督重点场所名单、提高执法效率提供了大量线索。

2.营造控烟社会支持环境

全市各级健促会同相关监管部门和社区继续采取多项措施、着力营造控烟社会支持环境。把握每年3月1日《上海市公共场所控制吸烟条例》（以下简

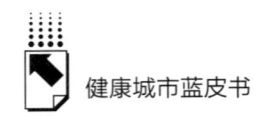

称《条例》）实施周年、5月31日世界无烟日和9月健康生活方式活动周等重要节点活动契机，在面向公众的控烟传播方面积极拓展思路、大胆实践，尝试开展了大量内涵丰富、形式创新、公众关注的控烟主题活动，积极开展各类进社区、进场所的控烟宣传，在全市主要商业街区、人流密集地组织展板巡展、烟草危害知识专家科普讲座、宣传品发放、普法咨询、禁烟骑行等活动。例如，设计制作标有最高罚额的新版禁烟警示标识50万份，并设计印发3个版本的控烟公益海报15万份，在各级控烟监管部门和宣传部门的积极支持下投放到全市各类法定控烟场所；创意制作的2个聚焦吸烟危害的15秒电视公益广告，在市级主要电视频道持续播出，并在各区县有线台和辖区商业街区户外大屏幕、各类场所的视频媒体等广泛投播；探索开展控烟在线舆情调查，先后3次与东方网合作开展控烟舆情专项调查，有效参与人数逾4万，积极引导社会公众参与控烟决策。各级健促委充分发挥国家机关的示范作用，推动732家各级政府机关落实主要领导承诺制、全面开展无烟机关创建；探索在市级机关3个集中办公点建立控烟状况季度暗查通报公示制度，同时对17个区县政府机关办公地的无烟环境状况进行暗查和排名通报。会同监管部门拓展无烟环境创建类型，在网吧、娱乐、餐饮场所和车站、旅馆等难点领域寻找突破；联合专业技术部门共同指导创建场所营造氛围，加强业务培训、过程管理和跟踪评估，重点探索引入PM2.5监测等技术手段评价无烟环境创建效果，共推动158家法定控烟场所积极创建无烟场所、71家企业单位积极创建无烟单位。

3. 创设全面无烟立法客观条件

开展室内全面无烟立法课题研究，结合上层倡导、专题研讨、无烟环境建设、无烟立法民意调查等各类活动，积极争取立法支持，为适时完善现行控烟法规做好基础性工作。2014年，市健促委在第27个世界无烟日策划开展了一系列专题大讨论，例如，与《新闻晨报》《新民晚报》等主要都市媒体合作，约请国内和本市法学界及控烟界专家就修订《条例》的必要性和可行性撰文阐述观点，刊发多个版面，开展"室内无烟环境立法难点与释疑"大讨论；与市人大立法所联手，邀集社会各界专家、媒体代表及立法、健康促进与卫生行政部门专家30余人，召开"无烟环境立法高层研讨会"；与会专家学者一致认为：本市室内全面无烟立法的必要性和紧迫性已毋庸置疑，但尚需对修订《条例》后的执法、监督等技术性环节进行深入彻底的研究。各区县健促部门以辩论赛、演讲比赛、座谈研讨等形式发起"修订现行《条例》"公众大讨论，全力营造无烟环境建设的社会支持氛围。《条例》修订已列入上海市人大常委会五年立法计划预备项目。

（五）以全民健康促进为目标，有力推动健康传播行动

1. 健康礼包（读本+工具）发放成为固定实事项目

在广泛征求市民需求意向的基础上协调组织专业力量开发集实用性、科普性于一体的健康支持工具和健康传播读物，由政府采购通过邮政和爱卫工作网络相结合的发放渠道来实施礼包发放项目。第四轮行动期间向全市800余户市民家庭先后发放了《上海市民心理健康知识读本》《上海市民中医养生保健知识读本》《上海市民健康生活应知应会手册》等健康科普读本，并配套制作了"每日平衡膳食宝塔图"的冰箱贴、食物红黄绿灯冰箱贴、拨打120急救电话小贴士、保健梳、穴位按摩器等实用工具；共计投入专项资金约1.1亿元，累计发放总数2500万份，覆盖了全市所有居民家庭和部分部队、建筑工地、农贸市场等场所人群。各级健促会配合发放项目层层开设专题市民健康讲堂，并把读本知识点和工具使用等内容纳入市民健康自我管理活动，还在全市范围内组织寓教于乐的健康生活方式知识竞赛。专业机构的评估显示，礼包发放对居民健康素养提高起到一定作用。本市居民对每日食盐摄入量知晓率为91.3%，居民家庭人均每日食盐摄入量6.97克（比上一轮7.72克减少了0.75克）。本市居民对每日食用油摄入量知晓率为87%，居民家庭人均每日食用油摄入量33.8克（比上一轮36.9克减少了3.1克）。男性居民吸烟率为39.6%（比上一轮降低了6.54%）。86.7%的居民认为礼包已成为获得健康知识、信息和技能的重要途径。90.2%的居民认为这一项目"非常欢迎，希望继续发放"。

2. 健康大讲堂成功打造系列品牌

全市逐步形成"政府组织、媒体合作、医疗机构支持"相结合开展健康讲堂（讲座）的机制。市、区县和街镇各级政府按要求充分利用各级医疗机构、专业技术部门的资源，层层举办面向不同人群、规模不一、目标定位明确的各类健康讲座。据统计，全市共举办较大规模的各类健康大讲堂8675场，直接受益群众93.1万。同时，与《解放日报》、《新民晚报》、东方网等主流媒体开展多形式合作，联手打造在内容、风格、受众定位等方面各具特色的全

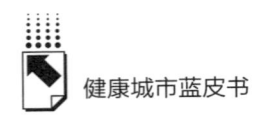

市性"健康大讲堂"系列品牌,进行"二次传播",扩大了影响力。2014年探索加强并规范医院门诊健康教育工作,受到国家卫计委的肯定,在全国会议上推广了上海经验。

3. **不断拓展健康教育的方式和渠道**

从2014年起,市健促会组织编印"健康传播接力跑"健康核心知识折页1套8种,共700万份,并通过医疗机构门诊区、社区文化活动场所、居(村)委会活动室和健康单位食堂(图书室)发给市民。同时,不断加强健康公益微博、微信公众号平台、数字电视的建设与维护,充分运用社交媒体特点,开展互动性较强的公众健康传播活动。同时积极争取电视台、电台、新媒体支持,开展了科学普及与舆论引导相结合的"名医话养生""名医坐堂"等专题传播活动。

三 创新措施

(一)建立成熟平台和干预路径,为解决城市潜在健康危害因素提供了实践范本

由健促会牵头,部门合作、条块联动、社会参与、专业支持所构架的工作平台逐渐完善固化。通过舆情(基线)调查确定民众健康需求及健康问题,组织来自职能部门、专业机构与高等院校的跨学科专家共同制订干预方案,自上而下协调市、区县、社区三级平台联动实施和分级管理,最终由职能部门与第三方专业机构内外结合完成评估,这一实践路径日臻成熟,为基于需求导向和问题导向原则、不断发现和解决新的突出健康危害因素提供了实践范本。

(二)政府财政经费专项保障"健康读本+实物工具"发放项目持续进行,创新了健康传播模式

把民众最需要获知的健康生活方式的相关核心知识以科普读本与承载传播信息的实物工具相结合的方式,发放到所有常住人口家庭,这一项目得到市政府专项财政经费保障,保证了发放项目的连续性。而发放项目的实施基于舆情

调查来确定内容，发放前后分别通过科学抽样评估民众相关知晓率的变化情况，并辅助健康城市的其他工作载体同步开展相关知识的多形式普及，使健康传播以生动平实亲民的方式全覆盖进行。

（三）树立共治思维，实现从"管理"走向"治理"的根本性改变

基于健康促进原理所组织的健康生活方式推广活动，以及基于法制化基础所实施的公共场所控烟工作，有效地调动了民众的热情和能力，使民众对健康的追求与自信不仅以分享经验和实现"他律"的形式实现，还以自发参加和设计健康促进志愿者活动的方式帮助职能部门改进措施，共治思维主导下的上海健康促进工作以鼓励社会监督的方式推进了健康服务与管理的社会共治。

四　问题与对策

（一）关键问题

1. 如何解决好不同对象的健康需求差别

不同年龄层次和不同地区的城市人群对健康促进形式与内容的要求有较大差异。未来如何针对不同人群、不同地区进行更有针对性的活动设计，是推动以健康自我管理小组建设为主导的人群健康促进工作可持续发展的关键所在。

2. 如何建立健康促进活动与社区其他文体活动之间的合理关系

未来健康促进活动内涵及代表性活动形态如何定位，将成为一个需要慎重考虑和设计的问题。

3. 如何动用更多社会力量和资源推进健康市民活动

目前一些活动具有较明显的行政推进色彩，维持机制不完善、不稳定。如何组织动员包括媒体、社会团体与非政府组织等各类社会力量共同推动，形成活动的资源自筹自维机制，是未来健康市民活动是否更具广泛社会性和持久性的关键。

4. 如何建立健康促进活动与社区卫生服务改革发展的良好关系

加强和完善社区卫生服务机构、深化家庭医生制度，是上海未来医疗事业发展的重心，意味着市民日常就医方式和医疗保健咨询方式等都将发生巨大变

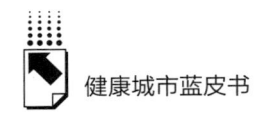

化，现有以居民健康自我管理为重点的有些活动可能在未来不长的时间内显得不再必要，同时家庭医生与居民个体关系会变得更加紧密，有关咨询也将变得更具针对性。如何顺应这些变化调整活动主体设计与内容，如何在个体特殊性问题逐步得到解决的前提下更好地为广大市民提供普适性健康教育，也是未来这些活动更好发展需要解决的问题。

（二）对策建议

1. 以中老年人为重点开展健康自我管理活动

在上海老龄化加剧的背景条件下，提高老年人（甚至趋向老年的人群）的健康自我管理能力非常重要，慢性疾病的有效控制和健康生活方式的养成，将大大减轻家庭的各种负担和心理压力，同时可以缓解老龄化问题的社会压力和保障性医疗支出。因此，在现阶段，现有活动内容与传授方式有必要持续一段时间，甚至有必要在某些地区、针对某些特殊人群时有所加强。

2. 策划设计和组织专业性的知识传授与健康类兴趣活动

需要抓紧设计、准备和开展一些既有实用价值又具专业水平的健康类兴趣活动和健康传播内容，使中青年人群获取健康知识技能的特定需求得到较为充分的满足，同时也可以让老年人获得有关知识，为未来此项活动的可持续发展准备后续条件。

3. 确定不同层面管理部门的职能

市级健康促进部门主要任务是制定年度活动规划和传播重点，关注活动质量评估和评比激励推优。每年可设定若干主题推进有关工作，达到步步留痕、句句中听、事事有效的结果，坚持数年，必有好处。区级层面，除落实市有关工作要求，更应该根据辖区不同社区状况设计活动开展的方式和具体内容，促进社区卫生服务机构与街镇管理部门的沟通联系，指导街镇开展工作，保障活动的有关经费与基本的物质条件。作为活动一线的居（村）委会应尽可能为活动提供各种便利条件，放手鼓励居民群策群力、自我管理。

4. 充分发挥各种社会力量的作用以提升全社会健康管理水平

鉴于上海具有的特殊有利条件，可充分利用退休医生和有关专业人员的余热，通过组成专题讲师团等方式，传播推广健康生活方式，使以社区为重点、以市民健康自管活动为重点的健康促进活动有较固定的内容。另外可考虑通过政府购买服务的方式，使一些非政府社会组织主动、积极地深入健康促进活动，改变目前此活动过度依赖社区管理机构和活动积极分子的状况。

5. 利用各类媒体尤其是社交媒体进行健康自我管理理念与行为方式的传播

可充分利用各类媒体、相关网站尤其是社交媒体推进有关活动、传播健康管理信息。

未来，上海建设健康城市行动将紧紧围绕深化医药卫生体制改革、深化全民健康促进行动等工作要求，进一步探索解决好城市面临的诸多健康新问题，不断提升城市文明程度，提高市民健康素质和健康水平，为打造国际化大都市创造有利条件。

B.11
杭州市健康楼宇试点项目现状

蔡一华　王建勋　李金涛　陈珺芳*

摘　要： 为了进一步丰富杭州市健康城市建设内涵，营造楼宇健康氛围，提高楼宇人群健康水平，杭州市健康办选择了全市三个具有代表性的楼宇和一个机关型政府综合办公楼作为健康楼宇试点单位，以社会生态理论模型为框架，进行健康风险因素评估，并采取营造健康环境、传播健康知识、优化健康服务、培育健康人群等综合干预措施，以改善楼宇健康促进工作。经过一年的干预，试点楼宇人群在生活行为方式相关问题方面均已得到良好改善。在"健康中国"被写入国家战略的大背景下，健康楼宇试点建设可以为全国推动健康城市建设工作提供良好的经验借鉴。

关键词： 杭州市　健康楼宇　试点　健康促进　现状

楼宇经济是近年来中国城市经济发展中涌现的一种新型经济形态。它是一种隐藏在商用楼宇中的经济形态，以商业、商贸楼宇为载体，通过对外租售楼宇引进各类企业，从而引进稳定的税源，推动区域经济发展的一种经济形态[1]。2008年杭州市"两会"提出"楼宇经济"。市委、市政府召开专题会议，研究部署推进楼

---

* 蔡一华，杭州市爱国卫生运动委员会办公室主任，从事健康城市理论与实践和爱国卫生工作；王建勋，杭州市健康城市建设指导中心主任，从事健康城市理论与实践工作；李金涛，经济师，就职于杭州市健康城市建设指导中心，从事健康城市理论与实践工作；陈珺芳，杭州市疾病预防控制中心副主任医师，从事公共卫生管理工作。

[1] 何倞婧：《江干区楼宇经济发展与政府职能研究》，硕士学位论文，厦门大学，2013。

宇经济工作。时至今日，杭州市楼宇经济已经形成规模，在推动全市经济发展过程中发挥着越来越重要的作用。2014年，杭州市投入使用的规模以上楼宇407幢，实现国税、地税总收入为253.47亿元，对地方财政收入贡献148.32亿元，其中，税收过亿的有78幢[1]。同年，杭州下城区入围全国"楼宇经济发展十大实力城区"；杭州江干区则入围全国"楼宇经济发展十大潜力城区"[2]。

中青年白领群体是社会经济发展的中坚力量也是楼宇经济的主体生产者，其健康状况直接影响到楼宇经济的健康发展。但是随着社会经济的发展，商业竞争日趋白热化，使得本应正处于人生、事业上升期的白领阶层健康水平每况愈下。2009年的《中国城市人群健康白皮书》显示，白领人群亚健康比例高达76%，真正意义上的"健康人"比例不足3%；做到定期体检或者自我监测及早发现各种健康危险因素的人仅占22%[3]。另据上海《2013年白领健康报告》，白领人群体检指标异常率高达94%。男性脂肪肝和肝脂肪浸润患病率为46%，高血脂患病率为37.5%，女性罹患乳腺小叶增生的比例高达77.9%[4]。

按照世界卫生组织（WHO）的定义，健康不仅包括生理、心理，还包括社会适应性和道德的良好状态。健康是一种人生资源而不应该是人生目标[5]。通过营造健康环境、传播健康知识、优化健康服务、培育健康人群等综合措施干预，提高楼宇人群健康水平，对推动楼宇经济健康、快速发展有着重要意义。

一 杭州市健康楼宇试点单位基本情况

（一）杭州市健康楼宇试点项目选点

2014年9月1日，杭州市建设健康城市工作领导小组办公室（以下简称

---

[1] 《2014年度杭州市楼宇经济发展目标完成表》，http://www.o571.com/news/html/f1/24269.html。
[2] 《楼宇经济杭州两城区进全国前十》，http://zjnews.zjol.com.cn/system/2014/01/16/019813478.shtml。
[3] 《2009中国城市人群健康书》，http://epaper.syd.com.cn/syrb/html/2009-12/18/content_529505.htm。
[4] 《调查显示上海白领健康每况愈下》，http://www.chinanews.com/sh/2014/01-02/5689987.shtml。
[5] 傅华、高俊岭：《健康是一种状态，更是一种资源》，《中国健康教育》2013年第1期，第3~4页。

市健康办）启动了"健康楼宇"建设试点项目。第一批纳入试点单位的楼宇共有四家，分别是杭州市具代表性的武林商圈坤和中心、钱江新城CBD钱江国际时代广场、黄龙商圈公元大厦和临平新城余杭区市民之家。其中余杭区市民之家为政府机关型楼宇，其他三家均为商业型楼宇（见表1）。

表1 杭州市健康楼宇试点单位情况一览

基本情况	坤和中心	钱江国际时代广场	公元大厦	余杭区市民之家
所属类型	国际5A甲级写字楼	国际5A甲级写字楼、酒店	国际5A甲级写字楼	政府机关综合楼
所在区域	武林商圈	钱江新城CBD	黄龙商圈	临平新城
建筑面积	4.5万平方米	27.5万平方米	11.5万平方米	3.4万平方米
绿化率	—	22.72%	30%	—
进驻单位	80	274	121	9
职员总数	2500	3000	2200	800
进驻率	97%	87%	97%	—
管理单位/物业公司	杭州坤和中心经营管理有限公司	浙江德鑫物业服务有限公司	杭州郡原物业服务有限公司	余杭区机关事务管理局
社区关系	天水街道楼宇社区兼管	四季青街道城星社区兼管	无社区兼管	区机关事务管理局主管

（二）试点楼宇物质环境

坤和中心、钱江国际时代广场、公元大厦均为高端商务楼宇，余杭区市民之家是新落成的政府机关综合办公楼，四家楼宇基础设施设备等物质环境条件优越。坤和中心和公元大厦的设计均出自德国GMP建筑师事务所，前者获得了国际LEED（能源与环境设计先锋奖）认证金奖，后者获得了建设部全国人居经典综合大奖。三家楼宇的供电系统、给排水系统、空调新风系统、智能系统、采光通风布局以及日常管理和维护都具有开展健康楼宇建设工作的自身建筑优势。此外，除公元大厦外，其他三家楼宇均配置有特定的供职工活动的场地。

同时，四家楼宇所处外部环境也得天独厚。坤和中心地处京杭大运河武林门码头；公元大厦位于黄龙体育中心和浙江大学玉泉校区之间；钱江国际时代广场与钱江新城森林公园仅一街之隔；余杭区市民之家楼下即沿街河道。优越的地理环境尤其适合引导楼宇职员业余时间走出大楼，休憩锻炼。

物质环境中的不足之处就是缺乏健康教育与健康促进氛围。餐厅、楼道、电梯、卫生间等所有公共区域都缺少必要的健康信息图文提示。

（三）楼宇职员健康状况

个体是社会生态理论模型（Social Ecological Models）[①]的中心。楼宇职员也是健康楼宇建设的终极关注目标之一。2014年8月，本项目采用典型调查方法，对四家试点楼宇进行了基线调查。共完成1200份问卷。

1. 健康状况

被调查职员中有69.8%的人自述患有慢性病，患病比例从高到低分别是颈椎病（28.4%）、胃病（19.2%）、脂肪肝（11.3%）、痔疮（11.2%）、高血压（9.9%）、高血脂（7.8%）。

2. 生活行为方式

职员自评影响自身健康的因素有久坐不动（80.4%）、用眼过度（82.1%）、饮食不规律（36.6%）、工作压力大（38.8%）。

在被调查职工中，有18.1%的职员经常吸烟，有13.4%的经常饮酒；每天睡眠不足7小时的占28.0%；因工作生活情感等各方面压力产生情绪低落的有61.0%；能够做到每年都参加体检的人只有68.5%；遇到身体不适，只有16.0%的会到医院就诊。

有78.3%的人每周运动不足3次，并且57.2%的人每次运动时间不足30分钟；在办公室有运动的人仅有19.2%。

（四）楼宇社会环境

1. 楼宇现有健康促进措施

按照社会生态理论模型，物质环境仅仅是影响个体健康的众多因素之一。在公司为职员提供相关健康促进措施方面，37.8%的被调查者表示有健康知识宣传，17.2%表示有健康技能培训，24.4%表示有健康环境设施器材，25.9%表示有组织健康相关活动，同时也有21.3%表示无任何措施提供。

[①] 刘琪：《社会生态理论模型与体力活动行为研究》，《运动》2014年第13期，第147~148页。

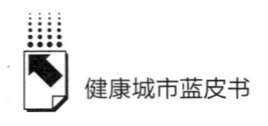

2. 楼宇职员社会适应性

12.0%的职员表示职场关系过于紧张，33.1%的职员表示所在公司存在性格孤僻不合群的同事，16.8%的职员表示与自己公司同事关系不够和谐。

3. 日常管理和消防疏散

试点楼宇在日常管理、消防逃生疏散方面均有完善的组织制度，但在日常疏散演练组织活动上多流于形式。

4. 健康促进制度

试点楼宇有关健康促进制度中，除体检规定外多以针对特定活动的激励措施为主。控烟方面，在《杭州市公共场所控制吸烟条例》的基础上，试点楼宇除部分控烟标志的张贴之外，均无具体落实举措。楼梯通道、卫生间吸烟现象时有发生。同时，也都未建立针对疫情流行期间的应急管理制度。

二 试点楼宇健康干预措施

社会生态理论模型关注个体与环境之间的关系，强调个体的发展嵌套在一系列相互影响的环境系统之中，将个体纳入整个社会系统进行考量，为全面认识个体的发展提供了完整的理论框架。

在社会生态理论模型的框架下，本项目完成了楼宇健康需求评估，根据前期各楼宇的健康影响因素评估结果，共性的问题主要集中在健康教育氛围不足、组织管理制度不健全，楼宇职员健康状况主要集中在颈椎病、胃病高发，久坐式工作方式、缺少运动、工作心理压力大等问题上。基于此，各家楼宇分别根据自身实际情况提出了相应的干预措施。

（一）物质环境改造

社会生态理论模型认为物质环境会影响个体的活动类型和活动量，可能是正面的也可能是负面的。针对楼宇人群活动不足的现状，试点楼宇分别结合自身建筑特点进行了一系列针对建筑环境的改造，为方便楼宇职员学习健康知识、形成健康行为、掌握健康技能提供物质环境支持。

1. 倡导适当的爬楼梯运动环境

钱江国际时代广场在消防楼梯1~21层建设健康步道。每层围墙立面上张贴有健康素养宣传知识，在地下一层主通道和 2 号楼大厅用脚步图样显示"健康步道"的所在，在"健康步道"入口贴玩法和宣传，要玩的人取卡走楼梯。

公元大厦、余杭区市民之家对楼宇中楼梯通道进行了装饰，具体做法为在楼梯上每隔三五个梯级在台阶立面上粘贴一条健康教育宣传标语。并且在楼梯通道的围墙立面上张贴了控烟和运动类的宣传海报等内容。

坤和中心为了倡导楼宇职员少乘电梯多走路，在楼内直达地下餐厅的主电梯中，关闭了地面一层到地下餐厅的乘梯区间，而新设置了另外一部从大厅通往地下餐厅的电梯。以此鼓励楼宇职员从地面一层离开电梯后步行从电梯旁边的楼梯走进地下餐厅楼层。

2. 合理饮食的健康教育阵地

余杭区市民之家按照食物热量分级将餐厅的大型电子屏显示的菜谱文本信息以红、黄、绿三种颜色区分高、中、低三个层次热量的食物，以此提示用餐人群根据自身情况合理选择适当热量的食物。同时，在餐厅的入口处配置了体重秤、BMI 转盘（体重指数用以界定肥胖、超重的工具），此外，餐厅门口也放置了健康教育宣传海报易拉宝以及其他健康运动设施所在区域的提示易拉宝。

公元大厦在职员就餐区的餐桌上放置了膳食宝塔的相关合理膳食的知识信息提示。

3. 设置适合白领的运动场地

试点楼宇均新开辟或在原有活动场地的基础上改造了活动场地。坤和中心和余杭区市民之家还分别新设置了室外吸烟区。

余杭区市民之家由 9 家单位共同出资购置跑步机、趣味单车、乒乓球台等健身设备仪器筹建了楼宇公共健身房，并设置了健康小屋。同时，楼宇专门设置了"心灵家园"场所，配置了 2 台用于缓解心理压力的按摩椅和心理沙盘。在室外环境健康教育氛围营造上，市民之家还围绕办公楼打造了一条 1100 米的健康步道，沿途设置了膳食宝塔、健康四大基石等内容的宣传模具。

坤和中心、钱江国际时代广场利用楼宇社区党群活动场所和其他闲置封闭或半封闭区域开辟为健身活动场所，并配置乒乓球台、跑步机、哑铃等健身设施设备。钱江时代广场同时也利用位于楼宇 30 层的党群服务中心设置了"心灵港湾"心理活动场所。

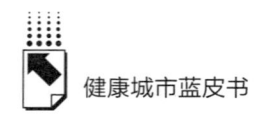

4. 设置明确的禁烟标识，严禁楼内吸烟

余杭区市民之家针对楼梯通道转角处的控烟管理盲区，将楼梯通道上的具有灭烟功能的垃圾桶全部撤除，并在大门入口处设置"无烟楼宇"的提示牌，强化室内全面禁烟。同时，为了合理疏导吸烟人群，利用自身建筑特点，还单独设置了室外吸烟区。

针对前期楼宇健康影响因素评估中存在的餐厅油烟的问题，坤和中心则邀请专业设计部门对餐厅烟道走向进行了重新设计和规划。

5. 配备空气质量监测设施

坤和中心为了给楼宇职员提供一个清洁的空气环境，还在楼宇配备了二氧化碳监测器，用于监测室内二氧化碳浓度，一旦超标将会自动报警，以提醒楼宇职员和物业及时调整新风，改善工作区空气质量。

（二）社会环境干预

社会生态理论认为围绕在个体外部的是社会环境。社会环境包括与个体产生互动的人际关系、文化和社会。社会环境对个体行为有着显著的影响。通过对试点楼宇职员健康问题影响因素的分析，试点楼宇主要开展了提供健康服务、心理疏导以及倡导健康活动的措施。

1. 提供健康服务

钱江国际时代广场利用四季青街道社区卫生中心服务技术力量面向楼宇人群开展了"微信医生，方便药箱"服务。由街道出资提供常规药品在楼宇物业管理处设置药箱，楼宇职员根据自身需要与社区卫生服务中心的医生进行微信就医，凭医生的诊断授权意见，到物业处的"方便药箱"免费领取所需药品。

余杭区市民之家同时也充分利用健康小屋，对楼宇职员提供定期免费测血压和测血糖服务，并且配备专门的医生定期坐诊，以方便楼宇职员及时关注自身血压、血糖等指标的变化趋势，为及时就诊提供便利。

2. 心理卫生干预

余杭区市民之家利用楼宇设置的"心灵家园"配置了具备国家二级心理咨询师资质的心理医生定期接诊，为楼宇职员提供专业的心理咨询服务。坤和中心也通过邀请境内外知名心理专家进楼宇为楼宇职员提供心理知识讲座和技术干预。

3. 倡导适量运动

针对楼宇职员长期久坐，活动量不足的现状，坤和中心楼宇社区发起了"向爱五公里"徒步运动的活动。由企业捐助和政府公益金两部分组成10万元的初始启动基金，楼宇白领人群用步行的里程数换取为天水街道辖区行动不便的困难老人捐献健行设施款项。1000步兑换1元，在徒步运动促健康的同时也支持了微公益事业。

钱江国际时代广场则利用设置的健康步道，以"你的健康，我来关注"为主题，鼓励职员爬楼梯，每隔3层放置七色花的一个花色的花瓣，一直设置到21楼。活动参与者一次性爬完21楼可以集齐7个花色的花瓣贴在七色花打点卡上，到物业处领取纪念品。

公元大厦利用楼宇微信群倡导楼宇职员积极参与健步走活动，并且定期对职员在微信群上晒出的行走步数进行汇总排名，对优秀积极分子进行表彰鼓励。活动在楼宇职员中也起到了很好的引领作用。

（三）组织制度干预

在社会生态理论模型中，个体行为受到的影响是多方面的也是多层次的。改变行为单靠自觉和环境支持是不够的。管理制度的统一约束会在很大程度上提高管理对象的依从性。

坤和中心结合自身实际情况，将控烟作为健康楼宇建设首要的工作，详细制定了控烟的管理制度并严格执行惩罚措施。楼宇物业与所有入驻租户签订了《写字楼控烟公约》，要求各租户指定控烟管理人，共同防治二手烟污染，保障员工健康。在各楼层配备物业兼职值勤控烟监督员，对男厕和楼梯通道等吸烟现象易发区域，做好巡查监督工作和禁止吸烟的宣传教育工作。在楼宇内发现吸烟者，主动进行劝阻，经警告仍不听劝的，由物业向公司发函约谈，情节严重者向辖区卫生监督执法部门进行举报。

坤和中心还加强了对餐厅的深度管理。物业制定详细的考核方案及打分细则，包括餐厅内部管理、环境（油烟）、电器消防安全、菜品质量、客户满意度调查等，并将此纳入约定合同附件。同时，每月邀请楼内租户代表参与检查。在满意度调查过程中，楼宇职员可以通过扫描二维码的方式，在手机上参与对餐厅服务满意度的调查。调查每季度开展一次，考核得分作为餐厅物业费

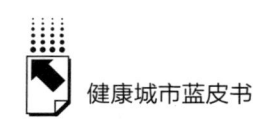

的缴纳依据，促进餐厅的健康服务提升。

此外，各个楼宇都开发和充分利用了各自的微信、QQ等信息发布和交流平台。通过信息发布平台，定期向楼宇职员推送健康促进活动信息。各楼宇进驻单位也很好地利用了信息发布平台，自发地组织倡导多单位参与的运动类活动和各类兴趣小组。

三 效果评价

在试点工作开展的同时，项目组根据建筑规模相当、入驻公司类型相似等条件，另选择了两家楼宇作为试点楼宇的对照组。在对照组中，除了问卷调查外，不开展任何干预措施。经过一年的干预，在干预组试点楼宇职员人群中已经有部分指标产生良好的变化。

（一）生活行为方式开始有所好转

久坐不动、用眼过度、饮食不规律是困扰楼宇白领人群的主要健康危害因素，在经过一年的干预后发生了明显的改变。干预组分别减少了18.7、24.2和4.5个百分点。而对照组则分别增加了4.4、5.8和9.4个百分点。经常饮酒等健康危害因素在干预组和对照组都发生了不同程度的下降，但是干预组的下降幅度要大于对照组。在经常吸烟和每天吃早餐方面，干预组分别减少了7.8个百分点和增加了7.3个百分点，而对照组则分别增加了2个百分点和减少了9.3个百分点（见表2）。

表2 2014~2015年杭州市健康楼宇项目单位职员生活行为方式变化

单位：%

生活行为方式	干预组 2014年	干预组 2015年	对照组 2014年	对照组 2015年
久坐不动	80.4	61.7	69.2	73.6
用眼过度	82.1	57.9	65.9	60.1
饮食不规律	36.6	32.1	34.5	43.9
每日吃早餐	60.1	67.4	62.3	53.0
经常吸烟	18.1	10.3	14.9	16.9
经常饮酒	13.4	8.7	13.4	13.3

（二）有效运动比例有所提升

研究表明，每周运动频次少于 3 次，每次运动时间不足 30 分钟的运动方式，对促进机体健康效应意义不大。在本项目中，干预组每周运动不足 3 次和每次运动时间不足 30 分钟的比重下降了 8.6% 和 7%，而对照组则变化甚微。在倡导职员参加办公室微运动的干预下，干预组职员参加微运动的比重增加了 5.2 个百分点，而对照组则减少了 3.6 个百分点（见表 3）。

表 3　2014~2015 年杭州市健康楼宇项目单位职员有效运动比例变化

单位：%

有效运动情况	干预组 2014 年	干预组 2015 年	对照组 2014 年	对照组 2015 年
每周运动不足 3 次	78.3	69.7	74.3	75.0
每次运动时间不足 30 分钟	57.2	50.2	56.9	53.6
参加办公室微运动	19.2	24.4	26.6	23.0

（三）科学就医行为有所改善

楼宇白领人群以年轻人为主，往往容易忽视体检的重要性。能够做到每年都参加体检和遇到身体不适能够及时就医的人群在干预组增加了 14.2 和 13 个百分点，而对照组则增加了 6.6 和 1.8 个百分点，提升幅度远小于干预组（见表 4）。

表 4　2014~2015 年杭州市健康楼宇项目单位职员科学就医行为比例变化

单位：%

科学就医行为	干预组 2014 年	干预组 2015 年	对照组 2014 年	对照组 2015 年
每年体检	68.5	82.7	63.5	70.1
身体不适及时就医	16.0	29.0	21.7	23.5

（四）日常情绪趋于稳定

由于工作任务和职场关系的压力，楼宇职员情绪低落的现象也常有发生。

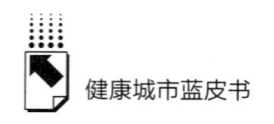

负面情绪积累到一定的程度就会容易存在一系列安全隐患。经过一年的干预，干预组和对照组职员情绪低落发生情况都有了下降，干预组变化幅度大于对照组（见表5）。

表5 2014～2015年杭州市健康楼宇项目单位职员情绪低落比例变化

单位：%

情绪低落情况	干预组 2014	干预组 2015	对照组 2014	对照组 2015
一个月内情绪低落比例	61.0	56.2	59.3	57.2

（五）生活行为方式相关疾病也有所下降

白领阶层的颈椎病、痔疮多与长期久坐电脑前的办公方式有关，在久坐不动工作方式发生变化的同时，试点楼宇职员的颈椎病也相应地减少了3.9个百分点，痔疮减少了2.6个百分点（见图1），而对照组的颈椎病患病率则增加了1.2个百分点，痔疮增加了1个百分点（见图2）。白领胃病的发生则多与饮食不规律、情绪刺激有关。经过干预后，干预组的胃病患病率减少了4.2个百分点，而对照组则增加了1.1个百分点。

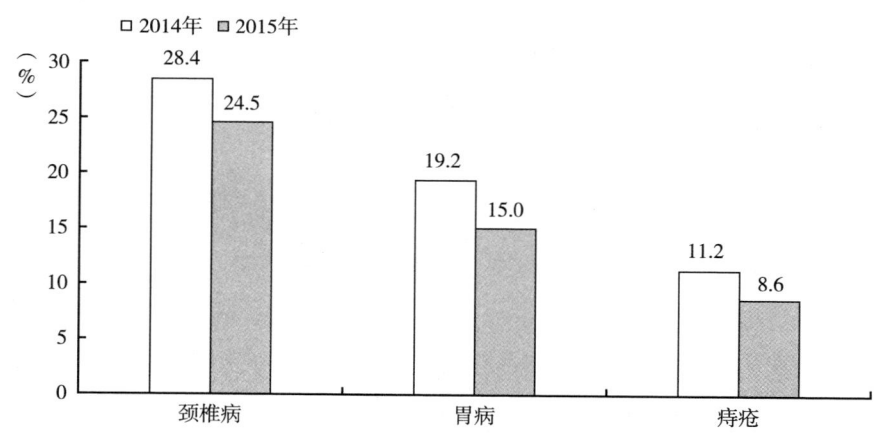

图1 2014～2015年干预组楼宇职员生活方式相关疾病变化

楼宇经济的特点决定了楼宇职员"久坐不动""用眼过度""工作压力大"的生活行为方式。较强的经济实力也让白领更愿意选择到商业健身场所进行锻

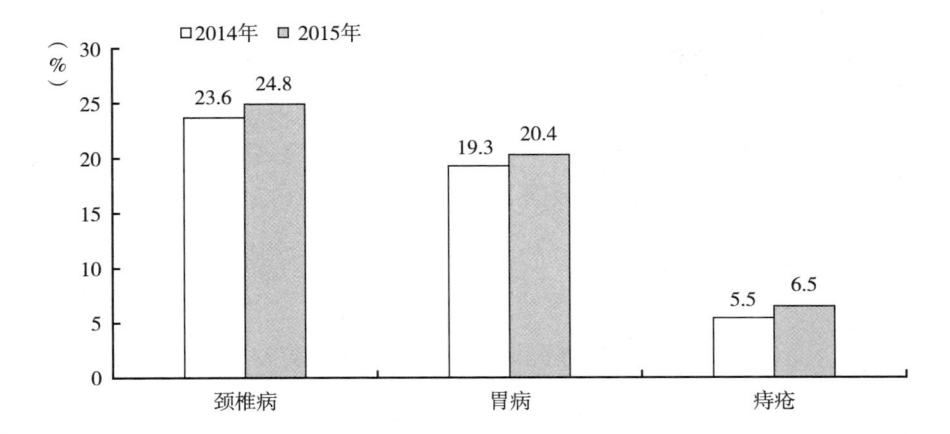

图 2　2014~2015 年对照组楼宇职员生活方式相关疾病变化

炼，却忽视了日常的体育锻炼意识。而这些日常的不良工作生活行为方式，也加剧了众多慢性病的发病隐患。由于健康效应的滞后性，健康楼宇试点项目自2014 年 9 月正式启动以来，楼宇职员的一些主要生理状态指标可能很难有较大幅度的变化，但在一些与生活行为方式密切相关的个别疾病和日常工作行为方式上已经有所改善，合理有效运动的行为形成率也有所提高。颈椎病、胃病、痔疮等与生活行为方式密切相关的疾病的改善也体现出了面向楼宇职员的健康促进工作已经初见成效。

四　总结

健康楼宇项目是健康杭州建设健康产业的重要组成部分，是在"健康融入所有政策"的理念引导下，杭州健康城市建设的一个基本单元和缩影，从中也充分反映出杭州在推进健康城市建设工作中所遵循的理念和建设思路。

（一）遵循"健康融入所有政策"的理念是前提

杭州市委、市政府自决定开展健康城市建设那一刻起，就研究提出了要实现"人人享有基本医疗保障、人人享有基本养老保障、人人享有 15 分钟卫生服务圈、人人享有 15 分钟体育健身圈、人人享有安全食品、人人享有清新空

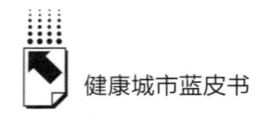

气、人人享有洁净饮水"的七个人人享有的总目标和"营造健康文化、改善健康环境、优化健康服务、培育健康人群、发展健康产业、构建健康社会"的六大建设任务。同时，还组建了涉及规划、建设、环保、交通、文化、卫生等所有领域66个成员部门的健康城市建设领导机构，充分体现了"健康融入所有政策"的建设理念，从而确保了杭州健康城市建设工作全面、系统的协调推进。开展健康楼宇建设既丰富了健康杭州建设的内涵，在一定程度上弥补了常规健康教育工作的不足，也为楼宇经济保驾护航起到了良好的保障作用。

（二）实施"以项目推进为载体"的方法是动力

健康楼宇作为杭州市健康城市建设的项目之一，从项目的谋划起就在科学的健康促进理论框架指导下，根据不同楼宇的特点，注重各自的建设特色，在总体要求下进行不同的探索，注重阶段性评估和周期性提出建设计划，以期达到长期的示范引领作用。从《杭州市建设健康城市三年（2008~2010年）行动计划》到《健康杭州"十二五"规划》，杭州市在计划制订过程中都坚持以问题为导向，将问题项目化，由部门联动运作。近年来开展的"杭州健康城市战略研究、健康城市和社区空间规划研究、大气雾霾成因机制分析、绿色交通、群众性体育活动以及市民健康知识大赛"等一系列项目，都体现了用项目推动健康城市建设的良好成效。同时，坚持以多维度、多层次的评价促发展，既有内部评价，也有外部评价。尤其注重与高校、社科院、城市学研究机构等第三方平台的合作评估机制，形成了科学权威的评估系统。

（三）坚持"政府主导、部门协作，社会参与"的长效工作机制是保障

杭州市自2005年开展杭州市建设健康城市可行性专题调研以来，市委、市政府将建设健康城市列入重要议事日程，不仅下发《关于开展健康城市建设的决定》，还在全市第十次党代会上进行动员，将健康杭州建设规划纳入政府专项规划，并实现将建设健康城市连续写入杭州市国民经济和社会发展"十一五""十二五""十三五"规划，充分明确了"政府主导，部门协作，社会参与"的健康城市建设工作机制。

此外，杭州市成立了由市委主要领导为组长的健康城市建设工作领导小

组,根据"六大建设任务"将66个成员部门分设成6个专项组,以负责召集有关单位召开相关会议、落实工作任务、协调有关事宜。健康楼宇试点等健康城市项目工作正是在市委、市政府《关于开展健康城市建设的决定》的总体要求下,由市健康办统一规划,在所在区、街道和社区支持和指导下、进驻单位主管部门的配合下,以楼宇物业和业主委员会为主体开展的一项探索。

(四)深化"推进健康细胞工程"建设是重要平台

以单位和社区为重点开展健康城市的建设可以调动单位的积极性,实现整合部门力量形成合力,可以持续地推进健康城市建设工作。

杭州市在推进健康城市建设过程中,围绕以人的健康需求为导向,积极开展包括健康楼宇在内的"健康细胞"工程建设,制定出台《杭州市健康单位(场所)管理办法》和12类健康单位评价标准,截至2014年共命名702家健康单位。其中不乏一批具有特色的示范健康单位,如充分运用西湖景区和运河特有的自然条件打造的健康游步道、健康主题公园等健康场所。也有一批充分体现部门协作成果的典范,如与商务委共同打造的健康市场,与教育部门共同建设的健康学校,以及会同民政等部门对健康社区(单位、镇村)的政策环境、公众参与机制与社会支持系统的完善。总之,在各行各业树立了先进典型,以点带面、点面结合,搭建健康城市建设的交流平台,从而夯实了健康城市的建设基础。

B.12
苏州市健康城市建设实践与思考

卜 秋 刘俊宾*

摘 要： 苏州市健康城市建设自1999年起步，历经试点启动、全面发展、项目推动、稳步发展四个阶段，在健康环境、健康社会、健康服务、健康人群等方面开展系列工作，本文凝练了苏州健康城市建设的主要工作经验，分析了目前苏州健康城市建设面临的新形势和存在的主要问题，并对健康城市建设下一步发展方向提出对策建议。

关键词： 健康城市 健康促进 实践 苏州

健康城市是世界卫生组织针对城市化问题给人类健康带来的挑战而倡导的一项全球性行动。苏州自1998年建成国家卫生城市后，围绕健康服务、健康环境、健康社会、健康人群等核心要素，积极探索健康城市建设，将其作为巩固发展国家卫生城市创建成果的主要载体来开展建设工作，至今已有18年。

一 苏州市建设健康城市发展历程

（一）试点启动阶段（1999～2002年）

苏州市第九次党代会提出：用5～10年把苏州建成健康城市；承办了世

---

* 卜秋，苏州市卫生和计划生育委员会副主任、苏州市爱国卫生运动与健康促进委员会办公室主任，主要研究方向为卫生事业管理、爱国卫生与健康城市建设；刘俊宾，苏州市爱国卫生运动与健康促进委员会助理研究员，主要研究方向为健康城市建设。

卫生组织健康城市讲习班；编印了建设健康城市系列丛书和相关指导手册。制定了11类项目标准；确定了9个项目的13个试点单位，通过项目试点调研，探索创新，积累健康城市建设经验。

（二）全面发展阶段（2003~2006年）

苏州市十三届人大一次会议将"加快健康城市建设"列入今后五年的市政府目标任务之一。成立了苏州市建设健康城市领导小组，颁发《中共苏州市委、苏州市人民政府关于加快健康城市建设的决定》、《苏州市建设健康城市行动计划》和《建设健康城市部门职责分工》等文件；成立健康城市专业委员会；动员全社会和广大市民积极参与健康城市建设，征集确定了健康城市宣传口号和健康城市标识，确立"健康城市'12+7'宣传活动"品牌，发放限盐勺等健康支持工具；加入世界卫生组织西太区的健康城市联盟，举行苏港澳健康城市论坛，举办第二届健康城市联盟大会，发表《健康城市市长苏州宣言》。

（三）项目推动阶段（2007~2010年）

苏州市被全国爱卫办确定为全国首批健康城市试点城市之一，承办了全国健康城市研讨会；实施第三轮健康城市行动计划，开展近百项健康城市社区项目。和世界卫生组织合作，开展老年人健康公平性、道路安全和盖茨—无烟城市等国际健康城市合作项目；制定苏州市健康镇村标准，健康城市建设向农村延伸，促进城乡一体的健康城市和健康镇村建设；荣获世界卫生组织西太区颁发的"杰出健康城市奖"。

（四）稳步发展阶段（2011年至今）

成立健康城市研究所，依托苏州大学等学术机构科研力量指导苏州健康城市建设，开展健康城市科学诊断；根据科学诊断结果，开展"十二五"期间健康城市十大行动，分别为优化健康服务行动、改善健康环境行动、构建健康社会行动、培育健康人群行动、卫生创建巩固发展行动、城乡环境卫生整洁行动、全民健康促进行动、健康素养普及行动、公共场所控烟行动、健康社区（单位）建设行动[①]。

---

① 资料来源于市政府办公室关于转发苏州市2011~2015年爱国卫生运动与建设健康城市行动计划的通知。

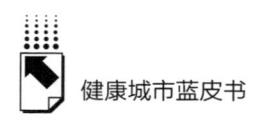

二 苏州市建设健康城市主要成效

苏州市 2001 年被全国爱卫办推荐成为国内第一个世界卫生组织健康城市项目试点，2007 年成为全国首批健康城市试点市，2008 年被世界卫生组织西太区授予"杰出健康城市奖"。截至 2014 年底，户籍人口平均期望寿命增加到 82.74 岁（见图 1），婴儿死亡率降低至 3.05‰（见图 2），孕产妇死亡率始

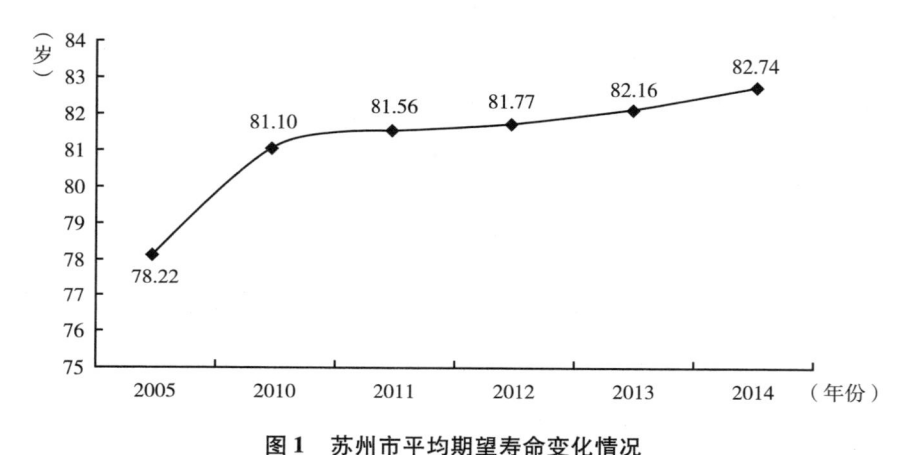

图 1 苏州市平均期望寿命变化情况

资料来源：根据 2005～2014 年苏州市卫生事业发展情况公报整理。

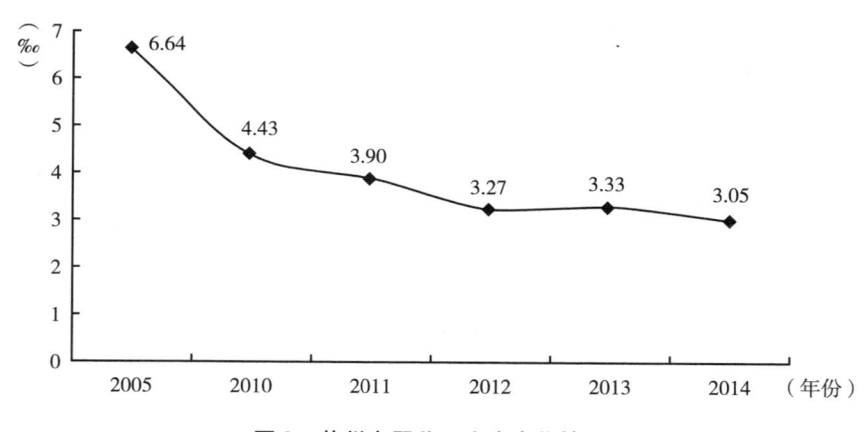

图 2 苏州市婴儿死亡率变化情况

资料来源：根据 2005～2014 年苏州市卫生事业发展情况公报整理。

终控制在4/10万以内（见图3），城乡居民健康素养水平上升到21.1%，累计获得27项世界卫生组织和健康城市联盟颁发的健康城市奖项[①]。

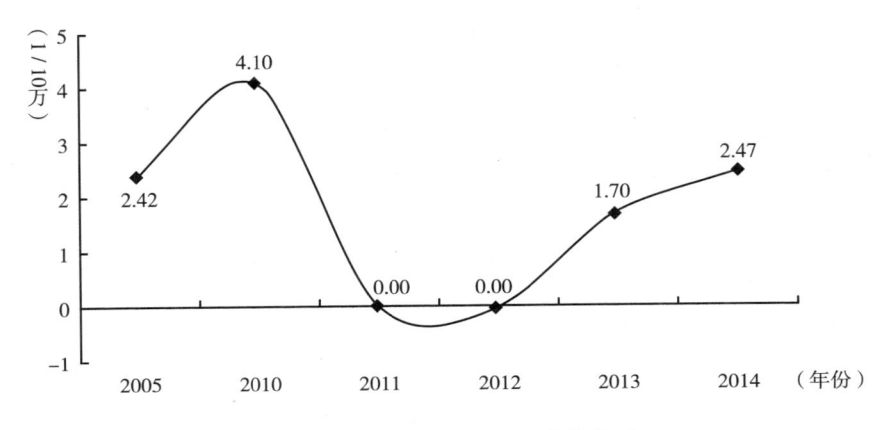

图3 苏州市孕产妇死亡率变化情况

资料来源：根据2005~2014年苏州市卫生事业发展情况公报整理。

（一）健康环境持续改善

加强水环境治理，实施古城区河道、农村黑臭河道、东太湖综合整治、石湖水质提升等水质提升工程。提高生活污水处理能力，截至2014年底，城镇生活污水处理率达到95.03%（见图4），农村（规划保留点）生活污水处理率达到64.5%。加强水源地保护，集中式饮用水源地水质达标率保持在100%。

实施蓝天工程，加大节能减排力度，PM2.5年均浓度持续下降。推进生态文明建设"十大工程"，建成国家生态城市群，国家环保模范城市复核实现"满堂红"。

实施绿化工程，2014年建成区绿化覆盖率达42.93%（见图5），人均公园绿地面积达14.98平方米，形成以公园绿地为重点、道路绿化为网络、小区绿化为依托、街头绿地为亮点的城市园林绿化格局。

加强市容环境卫生执法力度，打造最干净、最整洁城市。健全数字城管体

---

① 资料来源于《2014年苏州市卫生事业发展情况公报》。

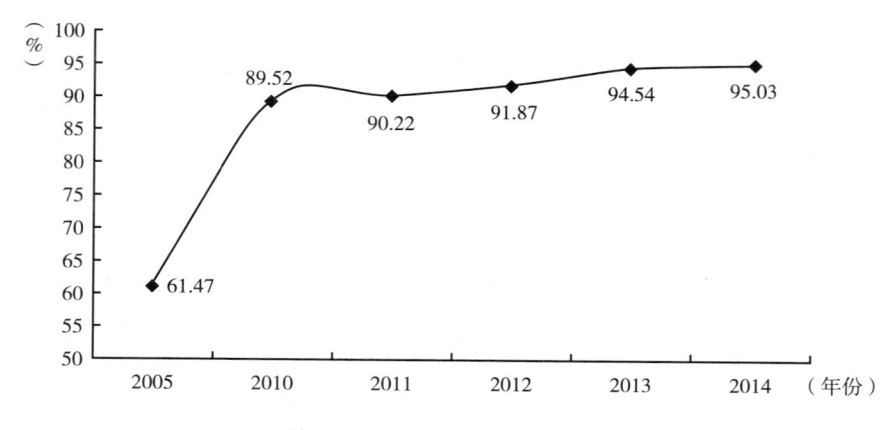

图 4 苏州市城镇生活污水处理率变化情况

资料来源：根据 2006~2015 年苏州市统计年鉴整理。

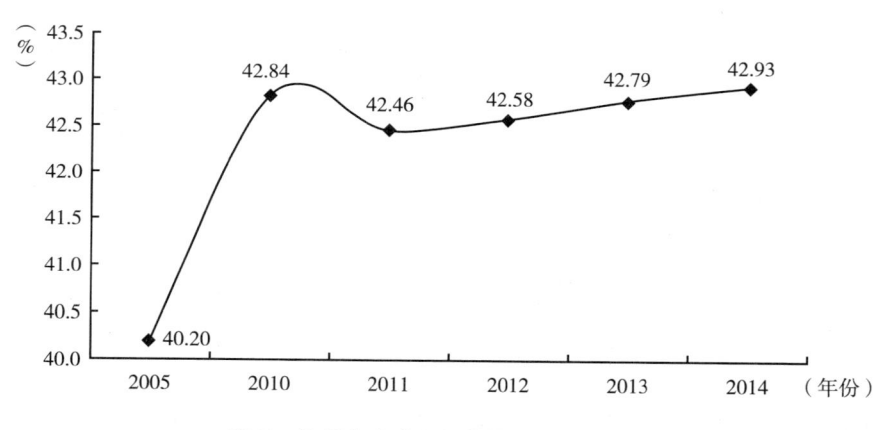

图 5 苏州市建成区绿化覆盖率变化情况

资料来源：根据 2006~2015 年苏州市统计年鉴整理。

系，网格化、精细化管理不断强化，"数字城管"实现全覆盖。加大环卫基础设施建设力度，优化提升环卫收运体系，农村建立户集、村收、镇转运、县处理的生活垃圾收运模式，生活垃圾集中收运率达 100%。

加强卫生创建，重点解决背街小巷、城乡接合部、农贸市场、五小行业等存在的影响群众健康的突出卫生问题，城乡卫生面貌和群众的健康素质明显提高。全市省级卫生镇实现全覆盖，国家卫生镇比例达 84.3%，省级卫生村比例达98.3%。

近年来，还开展了城市环境综合整治提升、城市老住宅小区、城中村改造、环境卫生全民大行动、生活垃圾分类、病媒生物防制、城市和农村改厕、农贸市场标准化改造、村庄环境综合整治、美丽城镇、美丽村庄建设等行动和工程，城乡环境卫生面貌得到日益提升，健康环境持续改善。

（二）健康社会不断构建

社会保障体系不断健全，城乡养老保险、居民医疗保险、最低生活保障标准全面并轨，苏州市成为全国首个统筹城乡社会保障典型示范区，城镇职工社会保险覆盖率、城乡居民养老保险和医疗保险覆盖率均保持在99%以上。截至2015年，城乡居民最低生活保障标准提高到每月750元，城乡特困人群医疗救助覆盖率达到100%（见图6）。建立起实行商业保险运作的社会医疗救助制度，并覆盖城乡各类参保人员。

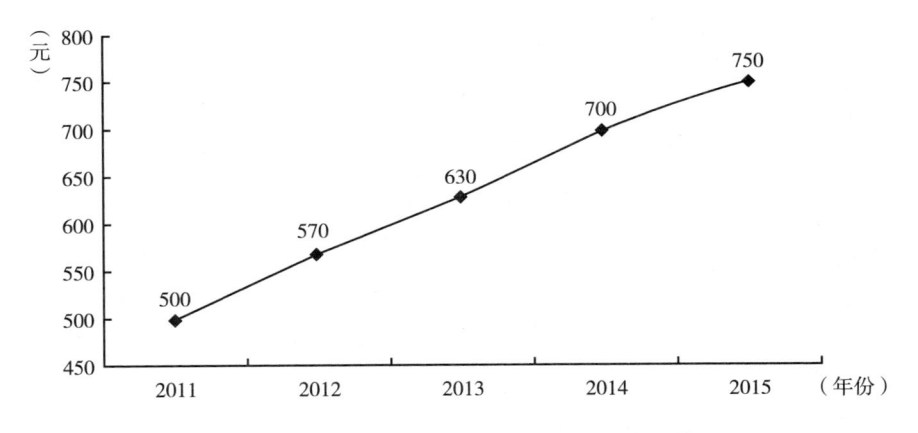

图6 苏州市城乡居民最低生活保障标准变化情况

资料来源：根据2006~2015年苏州市统计年鉴整理。

加强社会治安综合治理，全市布建视频监控探头39.5万个，其中重点部位4.8万个探头联网运行，建立3万多人的义警队伍，推进平安苏州建设[①]。

---

① 天笑：《守护百姓平安苏州市打造"升级版"社会治安防控体系》，《苏州日报》2015年10月21日，第A1版。

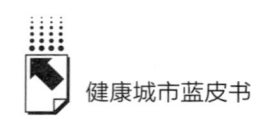

深入开展食品安全集中整治，建成覆盖城乡的食品安全监测预警体系和肉类流通追溯体系，加大食品安全抽检力度，全市千人食品抽检率突破4批次/千人，动态合格率保持在98%以上。全面推行食品安全监督信息公示和餐饮单位量化分级，全市餐饮单位食品安全量化分级管理率达100%。

大力发展公共交通，实施公交优先战略，制定《苏州市中心城区慢行交通系统规划》和《苏州市区公共自行车专项规划》，截至2015年10月底，市区共建成公共自行车站点1576个，车辆36057辆，日均周转次数近5次，市民公交出行比例不断提升。

（三）健康服务日益完善

不断深化医药卫生体制改革，完善四级医疗卫生服务网络，全市城乡社区卫生服务覆盖率达到100%，基本建成"15分钟健康服务圈"。

推进城乡基本公共卫生服务，创设母婴阳光工程、重性精神病免费服药和困难人群高血压患者免费服药等一批特色公共卫生服务项目，人均基本公共卫生服务经费达60元。建立全科医师培训基地，开展全科医师规范化培训，推进家庭责任医师制度。

调整完善医疗资源的规划布局，鼓励社会资本办医，到2014年底，全市登记注册的卫生机构3063个，按常住人口计算，每千人口卫生床位数5.21张，每千人口执业（助理）医师2.39人，注册护士2.39人[1]（见图7）。

加强疾病预防控制，传染病总发病率降低到112.33/10万（见图8），建成两个国家级慢性病防控示范区。开展母婴阳光工程，实施出生缺陷社会化干预，推行一站式免费婚检，婚检率提高至95.96%，出生缺陷发生率降低至5.52‰。

积极推进卫生信息化建设，建成社区影像远程会诊中心、社区临床检验集中检测中心，实施医疗自助服务进家庭，完善医疗便民服务"一卡通"和集约式预约挂号12320平台建设，有效缓解了看病难等问题。

实施全民健身工程，建成"10分钟体育健身圈"。全市共有3543个晨晚练健身点，部分学校健身场地免费按时向市民开放，人均公共体育设施面积达

---

[1] 苏州市卫生局：《2014年苏州市卫生事业发展情况公报》，2015。

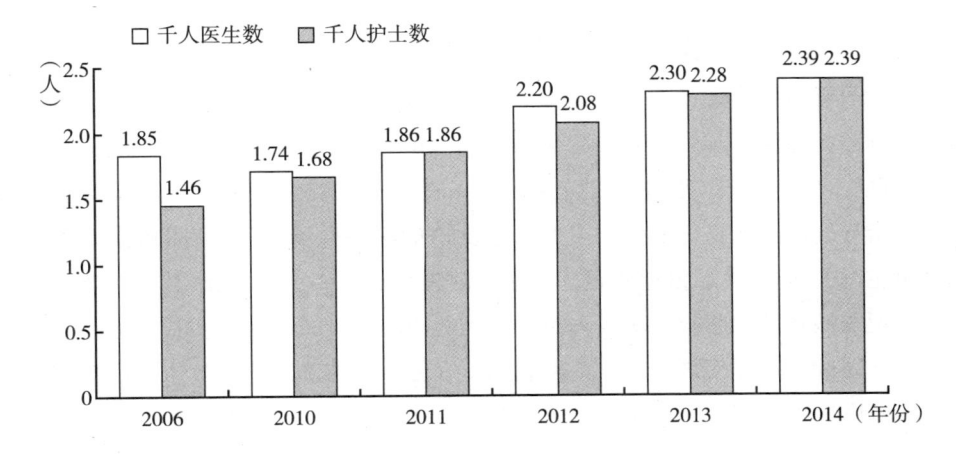

图7 苏州市每千常住人口医师、护士数变化情况

资料来源：根据2005~2014年苏州市卫生事业发展情况公报整理。

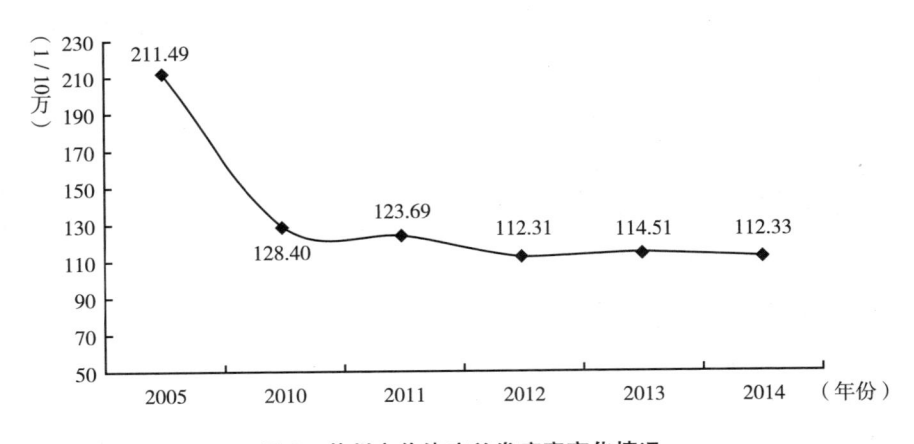

图8 苏州市传染病总发病率变化情况

资料来源：根据2005~2014年苏州市卫生事业发展情况公报整理。

2.7平方米，每万人拥有社会体育指导员数近31人，为广大市民和群众提供免费的健身指导服务和体质监测服务。

实施老年人免费健康体检，加快推进养老服务，居家养老服务实现全覆盖，社区养老服务形成网络，机构养老服务初具规模，千名老年人拥有各类养老床位40张。

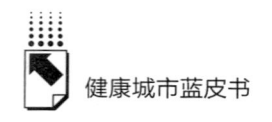

（四）健康促进广泛开展

大力开展健康促进百千万工程，开设"健康苏州大讲堂"，成立了健康促进讲师团，市级讲师每年开展"健康苏州大讲堂"100余场。开展"健康大巴进社区"活动，组织苏州各医院名医深入社区，免费为居民开展健康咨询服务，指导居民养成良好的生活习惯。建设"健康教育场景"。苏州市累计建成健康主题公园28个，健康步道114条，健康小游园21个，健康教育园70个，形成覆盖城乡的健康教育场景体系，成为健康生活方式教育和实践基地。

开展健康素养促进行动，开发制作多套健康支持工具，发放市民群众，在传播健康知识的同时让市民共享发展实惠。开设"天天健康"等新闻媒体健康专栏，建立微信公众号等，广泛宣传健康知识，截至2014年，城乡居民健康素养水平达21.1%[1]。

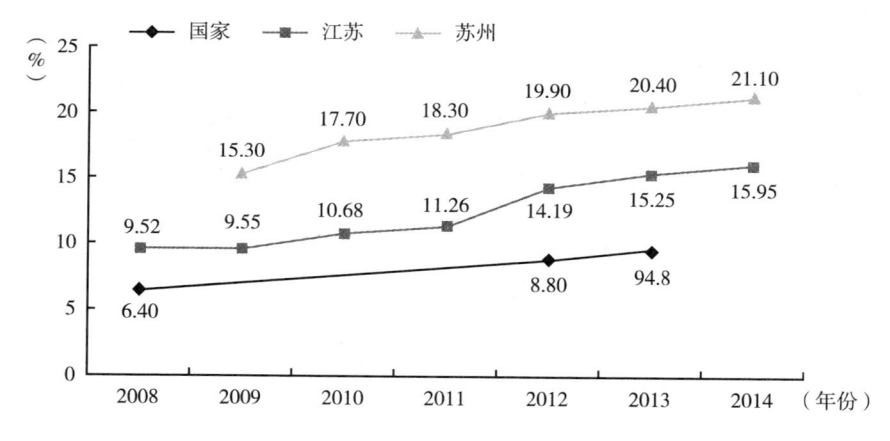

图9 全国、江苏及苏州健康素养水平变化情况

资料来源：根据2005~2014年苏州市卫生事业发展情况公报整理。

开展公共场所和工作场所控烟工作，医疗卫生机构控烟率保持100%，开展"无烟城市——盖茨中国控烟项目"，在市委、市政府大院31个行政机关和事业单位开展机关工作人员控烟工作。

---

[1] 苏州市卫生局：《2014年苏州市居民健康素养调查报告》，2015。

实施流动人口健康促进，在流动人口集宿区、集中务工企业、子女学校实行健康促进干预，引导企业开展健康促进企业创建活动，关注员工的身心健康，有 40 家企业建成江苏省"省健康促进示范企业"。

三 苏州市建设健康城市主要经验

（一）突出政府主导

政府主导在当前一个时期是健康城市奋力发展的最大驱动力。从苏州市健康城市建设历程来看，各项政策的出台、各项行动的实施，都离不开政府的主导，从未来健康城市发展的内涵来看，也离不开政府的主导参与。市委、市政府将"继续推进健康城市建设，提升城乡居民健康素质"列入苏州市国民经济及社会发展规划纲要及党代会决议，并作为率先基本实现现代化、保障和改善民生及创新和加强社会管理水平的战略举措之一加以推进，为健康城市建设提供了很好的组织保障。

（二）注重科学指导

科学化建设这一思想贯穿了苏州市健康城市建设始终。从专家指导委员会到健康城市研究所，从健康城市项目标准到健康城市指标体系，从健康城市诊断到行动计划，都体现了科学指导这一灵魂。特别是其在成为全国健康城市试点市以后，依托苏州市健康城市研究所，先后完成"苏州市健康城市诊断""苏州市健康城市发展策略研究""健康城市建设中的健康促进能力"等十多项课题研究，组织编写了《现代健康城市发展研究——苏州健康城市建设范例》《健康城市科学管理体系——张家港市健康城市建设》等专著，提升了健康城市科学管理水平。

（三）强化以人为本

健康是群众感受最直接的民生工作，只有坚持以人为本，以人的健康为核心，倡导健康公平，才能得到群众的拥护。近年来，苏州市针对妇女儿童健康，开展的"六免三关怀"母婴阳光工程；针对流动人口健康，实施的流动

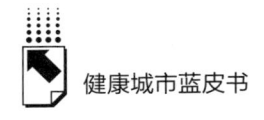

人口健康促进行动；针对老年人健康，开展的老年人免费健康体检及健康养老服务等，真正体现了以人为本和保障和改善民生的需要，也使健康城市建设受到市民的大力支持。

（四）加强宣传动员

建设健康城市是"社会大卫生"系统工程，必须加强社会动员，促进全民参与。苏州市每年结合爱国卫生月和各种卫生节日，动员全社会开展爱国卫生运动和健康知识普及，累计向市民免费发放上百万份的健康素养读本、控盐勺、控油壶、腰围尺等宣传资料和物品。同时，调动社会组织积极参与健康城市建设，人寿保险公司、基层卫生协会、健康管理学会、原健康促进会等社会组织的参与，为苏州市健康城市建设持续发展打下了坚实的基础。

（五）坚持城乡一体

苏州市城市化率达到75%以上，健康城市已经不单单局限于城市建成区范围内，健康镇村建设也成为健康城市建设不可或缺的一部分。苏州市健康城市建设始终坚持城乡一体理念，自健康城市起步以来，各县市同步推进，从2007年起，又开展了健康镇村建设。苏州市作为江苏省唯一的城乡一体化发展综合配套改革试点地区，城乡一体化在未来仍然是健康城市建设的根本原则。

四 苏州市健康城市建设面临的形势及存在的问题

（一）健康城市建设面临的形势

1. 国内发展趋势对健康城市提出新要求

（1）党和国家明确要求开展健康城市建设。党的十八届五中全会明确要求推进健康中国建设，国务院也时隔25年专门就新时期爱国卫生工作做出重要部署，印发了《关于进一步加强新时期爱国卫生工作的意见》，提出探索开展健康城市建设。国务院专门召开全国爱国卫生工作电视电话会议，就健康城市建设做出部署。此外，国务院近期还出台了有关发展健康服务业、保险业、康养产业等一系列文件,将健康城市建设提升到了新的高度,健康得到了党和国家的高度重视。苏州市的健康城市建设现状,与党中央、国务院的指导精神和世界卫生组织、省政府等的标准要求还存在一定差距,亟待我们进一步提高对深化健康城市建设重要意义的认识,在前期工作的基础上及早谋划,怎么在未来全国健康城市建设大潮中走在前列、引领潮流。

(2)江苏省未来发展新定位呼唤健康城市建设。江苏省委十二届十一次会议明确提出"迈上新台阶、建设新江苏"的奋斗目标,经济强、百姓富、环境美、社会文明程度高的新目标迫切需要健康城市的开展。《江苏省爱国卫生条例》第二十二条要求,"卫生城市、卫生县城、卫生乡镇(街道)、卫生村和卫生单位应当按照国家和省有关要求,推进健康城市、健康镇村、健康社区和健康单位建设,完善健康服务,培育健康人群,构建健康社会"。江苏省人民政府也于2015年5月和10月分别印发了《关于进一步加强新时期爱国卫生工作的实施意见》和《关于深入推进健康江苏建设不断提高人民群众健康水平的意见》,均要求开展健康城市建设。苏州作为省内第一个开展健康城市建设的城市,也是省内唯一一个健康城市全国试点市,在争当建设新江苏先行军排头兵的过程中,必须要创新健康城市发展思路,在原有基础上有所突破,才能为建设新江苏再做贡献。

2. 苏州经济社会发展特点对健康城市提出新要求

(1)一体化。苏州被国家发改委和省政府分别批准为"全国农村改革试验区"和"江苏省城乡一体化发展综合配套改革试点市",城乡一体化的政策导向和制度安排的框架体系已经确立。形成以苏州市区为核心、4个县级市为枢纽、50个镇为基础的城乡一体化的区域发展规划。目前全市超过1/2的农户已实现集中居住,区域化集中供水、农村生活垃圾集中收集全面普及,二元化社会结构逐步消失,这就是当前和未来一段时间苏州开展健康城市建设面临的基本社会发展形态。

(2)城镇化。国务院批复的《江苏省城镇体系规划(2015~2030年)》,将苏州定位为特大城市,昆山、常熟和张家港定位为大城市。城市化是苏州经济社会发展的必然趋势,目前开展的城乡一体化进一步加快了城市化建设步伐。苏州市建成区面积从2005年的432.8平方公里增长到2014年的735.2平方公里。2005年,苏州城镇化率为63.5%,到2014年苏州城镇化率已经达到

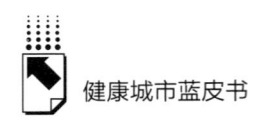

74.0%（见图10）。根据《苏州市城市总体规划》所确定的目标，到2020年苏州市城镇化率将达到80%。

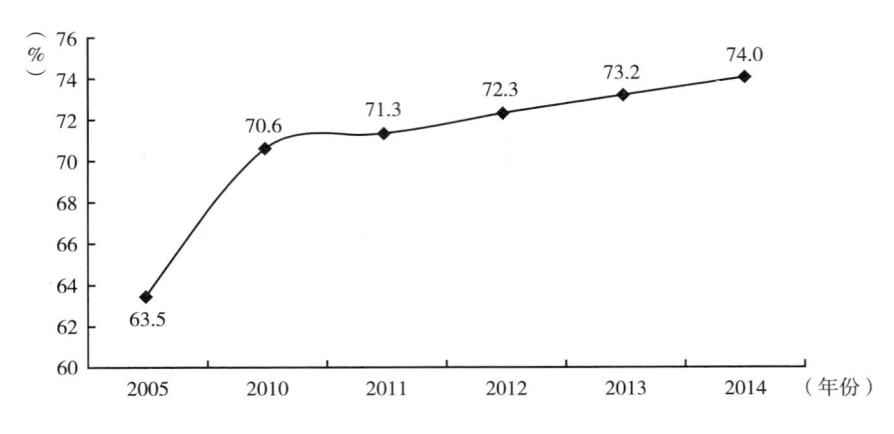

图10 苏州市城镇化率变化情况

资料来源：根据2006~2015年苏州市统计年鉴整理。

（3）外来化。2014年末苏州户籍总人口数661.08万人（含大量已落户的新苏州人），较2006年增加45万人；另外，尚有登记流动人口数698.9万人，比2006年末增加201.35万人（见图11）。就登记的流动人口绝对数和年增长数，已超过户籍人口数，如果再考虑户籍人口中的新苏州人，外来人口绝对是苏州社会的主体，苏州也是一个典型的移民化城市。

（4）老龄化。2014年，苏州市人均期望寿命为82.74岁，婴幼儿死亡率降低到3.05‰，孕产妇死亡率始终控制在4/10万以内。健康水平的提高使我市人口老龄化水平不断提升，2014年末，全市户籍60岁以上的老年人为159.2万，老年人口系数为24.1%，远超世界卫生组织老龄化社会标准。如果不考虑外来流动人口因素，社会早已进入深度老龄化社会阶段，而且还呈继续发展态势。

（二）健康城市建设存在的主要问题

1. 深化健康城市建设的认识有待进一步提高

苏州市健康城市建设自起步至今已有18年的历程，苏州也一直在坚持不懈地探索健康城市建设，但是与全面发展阶段相比，与健康城市建设重要意义

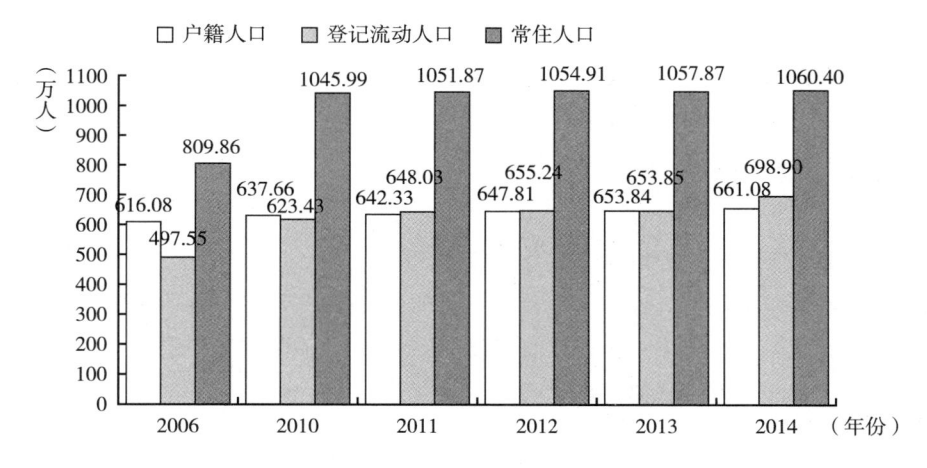

图 11 苏州市人口变化情况

资料来源：根据历年苏州市公安局人口发布数据整理。

相比，部分领导、部分地区对健康城市的认识出现了偏倚，对健康城市的重视程度出现了弱化。

2. 健康城市建设水平与市民期盼仍有距离

随着生活水平的提高，越来越多的市民群众更加关注自身健康，并且在心理健康、社会健康等方面也显现出更大的需求。新时期苏州市呈现的城镇化、老龄化、人口结构外来化特点，也使我们在应对影响健康生活的传染病、慢性病等的同时，必须着力解决食品安全、环境卫生、身心健康、职业健康等新问题，这些对苏州市的医疗资源、环境、食品、健身、心理、生活方式、工作场所等方面都提出了更多的新要求。

3. 健康城市建设组织机构与工作不相适应

一是机构配置与工作任务不符。负责组织协调健康城市建设的爱国卫生运动与健康促进委员会办公室仅有 3 人，除了承担健康城市组织协调以外，还要承担卫生城镇村创建管理、农村改厕和环境卫生管理、农村饮用水卫生管理、健康教育与健康促进、公共场所控烟、病媒生物防制、单位卫生管理等工作任务，人员力量严重不足。二是各县级市、区健康城市专门组织机构设置比较混乱。有的地方相应的机构甚至被更名或撤销，健康城市组织功能严重弱化，组织协调能力明显不够。

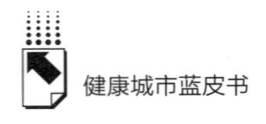

4. 健康城市建设还未形成完善的治理格局

健康城市是一项共享发展的社会事业，目前苏州市在健康城市建设中虽然有一些社会组织参与，但是总体参与氛围不够浓，其治理主体仍然以政府相关部门为主，社会组织和居民自治不足，健康城市建设还未形成完善的治理格局。

5. 部分地区健康城市建设方法还较为粗放

在健康城市建设过程中，部分地方工作是开展了不少，但实际效果并不明显，对所开展的工作没有进行认真的研究和分析，哪些可行？哪些不可行？哪些暂缓？哪些急需？具体实施的程序、步骤、方法、评估、效果如何？缺乏严谨的分析考虑。虽然有时也花费了大量的人力、物力开展调查，但却不注意调查质量，对调查结果也没有进行科学分析，造成建设效果大打折扣。

五 苏州健康城市建设发展建议

没有全民健康，就没有全面小康。建设健康城市是实现全民健康的有力抓手，也是健康中国建设的有效载体。苏州市应结合苏州城市发展特点，坚持政府主导、公众参与、市场推动、科学指导等原则，创新理念、思路和方法，推进健康城市深入、持续、较快、平稳发展。具体建议有以下几点。

（一）提高思想认识，强化考核措施

加强各级领导干部的思想认识开发力度，将建设城市建设作为共享发展成果的有效途径、争当"迈上新台阶、建设新江苏"先行军排头兵的有力抓手、率先基本实现现代化、保障和改善民生及创新和加强社会管理水平的战略举措之一来加以认识，大力推进健康苏州建设。将健康城市建设主要指标纳入政府绩效考核内容，定期对健康城市建设工作进行考核，建立考核激励机制。

（二）强化组织领导，加大资金投入

建议进一步加强组织领导，负责组织协调健康城市建设的爱国卫生运动与健康促进委员会办公室应充分利用好编制数，配齐工作人员，同时成立建设健康城市指导中心，增加健康城市专业人员配备。建立和完善更为有效的部门协

调机制，实行条块结合，针对"健康诊断"发现的问题，共同讨论并提出解决方案，明确职责和分工，充分调动部门积极性，把健康城市的理念融入部门实际工作。各级政府同时要加大投入力度，保持正常增长机制，保障相关项目建设的顺利开展。

（三）加大宣传力度，提高参与程度

开发具有影响力的、参与范围广的健康城市品牌活动，吸引广大市民踊跃参与健康城市建设。从青少年抓起，加强中小学健康教育，养成健康行为和生活方式。在传统的电视、报纸等媒介基础上，结合网络、微信等新媒体，加强宣传，传播科学、权威的健康知识，营造健康城市建设的良好社会氛围。丰富健康城市治理主体和治理手段，突破政府相关部门这一单一主体，充分发挥社会组织作用，从政府包揽向政府指导、社会共同治理转变，鼓励和支持社会各方面参与，实现政府治理与社会自我调节、居民自治良性互动。

（四）加强科学指导，建设健康场所

健康城市建设各项工作，应以科学思维作为指导，注重循证和绩效评估，通过广泛深入的社会调查，进行健康诊断，从中发现城市、社区、单位存在的主要健康问题和影响健康的主要因素，然后有针对性地开展工作。同时，结合新形势、新要求，修订新的健康镇、村、单位创建标准，推进新标准下的健康市、区和健康镇村、健康单位、健康家庭等建设，并形成长效管理，不断扩大健康城市建设覆盖面。

（五）培育健康文化，发展健康产业

实施文化精品战略，围绕健康文化主题，深入挖掘本土文化艺术资源，创作一批思想性、艺术性、观赏性俱佳的文艺精品。鼓励文艺院团和公共文化服务单位开展以健康为主题的公益性演出和展出活动。推动健康知识传播机构的发展，鼓励举办健康论坛、健康讲座等活动。科学制定全市健康服务产业发展规划，特别是在医疗服务业、健康养老产业、体育产业、科学育儿产业、保险业、医疗服务业等健康产业上有所突破，助推经济结构的转型升级。

B.13 健康城市的威海实践

杨正辉　李　静　王泽珣*

摘　要： 目的：通过对威海市建设健康城市的做法进行总结，探索建设健康城市的方法和途径。方法：对威海市建设健康城市的各方面资料进行回顾性分析。结果：威海市通过改善城乡居住环境，强化城市市容环境管理，加强环境综合治理与保护，发展公共卫生事业，提高公民健康意识和行动，保证食品安全，实现了健康环境、健康社会和健康人群的协调发展，基本达到了健康城市的建设目标。建议：健康城市反映的是一个城市的综合性健康水平，必须动员全社会的参与。

关键词： 健康城市　创建　策略　威海

威海，是一座独具特色的滨海城市，得名于海，扬名于海。这里山、海、滩、岛、礁、湾相互交融，风景如画；这里浪暖沙平，鸥鸟翔集，海天一色；这里有山水画般、魅力无限的千公里幸福海岸。第一个国家卫生城市、第一个国家环保模范城市、"联合国人居奖"、以地级市第一名的成绩荣获第四批全国文明城市称号等，城市建设的多个桂冠花落威海，使得"蓝色休闲之都、世界宜居城市"的特质日益彰显。

然而，随着城市化进程的加快，交通拥堵、住房紧张、环境污染、慢性病

---

* 杨正辉，副主任医师，威海市卫生和计划生育委员会疾病预防控制科科长，研究方向为疾病预防控制及爱国卫生工作；李静，威海市卫生和计划生育委员会疾病预防控制科科员，研究方向为爱国卫生工作；王泽珣，威海市疾病预防控制中心医师，研究方向为慢性非传染性疾病预防控制。

高发、精神压力增大等"城市病"给市民健康带来了诸多挑战,在此背景下,以人的健康为核心建设健康城市成为市委、市政府关注的焦点。2010 年,随着"健康山东行动"的开展,威海市加快提高城市生产、生活环境质量,持续完善健康服务体系,实现健康环境、健康社会和健康人群的协调发展,努力建设生态、宜居、文明、和谐的现代化幸福威海。

一 以建设精品城市为载体,打造更加宜人的居住环境

城市规划、建设和管理是建设健康城市的重要载体。我们紧紧围绕建设现代化幸福威海的总体目标,以全域城市化为发展方向,加快构建市域一体化发展新格局。2014 年,全市城镇化率达到 61.31%,并成功入选国家新型城镇化综合试点。

一是进一步优化总体布局。立足威海地域相对集中、区域发展相对平衡、城市化基础相对较好的特点,确定了"中心崛起,两轴支撑,环海发展,一体化布局"的发展战略,全面启动了东部滨海新城、双岛湾科技城等重点区域开发建设,拉开了市域一体化发展大框架。

二是加快基础设施建设。坚持适度超前、突出重点、配套完善,加快建立覆盖城乡的现代基础设施体系。先后实施了十轮"十大城建重点项目建设",完成了城区道路、燃气热力、供排水、垃圾处理等 80 多个市级城建基础设施重点项目,青荣城际铁路正式通车,301 省道外移工程全线开通,文莱高速公路开工建设,威海机场完成升级改造。建起了市民文化中心、乒羽健身中心等一批城市文体设施,在所有农村和城市社区都规划建设了文化、体育等休闲设施。

三是全面改善城乡居住环境。完成了市区 100 多条背街小巷、68 个老生活区硬化、排水、路灯以及绿化等设施的综合整治,对市区 77 个城中村进行改造,在 124 个生活小区全面推行物业服务合同化管理,城中村基础设施落后、环境脏乱和生活不便等问题得到了解决。连续六年在农村进行环境综合整治,投入资金累计 20 亿元,共整治 1921 个村,均达到省生态文明乡村标准。

四是全面开展工厂、渔港、集贸市场搬迁改造。逐步将工业企业特别是重

点污染企业迁出城区进入园区集中发展，市区先后对包括橡胶厂、船厂、酿造厂以及船厂等在内的 50 多家企业进行搬迁。将位于市区东海岸、污染严重、发展受限的老渔港整体搬迁至新建的威海中心渔港。威海农副产品批发市场和乐天家具广场等市场相继投资数百万元完成了对市场的升级换代改造，从而带动了全市市场规范化水平的整体提高。将部分早市、晚市、露天市场进行有计划的改造，畜禽屠宰规范有序，基本完成了城市公共厕所的改造，显著改善了卫生状况。

五是全面加强市区河道综合治理。先后对市区 15 条主要河道进行生态化综合治理，实施污水截流、河道清淤、铺砌河床、砌筑河堤，建设沉砂池和溢流坝，整治沿河周边环境；对主要路段实施排水管道铺设、改造和暗沟清淤。

二 以强化城市管理为手段，创建更加整洁的市容环境

创立了精细化城市管理新模式，实现了对城市的精确、敏捷、高效、全时段和全方位覆盖管理，政府应对城市公共管理以及突发事件的快速响应和处置能力得到了有效提升，实现了城市管理成本的降低。

一是建立了城市管理一盘棋模式。威海市成立了城市综合管理委员会，环翠区、高区、经区相继成立了实体化的城市管理办公室，各街道、镇成立了城市管理的专职队伍，各社区成立了城市管理联系站，市、区市、街道、社区四级城市综合管理工作体系已初步建立，"市级高位监督、部门各司其职、区级属地管理、街居齐抓共管"的大城管工作格局已基本形成。

二是建设城市综合管理信息系统。威海市城市综合管理信息系统于 2012 年 3 月开始调试运行，一期管理范围覆盖市中心区、高区和经区约 99 平方公里。系统主要包括 9 大基础子系统，并结合威海实际，拓展建设了移动督办、专项普查、视频监控、市政设施查询、园林绿化管理、环卫车辆 GPS 定位、公众网站发布及查询等子系统，同时，对已运行的地下综合管线信息系统、12319 城建热线、国土部门地理信息系统以及公安交警视频监控系统进行整合，实现了信息资源的市区有效共享。系统共划分城市管理单元网格近 2700 个，标定城市部件 47 万个，整合公安交警视频监控 800 余个，并在沙滩岸线、

城市防汛、除雪防滑等重要路段和市区重点区域新安装视频监控30个，整合环卫车辆GPS定位系统80余套，与3个区级指挥中心、30个市属职能部门以及33个区属职能单位实现了成功联网，形成了市、区市、街道、社区四级城市综合管理工作网络。

三是建立科学工作机制。建立了威海市城管委成员单位联席会议、联络员制度，及时沟通和协调解决在城市管理中遇到的重大问题。研究并制定了《威海市城市综合管理信息系统监管案件立案、处置与结案标准》，出台了《威海市城市精细化管理综合考核办法》，同时协调威海市委考核办将城市精细化管理考核结果纳入了对3个区级政府（管委）以及32个市级职能部门、单位的年度目标绩效考核，每月公开通报考核结果，城市管理工作得到了有力的促进。

三　以强化环境保护为核心，构建更加和谐的生态环境

良好的生态环境是威海最大的资源优势，也是建设健康城市的关键所在。走经济与环境同步共赢、人与自然和谐发展的路子，将威海打造成"碧海蓝天、青山绿水"的和谐城市、生态城市是历届市委、市政府矢志不渝的追求目标。在项目建设及招商引资方面，威海市严守环保审批，实施严格的环境影响评价制度及一票否决制。在产业发展格局方面，大力推进资源集约利用，促进循环经济的积极发展，主要污染物以及能耗排放均低于全省、全国平均水平。2015年，威海"蓝天白云，繁星闪烁"天数342天，为全省最多；重污染天数5天，为全省最少；再加上PM2.5、PM10、二氧化碳以及二氧化氮四项主要污染物浓度指标最低，环境空气质量综合指数最好。在环境污染综合整治上，连年实施"五大"行动。

一是"蓝天"行动。先后治理500多个工业污染源，对市区1500多座小锅炉进行拆除，实施集中式供热供暖，对烟尘排放大户进行迁建或改造，关闭烟尘排放不达标的小水泥和小高炉，开展机动车排气污染专项整治，市区空气环境优良率达到93.7%。

二是"碧海"行动。强化近岸海域污染防治，拆除海岸带上的违法建设

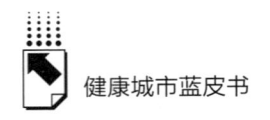

87万平方米，清理整治近海养殖项目近3000公顷；加强水源地污染防治，限期治理和取缔了饮用水源地及其流域内的一批超标排污企业。全市饮用水源、近岸海域水质全部达到和优于相应功能区标准。建成污水处理厂10座，城市生活污水集中处理率达到95.49%。

三是"青山"行动。强化自然保护区、水源涵养区、森林公园、湿地等区域保护，规范矿山资源开发秩序，对已关停的300余处采石场进行生态恢复，对山体进行矿坑蓄水、植被绿化和生态复原；持续实施封山育林、退耕还林、绿色通道林、沿海防护林和城镇园林"五林工程"，"十五"以来全市森林覆盖率每年增加2个百分点，2015年达到42.2%；建成区绿化覆盖率达到48.91%，人均占有公共绿地25.08平方米，形成了"海在城中、城在山中、楼在林中、人在绿中"的独特风貌。

四是"净土"行动。启用了国际领先、国内独创的"固定化微生物"垃圾场渗滤液处理系统，实现城市垃圾100%无害化处理。市垃圾处理厂二期工程建成投产后，实现了对生活垃圾的焚烧处理，利用垃圾焚烧锅炉产生的余热，建设1台1.2万千瓦抽凝式汽轮发电机组及相关附属设施，2014年7月正式并网发电，年可节约标准煤8.5万吨。

五是"静音"行动。以建筑施工噪声为重点，对各类噪声进行严格控制。连续十几年开展了"绿色护考"专项行动，加大夜间施工噪声巡查力度，为人民群众创造安静的休息环境。

四 以发展公共卫生为基础，营造更加安全的卫生环境

公共卫生管理和服务水平是衡量卫生城市创建成效的基础指标，与人民群众的健康权益息息相关。长期以来，威海市全面加强对公共卫生服务能力的建设，连续多年无重大突发公共卫生事件的发生。

一是完善医疗服务体系。全市医疗机构有2597所，其中非公立医疗机构983所，病床数1.86万张，执业医师6892名、注册护士8351名，千人口床位数6.6张，千人口医师、护士数分别为2.5人和2.9人，医疗资源总量进一步扩充。全力推进医疗机构标准化建设，创建三甲医院6处、三乙医院1处、二

甲医院6处。加快推进卫生重点工程建设,完成1027处村卫生室标准化改造项目。全市人均期望寿命达到80.65岁,孕产妇、婴儿和5岁以下儿童死亡率分别降至5.42/10万、4.87‰、6.34‰,低于全国、全省平均水平。

二是加强疾病预防控制体系建设。先后完成市传染病医院、应急救援中心等骨干项目的建设,在全省率先建设了农村医疗急救系统,建立镇以上疫情计算机网络直报系统,区市、镇、村三级管理的公共卫生长效机制初步形成。组织成立了病媒生物防制专业技术队伍,指导在全市开展了以环境综合治理、消灭滋生地和化学药物消杀综合防治活动,城区"四害"密度均控制在《国家卫生城市标准》以内。免疫规划工作继续保持良好态势,从2015年起,向全市所有新出生儿童及外来常住儿童发放免费的预防接种信息卡,实现疫苗接种的信息化管理,适龄儿童八苗全程接种率达到96.88%,儿童建卡建证率达到100%。大力推进慢性病(比如高血压、糖尿病等)社区综合防治试点工作,健全完善了慢性病监测预警和信息化管理体系、人群健康促进体系、层级诊疗体系,创新以生活方式干预为核心、以公共卫生服务项目为支撑的慢性病综合防治模式,逐步实现了慢性病管理策略由被动治疗向主动预防、管理方式由粗放分散向科学规范的转变。乳山市成为首批国家慢性病综合防控示范区,文登区、荣成市也相继创建为国家、省级慢性病综合防控示范区。

三是加强公共场所卫生管理。贯彻落实《公共场所卫生管理条例》,开展公共场所卫生监督量化分级工作,实施等级评定、等级公示。贯彻落实《学校卫生工作条例》,加强传染病及学生常见病的预防控制工作,设立校医院或卫生室,派驻专职卫生技术人员,保障开课率达100%的中小学健康教育课。贯彻落实《中华人民共和国职业病防治法》,对从事接触职业病危害作业的劳动者进行职业健康检查,举办职业健康教育课,近3年未发生重大职业病危害事故。

四是加大医疗市场监管。集中开展了打击非法行医、医疗门诊"三增一禁"便民正风、计生收费"三规范一公开"等专项行动,规范采供血规章制度和操作规程,实行目标管理,临床用血100%来自自愿无偿献血,能够满足临床用血需要。市区内医疗机构审批和日常监管到位,非法行医、非法采供血和非法医疗广告得到有效治理,医疗服务市场秩序良好。

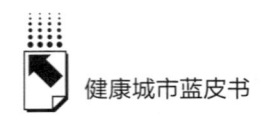

五 以普及健康教育为手段，倡导健康的生活方式

一是健全完善健康教育网络。建立以市健康促进中心为核心，以医疗卫生机构为骨干，以社区、学校、机关、企事业单位为基础的健康教育工作网络。市健康促进中心承担了全市健康教育业务指导中心的职责，各街道办事处、社区居委会和基层单位均设有专兼职健康教育人员。

二是广泛开展健康教育活动。结合"健康山东"行动，组织开展了一系列如健康大使"五进"、红丝带健康包"百校进千企"、控烟作品征集大赛等在内的宣教活动，取得了较好的社会效果。三年来共举办大型宣传活动151次，讲座180次，接受健康咨询9万余次，播发各类稿件700余篇，发放宣传资料190万份。

三是推进健康教育示范基地建设。抓好威海市立医院、文登中心医院等6家健康促进医院试点项目的建设工作。耗资超过13万元建成500平方米的威海市中小学生健康教育基地馆，通过互动宣传看板以及实物的方式，激发中小学生的学习兴趣，最终提高他们的健康素养。

四是深入开展控烟宣传活动。在全市开展了创建省级无烟医疗卫生系统、无烟单位活动，举办了烟包健康警示图片展及小学生拒绝烟草签字活动，对全市申报创建市级优秀无烟医疗卫生单位的32家单位进行了暗访，威海市卫生计生委、威海市疾控中心和乳山市疾控中心分别荣获全省控烟先进单位称号，控烟工作取得了一定成效。

六 以创建食品安全城市为契机，守护百姓舌尖上的安全

紧紧围绕"对标先进，走在前列"的目标，树立从农田到餐桌的"大食安"理念，采取全域覆盖、全程管理、全民共建的工作模式，实施属地责任、监管责任、主体责任和社会参与四轮驱动，全面打响"食安威海"城市品牌。

一是属地责任驱动。强化组织领导，市、区两级均成立了由政府主要领导挂帅、食安委主任为副组长的工作领导小组，市、区县、镇、村层层签订责任

状，落实分解责任。实行清单式工作，痕迹化推进，制定了周工作清单、月工作清单和28个重点项目清单，对做过的工作问成效、在做的工作问进度、未做的工作问原因。在全省率先召开了创建国家食品安全城市动员大会，率先组织了食品安全满意度测评，率先制定了创建国家食品安全城市工作测评体系，率先组织了模拟测评。

二是监管责任驱动。开展生鲜肉质量安全、水产品质量安全、私屠滥宰、剧毒高毒农药使用等专项整治，从源头确保食用农产品质量安全。开展食品批发、低价红酒、五毛食品、旅游景区及周边摊贩业户等专项整治，确保消费安全。开展基层食品药品监管所达标建设，对达标所给予2万元经济补助，利用3年时间，实现基层监管所兵强马壮粮足。实行小摊贩定点编号，引导小摊贩进入集中交易场所和交易店铺、在早夜市等重点时段通过数字化平台进行跟踪检查。指导旅游星级饭店编写食品安全标准，搭建企业标准体系，编写企业标准1万多个。

三是主体责任驱动。将经济杠杆和道德自律紧密结合起来，引导食品生产经营者自觉履行主体责任。一方面，实施食品安全行政处罚和监督检查结果公示，引导消费者用选择投票，以市场无形的手推动企业责任落实。另一方面，强化道德约束，构建食品安全的道德防线。组织全市100家食品生产经营单位组建威海市食品安全诚信联盟。组织宣传部、文明办、文广新局、食品药品监管局等单位开展优秀传统文化进企业活动，引导企业严守道德底线，依法诚信经营。

四是社会参与驱动。以推进信息公开为重点，通过官方网站、政务微博和微信公众号，正确引导社会舆论。建立同市内媒体、大众网、《齐鲁晚报》等媒体的沟通协作机制，支持新闻媒体客观及时、实事求是地报道食品安全问题。充分发挥食品管理协会、食品工业协会、烹饪协会等组织的行业作用，将政府主导的管、查，逐步转向行业自律和消费者监督并重的轨道。发放致全市食品生产经营者的一封信、国家食品安全城市宣传画、移车卡30万份；联合教育部门印制了中小学生食品安全知识手册、课程表10万份；协调移动、联通、电信三大运营商年发送短信2000多万条；制作食品安全公益广告7部，在公交媒体、超市、餐饮单位等进行循环播放；利用全市重要路口户外广告牌、公交站点、村居公开栏、食品药品经营单位的LED屏，广泛宣传创城工

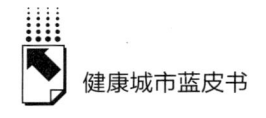

作，让食品安全意识深入人心。

虽然威海市在建设健康城市过程中取得了一定成绩，但是限于人力、财力不足，很多工作还只是停留在表面。今后，我们将一如既往地打造国家卫生城市的升级版——健康城市，统筹市域一体化发展，改善健康环境，培育健康人群，优化健康服务，构建健康社会，营造健康文化，发展健康产业，不断提高人民健康水平。

B.14
贫困地区预防保健体系建设

——泸州市创建健康城市中关于开展
全民预防保健试点的探索

任 英 李正业 罗 刚 王光明*

摘　要：　目的：通过全民预防保健试点，探索如何提高基层医疗机构健康服务能力与培育健康人群的方法。为泸州创建健康城市提供参考依据。方法：对常住人口进行免费体检，建立健康档案，对个体进行健康风险评估与预测，分别实施一般健康管理和"2＋1"精准管理。结果：共体检26.91万人，建档率100%，健康风险评估率100%，报告反馈率100%；影响健康的主要危险因素：18岁及以上成年人，超重发生率25.51%、肥胖发生率8.53%、吸烟率28.33%、饮白酒率22.10%、嗜盐率2.70%、锻炼率为6.50%。慢性病及慢性病高风险情况：18岁及以上成年人，高血压患病率24.77%；糖尿病患病率4.84%；慢性病高风险人群发生率36.76%，其中3个及以上危险因素的人群发生率为5.94%。管理1年后专项调查结果：调查对象血压值知晓率95.22%，血糖值知晓率87.78%，高血压患者药物治疗率92.58%，血压控制率18.36%；糖尿病患者药物治疗率77.52%，血糖控制率14.73%；吸烟危害知晓率48.00%，有意愿戒烟比例为

---

* 任英，泸州市卫生和计划生育委员会党组书记、主任、泸州市爱国卫生运动委员会办公室主任；李正业，心内科主任医师，叙永县人民医院副院长，主要从事慢性缺血性心、脑血管疾病、高血压健康管理方面的研究工作；罗刚，公共卫生医师，叙永县疾病预防控制中心副主任，主要从事传染病预防控制工作；王光明，执业医师、执业药师，泸州市卫生和计生委基层卫生科科长。

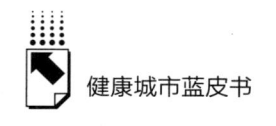

23.43%，已采取戒烟行为17.1%；知晓嗜盐易患高血压的比例为50.08%，意愿改变嗜盐减少食盐用量的比例为86.00%，已经采取限盐行动的比例为42.60%。结论：在贫困地区推广全民预防保健免费健康体检，分类进行健康管理，是培养健康人群、提高基层医疗机构健康服务能力有效办法，值得推广。

关键词： 泸州市 叙永县 全民预防保健体系

一 背景

创建健康城市是贯彻落实习近平总书记关于"没有全民的健康，就没有全面的小康"的重要实践，是贯彻实施国家精准扶贫、健康扶贫工作的重要举措，是实现人人享有初级卫生保健、促进人民群众健康的有效途径。由于农村贫困地区自然条件恶劣、健康意识薄弱、基础设施差，缺医少药，医疗卫生问题已成为制约群众致富奔小康和创建健康城市的重要瓶颈。通过全民预防保健，摸清群众健康家底，分类开展健康管理，提高群众健康水平，增强基层预防保健服务能力发挥了重要作用。本文旨在阐述、分析泸州市叙永县在开展健康城市建设中贫困县全民预防保健试点工作的开展情况，对工作成绩、存在问题、对策建议等方面进行系统分析、总结，为泸州市创建健康城市提供参考依据。

二 基本情况

（一）叙永县县情简介

叙永县位于四川盆地南缘，川、渝、滇、黔四省接合部，是泸州市下辖县。全县辖区面积2977平方公里，辖25个乡镇231个行政村30个社区，总人口73.10万，其中农业人口61.4万，常住人口45.22万，人口密度246人

/平方公里。叙永县是全国扶贫开发工作的重点县、乌蒙山片区区域发展与扶贫攻坚重点县、四川省享受少数民族地区政策待遇县、四川省革命老区县，属于典型的老、少、边、穷地区。全县有各级医疗卫生计生机构433个，卫生计生从业人员3152人。其中，乡村医生1170人，每千人中有乡村医生1.6名。

（二）人口社会学特征

2014年统计数据显示①，全县户籍农村人口数为61.41万，户籍城镇人口数为11.69万。其中，男性人数38.41万，女性人数34.69万，男女人口性别比1.11∶1。全县户籍人口中60岁以上人口数为10.70万，人口老龄化率为14.64%，低于国家水平。全县0~14岁少年儿童数为14.48万，老化指数为74.90%。全县贫困人口9.71万，贫困人口比例为13.28%。

（三）总体健康指标

2014年统计数据显示②，叙永县2014年户籍人口出生率为12.39‰，户籍人口婴儿死亡率为5.18‰，户籍人口新生儿死亡率为1.94‰，户籍人口死亡率为7.02‰。居民人均期望寿命为73.21岁，其中，男性70.16岁，女性为74.88岁。

三 工作开展

叙永县全民预防保健工作是按照"预防为主、防治结合，中医为主、中西医结合，保健为主、就医和救助相结合"的"三为主三结合"原则，重点突出"三项任务"，强化"五大支撑"，抓好"一个整合"，破解"三个难题"，即"3513"工作模式，积极探索建立农村贫困地区预防保健服务体系。

"三项任务"。一是开展全民免费体检。将辖区常住人口划分为五个年龄

---

① 资料来源于2014年叙永县统计年鉴。
② 2014年叙永县卫生统计数据。

组,组织开展健康体检。0~6岁和65岁及以上年龄组,按国家基本公共卫生服务要求每年体检一次,其余人群每两年体检一次。二是建好用好健康档案。按照"一人一档(个人档案)、一户一册(家庭档案)、一村一本(管理台账)"的要求,建立居民电子健康档案,初步构建了横联医保、纵贯五级(县、乡、村、家庭、个人)的健康信息档案系统。三是加强预防保健服务。根据体检结果,将人群分为一般人群、高风险人群、及时跟踪人群和疾病人群,探索建立"分类指导、重点管理"的健康服务模式。针对重点人群,按照"一人一策"的原则,制定个性化强化干预的健康管理方案,实施"2+1"精准管理。

"五大支撑"。一是强化组织支撑。构建"政府统筹协调、部门各履其职、乡镇组织实施、四级联动运行、群众积极参与"的组织动员体系,把全民预防保健工作与重大民生工程、精准扶贫攻坚工程有机结合。二是强化技术支撑。充分利用市、县级医疗卫生机构医疗技术资源,形成"市支持、县指导、乡主体、村管理"的技术服务体系。市、县医疗机构专家直接参与全民预防保健健康管理工作。三是强化要素支撑。各级财政、人事部门在经费、人才、设备等方面给予充分保障。四是强化政策支撑。制定完善医疗卫生人才队伍建设、财政投入保障、医保、困难群众医疗救助等方面的政策。将原乡镇卫生院"差额补助"财政保障体制调整为"定向定额"补助体制,充分调动基层工作积极性。出台人才引进和本土化培养的相关政策。五是强化中医药支撑。重点加强对慢性病及高风险人群的中医药"治未病"健康干预。

"一个整合"。纵向上,统筹整合市、县、乡、村各级党政资源、医疗卫生资源、教学科研资源。横向上,积极整合妇幼保健、计划生育、疾病预防控制、各级医院等力量。

"三个难题"。一是乡村医生队伍薄弱的难题。加快推进村级预防保健员队伍建设工作。二是部分群众不良生活习惯的难题。三是资金保障的难题。

一是阵地打造。乡镇卫生院按"一站一馆三区"(健康管理工作站、中医馆、儿童预防保健服务区、妇女保健和计划生育服务区、基本医疗区),村卫计站按"六室"(诊断室、治疗室、药房、妇幼计生室、中医理疗室、健康小屋)调整优化乡村两级医疗机构的功能布局。二是完善医疗设备。由财政投入,在乡镇卫生院统一配置全自动生化分析仪、血球仪、尿液分析仪、十二导心电图机等常规设备。在县级医疗机构抽医务人员组建了预防保健指导专家团队,按《健康体检基本项目专家共识》[1]、《中国血压测量指南》[2]、《健康体检操作常规》[3] 制定了《健康体检工作和质量控制方案》,按《中国心血管病预防指南》[4] 制定了《健康评估工具》,按《中国高血压基层管理指南》(2014 年修订版)[5]、《中国 2 型糖尿病防治指南》(2013 年版)[6]、《全国慢性病预防控制工作规范》[7]、《健康管理学》[8]、《健康教育与健康促进》[9] 等分别制定了《叙永县全民预防保健健康管理方案》、《叙永县全民预防保健"2 + 1"精准健康管理方案》、《叙永县全民预防保健健康教育方案》、《叙永县全民预防保健项目评估方案》等。分组开展培训,考试合格后参加相关工作。

(一)体检、建档情况

2014 年 10 月 15 日到 2015 年 11 月 30 日,体检 26.91 万人,占全县常住人口的 59.51%,建档率 100%,按照体检方案年龄段划分,0 ~ 6 岁 8823 人(3.28%),7 ~ 17 岁 71863 人(26.71%),18 ~ 34 岁 27565 人(10.25%),35 ~ 64 岁 120570 人(44.81%),65 岁及以上 40237 人(14.95%)(见表 1)。

---

[1] 中华医学会健康管理学分会:《健康体检基本项目专家共识》,《中华健康管理学杂志》2014 年第 2 期,第 81 ~ 90 页。
[2] 中国血压测量工作组:《中国血压测量指南》,《中华高血压杂志》2011 年第 12 期,第 1101 ~ 1113 页。
[3] 杜兵主编《健康体检操作常规》,中国医药科技出版社,2014。
[4] 中华医学会心血管病学分会、中华心血管病杂志编辑委员会:《中国心血管病预防指南》,《中华心血管病杂志》2011 年第 1 期,第 3 ~ 22 页。
[5] 《中国高血压基层管理指南》修订委员会:《中国高血压基层管理指南》(2014 年修订版),《中华健康管理学杂志》2015 年第 1 期,第 10 ~ 30 页。
[6] 中华医学会糖尿病学分会:《中国 2 型糖尿病防治指南》(2013 年版),《中华糖尿病杂志》2014 年第 7 期,第 447 ~ 498 页。
[7] 卫生部疾病预防控制局:《全国慢性病预防控制工作规范》,人民卫生出版社,2011。
[8] 王培玉主编《健康管理学》(第 2 版),北京大学医学出版社,2013。
[9] 常青主编《健康教育与健康促进》(第 2 版),北京大学医学出版社和中央广播电视大学出版社,2012。

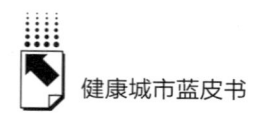

表 1　叙永县全民预防保健工作体检人员年龄及性别分布

单位：人，%

年龄段	男性	比例	女性	比例	总人数	比例
0~6 岁	4697	3.60	4126	2.97	8823	3.28
7~17 岁	37969	29.14	33894	24.43	71863	26.71
18~34 岁	12358	9.48	15207	10.96	27565	10.25
35~64 岁	55150	42.33	65420	47.15	120570	44.81
65 岁及以上	20121	15.44	20116	14.50	40237	14.95
合计	130295	100.00	138763	100.00	269058	100.00

（二）常见慢性病患病情况

1. 成人高血压患病情况

在 18 岁以上年龄段中，累计体检发现高血压病人 46653 例，常住人口成人高血压患病率（以下简称患病率）24.77%，男性患病率 26.22%，女性为 23.51%，男性患病率高于女性（$P<0.05$）（见表 2）。其中体检新发现高血压病人 3626 例，占全部病例的 7.77%，新发现男性高血压占新发现比例 52.73%，新发现女性高血压占新发现比例 47.27%。随着年龄增加，高血压患病率逐步上升（见图 1）。

表 2　高血压患病统计

年龄段	人数（人） 男	女	总数	高血压病例数（例） 男	女	总数	高血压患病率（%） 男	女	总
18~19 岁	1516	1743	3259	17	9	26	1.12	0.52	0.80
20~29 岁	7067	8956	16023	197	79	276	2.79	0.88	1.72
30~39 岁	8442	9997	18439	601	353	954	7.12	3.53	5.17
40~49 岁	21732	26561	48293	3058	3098	6156	14.07	11.66	12.75
50~59 岁	17485	21043	38528	4168	5100	9268	23.84	24.24	24.06
60~69 岁	19096	20119	39215	7013	7250	14263	36.72	36.04	36.37
70 岁及以上	12291	12324	24615	7919	7791	15710	64.43	63.22	63.82
合计	87629	100743	188372	22973	23680	46653	26.22	23.51	24.77

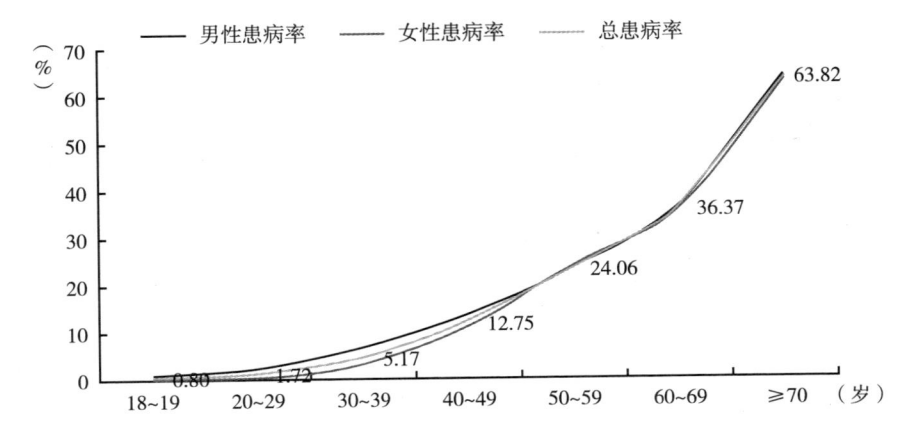

图1 高血压男性和女性各年龄段患病率变化趋势

2. 成人糖尿病患病情况

在18岁以上年龄段中，累计体检发现糖尿病病人9120例，常住人口成人糖尿病患病率为4.84%，男性患病率4.35%，女性为5.26%，女性患病率高于男性（$P<0.05$）（见表3）。其中体检新发现糖尿病病人1110例，占全部病例的12.17%，新发现男性糖尿病占新发现比例43.96%，新发现女性糖尿病占新发现比例56.04%。随着年龄增加，糖尿病患病率逐步上升（见图2）。

表3 糖尿病患病统计

年龄段	人数（人） 男	女	总数	糖尿病病例数（例） 男	女	总数	糖尿病患病率(%) 男	女	总
18~19岁	1516	1743	3259	1	2	3	0.07	0.11	0.09
20~29岁	7067	8956	16023	9	10	19	0.13	0.11	0.12
30~39岁	8442	9997	18439	93	63	156	1.10	0.63	0.85
40~49岁	21732	26561	48293	615	625	1240	2.83	2.35	2.57
50~59岁	17485	21043	38528	862	1252	2114	4.93	5.95	5.49
60~69岁	19096	20119	39215	1161	1843	3004	6.08	9.16	7.66
70岁及以上	12291	12324	24615	1075	1509	2584	8.75	12.24	10.50
合计	87629	100743	188372	3816	5304	9120	4.35	5.26	4.84

3. 慢性病高风险人群

根据《全国慢性病预防控制工作规范》（2011年版）标准对体检的18岁

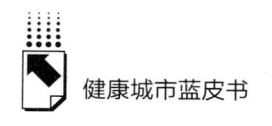

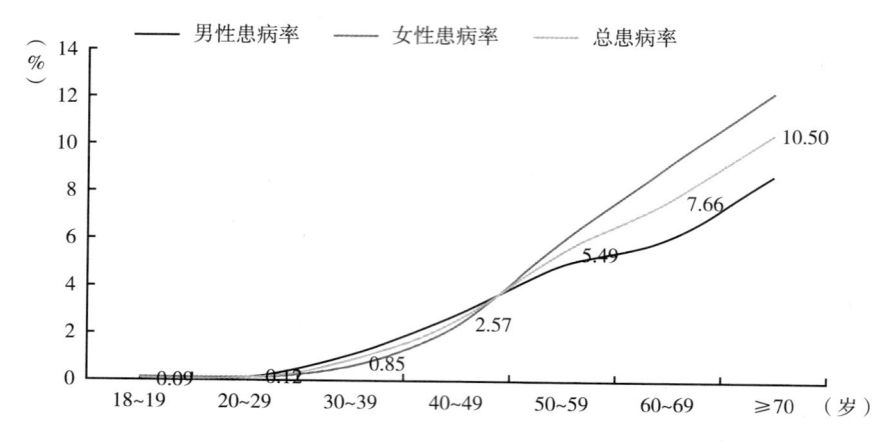

图 2 糖尿病男性和女性各年龄段患病率变化趋势

以上人群进行分类，各危险因素发生率如表 4 所示，现在吸烟的发生率最高，男性吸烟率远远高于女性。

表 4 慢性病危险因素发生率统计

单位：%

危险因素	男性发生率	女性发生率	总发生率
血压（130－139/85－89mmHg）	28.72	24.97	26.72
现在吸烟	56.70	3.52	28.25
血清总胆固醇（5.2≤TC＜6.2mmol/L）	17.11	19.41	18.34
空腹血糖（6.1≤FBG＜7.0mmol/L）	6.03	5.73	5.87
腰围（男性≥90cm，女性≥85cm）	10.82	19.58	15.50

慢性病高风险人群发生率 36.76%，统计 3 个及以上危险因素的这类人群，共计 11188 名，发生率为 5.94%。其中 3 个危险因素所占的比例为 87.97%，危险因素以血压、吸烟、总胆固醇 3 者搭配所占的比例最高，其次是血压、总胆固醇、腰围三者搭配类别，最后是血压、吸烟、腰围三者搭配类别（见表 5）。

（三）主要健康影响因素

影响健康的主要因素为吸烟、饮高度白酒、嗜盐、缺乏锻炼和饮食不均

表5 三个慢性病危险因素搭配情况

单位：%

构成类别	男	女	总计
血压、吸烟、总胆固醇	25.88	1.86	27.74
血压、总胆固醇、腰围	3.93	15.83	19.76
血压、吸烟、腰围	12.81	1.17	13.98
吸烟、总胆固醇、腰围	8.43	1.14	9.57
血压、吸烟、血糖	6.42	0.49	6.91
血压、血糖、腰围	1.34	3.89	5.23
胆固醇、血糖、腰围	1.11	3.74	4.85
血压、总胆固醇、血糖	1.39	3.20	4.59
吸烟、总胆固醇、血糖	4.07	0.31	4.39
吸烟、血糖、腰围	2.69	0.28	2.98
总计	68.09	31.91	100.00

衡，从表6及表7可以看出，超重发生率为25.51%（女性高于男性，$P < 0.05$），肥胖发生率为8.53%（女性高于男性，$P < 0.05$）、吸烟率为28.33%（男性高于女性，$P < 0.05$）、饮白酒率为22.10%（男性高于女性，$P < 0.05$）、锻炼率为6.50%（男女锻炼率无统计学差异，$P = 0.86$）。

表6 主要健康影响因素统计

单位：%

年龄段	超重发生率 男	超重发生率 女	超重发生率 总	肥胖发生率 男	肥胖发生率 女	肥胖发生率 总	吸烟率 男	吸烟率 女	吸烟率 总	饮白酒率 男	饮白酒率 女	饮白酒率 总
18~19岁	6.66	9.06	7.95	2.18	1.66	1.90	16.36	0.63	7.95	11.15	1.26	5.86
20~29岁	13.87	13.88	13.87	5.28	4.48	4.83	36.10	1.17	16.58	27.27	3.24	13.84
30~39岁	25.17	23.83	24.44	9.75	8.59	9.12	48.63	2.49	23.61	39.07	4.65	20.41
40~49岁	28.22	32.08	30.34	9.66	12.20	11.06	60.32	2.51	28.56	46.00	4.65	23.26
50~59岁	26.67	32.42	29.81	7.62	12.96	10.54	65.86	3.31	31.70	49.52	5.25	25.34
60~69岁	23.83	28.35	26.15	5.57	9.55	7.61	61.55	4.28	32.17	44.67	5.10	24.37
70岁及以上	18.08	19.89	18.98	3.55	5.94	4.75	53.02	7.81	30.38	34.68	5.18	19.91
合计	23.71	27.08	25.51	7.03	9.84	8.53	56.85	3.52	28.33	42.04	4.74	22.10

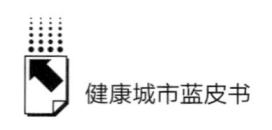

表7　主要健康影响因素统计

单位：%

年龄段	嗜盐率 男	嗜盐率 女	嗜盐率 总	饮食以荤为主的发生率 男	饮食以荤为主的发生率 女	饮食以荤为主的发生率 总	锻炼率 男	锻炼率 女	锻炼率 总
18~19岁	0.33	0.46	0.40	8.71	7.86	8.25	29.09	22.66	25.65
20~29岁	0.83	0.67	0.74	10.49	8.51	9.38	8.49	5.76	6.96
30~39岁	1.66	1.45	1.55	15.20	13.42	14.24	6.79	5.48	6.08
40~49岁	2.39	2.45	2.42	16.26	15.42	15.80	5.39	5.66	5.54
50~59岁	3.09	3.03	3.06	17.31	16.26	16.74	6.46	7.75	7.16
60~69岁	3.76	3.30	3.52	17.40	15.75	16.55	5.91	7.12	6.53
70岁及以上	4.09	3.55	3.82	16.45	14.68	15.56	4.89	4.63	4.76
合计	2.84	2.58	2.70	16.05	14.63	15.29	6.44	6.55	6.50

（四）健康管理主要措施

（1）实施健康教育"六大"工程。一是编写《预防保健知识早知道》健康读本及《全民预防保健惠民手册》，每户一册。二是在县广播电视台举办"健康大讲堂"，每年两次，已经举办三次。三是"健康龙门阵"，即以健康互助协会为平台，组建健康自我管理小组，同类疾病的患者在一起，以摆龙门阵的方式，相互交流自我健康管理的经验，医务人员现场点评。以乡镇为单位，每年6次，全县已开展138场次，参与群众4000多人次。四是对重点人群进行分类，专家直接和群众进行健康知识"面对面"，提高健康管理依从性，已举办此类活动58场次，参与群众2500人次。五是健康知识"夜校扫盲班"，以办学习班的形式广泛普及"中国公民健康素养66条"，发放结业证，每村每年两期，已经举办88期，发放结业证2800本。六是在学校开展"健康进学校、小手牵大手"活动，创建"健康学校"活动。

（2）实施了"四大"健康行为干预。一是减少油、盐摄入量，鼓励居民逐渐改变口味重的习惯，大力倡导"少食一点盐、少食一点泡菜、少食一点腊肉、多一点健康"，积极在家庭推广"限盐勺、控油壶"等健康生活用具使用。二是控制烟草使用，重点在中小学校进行控烟教育计划，降低青少年吸烟率。三是大力倡导文明健康行为，积极普及《中国居民健康素养66条》。四是实施全民健身工程，启动全民健身活动日，鼓励群众积极参与健身活动。

（3）"2+1"精准健康管理。按照"叙永县全民预防保健'2+1'精准健康管理方案"，对于风险评估为中、高危的患者，每两周由乡村医生、村社干部一起面对面服务固定的一定数量的特定患者，使用统一制定的《叙永县全民预防保健"2+1"精准健康管理个体强化干预计划书》进行个性化的健康指导、普及健康管理的一些技能、解决一些实际困难，提高患者治疗的依从性。全县接受"2+1"精准管理的人数约5万人。

（五）专项调查结果

在全面体检、健康管理的同时，为深入了解居民健康状况、健康行为、行为改变情况及影响健康的主要因素，叙永县开展了专项调查，采取分层随机抽样，共调查了2453户4179人，已经参加免费体检的比例为78.72%，主要调查结果如下。

1. 调查对象医疗费用支付方式

调查对象中59.82%的人参加了城镇居民医疗保险，35.35%的人参加了新型农村合作医疗保险，参加城镇职工医疗保险的比例为3.97%，商业保险的比例为0.38%，全自费的比例为0.29%（见表8）。

表8　主要医疗费用支付调查情况

单位：人，%

医疗费用主要支付方式	人数	百分比（%）
城镇职工医疗保险	166	3.97
城镇居民医疗保险	2500	59.82
新型农村合作医疗保险	1485	35.35
商业保险	16	0.38
全公费	8	0.19
全自费	12	0.29
不清楚	4	0.10

2. 调查对象主要就医情况

调查人群中，76.4%的人主要选择在村级就诊，其次是乡级，占17.7%，可以看出有90%以上的群众选择在乡、村级医疗卫生机构就诊（见表9）。

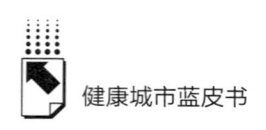

表9 就诊医院分布情况

单位：人，%

就诊医院	人数	占比
村卫生室	3193	76.4
乡卫生院	738	17.7
县级及以上综合医院	112	2.7
县级及以上中医院	20	0.5
个体诊所	69	1.7
其他	47	1.1

3. 医疗费用情况

调查结果显示，一次就医总花费最高达85万元，平均医疗费用为1952.83元；一次就医自费最高达45万元，平均医疗费用为1451.84元；医疗费用自费比例为72.39%。

4. 血压知晓率、血压控制率

在调查的4179名人员中血压水平知晓率为95.22%，仅4.78%人不知自己的血压情况。在768名高血压患者中，血压水平知晓率为98.31%，仅1.69%高血压患者不知晓自己的血压水平。高血压患者采用的降压措施主要为按医嘱服药，其次为血压监测和控制饮食（见表10）。高血压患者规律性服药的人数为610人，参加基层卫生医疗机构高血压管理的有699人，血压控制稳定的有141人，血压控制率为18.36%。

表10 采取的降压措施

单位：人，%

采取的降压措施	人数	占比
未采取任何措施	74	9.64
按医嘱服药	541	70.44
有症状时服药	170	22.14
控制饮食	322	41.93
运动	196	25.52
血压监测	366	47.66
其他	4	0.52

5. 糖尿病知晓情况率、血糖控制率

调查对象中血糖水平知晓率为 87.78%，有 12.22% 人不知其血糖水平，在 129 名患者中的血糖知晓率为 96.89%，仅 3.11% 的患者不知晓其血糖水平。糖尿病患者所采用的降糖措施主要为口服药，其次为血糖监测和控制饮食（见表 11）。参加基层卫生医疗机构血糖管理的有 119 人，血糖控制稳定的有 19 人，血糖控制率为 14.73%。

表 11　采取的降糖措施

单位：人，%

采取的降糖措施	人数	占比
未采取任何措施	22	17.05
口服药	92	71.32
胰岛素注射	8	6.20
控制饮食	77	59.69
运动	48	37.21
血糖监测	65	50.39
其他	2	1.55

6. 其他疾病患病情况

（1）调查患慢性阻塞性肺疾病的有 75 人，粗患病率为 1.79%。调查人群中发生支气管哮喘的有 50 人（1.19%）。

（2）调查中患冠心病 46 人，粗患病率 1.1%，其中患高血压伴冠心病的有 8 人，占高血压患者的比例为 1.04%，占冠心病总数的 17.39%，发生年龄在 58 岁以上年龄段。

（3）肿瘤疾病：调查人群共发生恶性肿瘤 44 例，粗患病率为 1.05%，其中肺癌 12 例，宫颈癌 4 例，乳腺癌 3 例，胃癌和肝癌各 1 例，其他类型肿瘤共计发生 23 例。

（4）患脑卒中病的有 18 人，粗患病率 0.43%，其中患高血压伴脑卒中病的有 1 人，占患脑卒中病总数的 5.55%，占患高血压人群的比例为 0.13%，发生年龄在 71 岁以上年龄段。

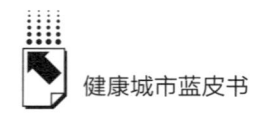

（5）两周患病率：本次调查的两周患病率为218.7‰，前三位所患疾病高血压、感冒和胃肠炎，其他两周患病构成情况详见表12。

表12 两周患病构成情况

单位：%

疾病种类	病例数	
	频数	构成比
感冒	291	25.43
胃肠炎	84	7.34
肺结核	7	0.61
病毒性肝炎	4	0.35
高血压	459	40.12
冠心病	15	1.31
脑卒中	3	0.26
慢阻肺	27	2.36
糖尿病	35	3.06
恶性肿瘤	7	0.61
胆结石	3	0.26
肾结石	18	1.57
其他传染病	4	0.35
孕产妇疾病	7	0.61
其他疾病	177	15.47
合计	1141	100

7. 行为生活方式调查

（1）吸烟情况

调查人群中，共有吸烟人数（吸烟数 = 经常吸烟 + 偶尔吸烟 + 已戒烟的人数）1670人，粗吸烟率为39.96%。现有吸烟行为的有1532人，其中每天吸烟者1179人，占76.96%，曾经吸烟现已经戒烟的有138人；吸烟人群中，男性吸烟者有1588人，吸烟率为72.02%，女性吸烟者为82人，吸烟率为4.16%，男性远远高于女性。在男性人群中，40~50岁年龄段吸烟率最高。吸烟人群的平均年龄为51.49岁，平均吸烟年限17.34。吸烟者平均周吸烟量为63.39支。现有85人吸烟叶，平均吸烟叶量为499.03克/月。调查者中，吸烟的危害和健康行为知晓率为48.0%，有意愿戒烟的有359人，现已采取戒烟行为的有262人，有19人采用药物戒烟的方式戒烟。

(2) 饮酒情况

调查人群中，共有饮酒人数（饮酒数＝每天饮酒＋偶尔吸烟＋已戒酒的人数）为1069人，其中每天饮酒者231人，占21.61%；饮酒率为25.58%（与体检数据接近）；其中，男性饮酒者979人，饮酒率为44.39%，女性饮酒者90人，饮酒率为4.57%，男性高于女性。在男性人群中，40~50岁饮酒率最高。在饮酒种类中，饮用白酒（大于42度）的比例最高，为66.64%；饮用频率最高为7天/周，最低为1天/周。饮用量最高为900克/次，均值为114.5克/次，饮用频率最低的是米酒、青稞酒，两者饮用比例均低于0.31%。

(3) 饮食情况

食用人数最多的是猪肉，比例为98.76%，食用猪肉的平均频数为1.47次/天，平均用量为2.20两/天；食用蔬菜、水果的比例为93.11%和81.17%，食用新鲜蔬菜的平均频数为1.68次/天，平均用量为2.02两/天，各类食物的食用情况详见表13。

8. 睡眠状况

调查者中，每天睡眠在8小时以下的有3158人，所占比例为75.57%，8~10小时的有861人，比例为20.60%，平均睡眠时间为8.02小时。

9. 身体活动情况

调查者中，进行高强度工作的有1698人，一周平均时间为3.68天，每天的

表13 饮食情况调查

单位：次，%

食用种类	频数	比例
猪肉（按生重记录）	4127	98.76
牛羊肉等畜肉（按生重记录）	1524	36.47
禽肉（按生重记录）	2653	63.48
水产品（按生重记录）	2519	60.28
新鲜蔬菜	3891	93.11
新鲜水果	3392	81.17
含糖碳酸饮料（250ml/杯）	1105	26.44
果汁/果味饮料	1581	37.83

平均时间为4.12小时;中等强度工作的有3187人,一周平均时间为4.38天,每天的平均时间为3.43小时。交通性活动的有2723人,一周平均时间为4.16天,每天的平均时间为1.54小时。进行高强度锻炼的有148人,一周平均时间为3.32天,每天的平均时间为2.81小时;进行中等强度锻炼的有379人,一周平均时间为3.99天,每天的平均时间为1.89小时。调查人群的总静态时间均值为4.05小时。

10. 食盐情况

调查人群中,知道中国膳食指南推荐成人食盐量的有1382人,比例为33.07%,知道食盐易患高血压的人有2093人,比例为50.08%。不清楚食盐过多会导致身体危害的有1878人,比例为44.94%。愿意改变重口味习惯并减少食盐用量的有3594人,所占比例为86.00%。本次调查结果显示烹调食物时少放盐是人们最常采用的控盐措施。采取的控盐措施详见表14。

11. 接受健康教育形式及保健服务需求情况

在本次调查中,群众在基层医疗机构接受过的健康教育形式主要是健康教育教材和面对面健康咨询,其次为健康讲座(见表15)。群众认为其最需要的健康保健服务是定期体检,其次是简单的卫生保健服务(见表16)。

表14 食盐用量情况调查

单位:次,%

采取的控盐措施	频数	比例
未采取任何措施	2409	57.40
减少外出吃饭	439	10.46
烹调食物时少放盐	1442	34.36
少吃含盐高的食物,如腌制食品、豆腐乳、咸鸭蛋、大酱、黄酱等	995	23.71
在餐桌上吃饭时不在额外加任何盐	654	15.58
食用限盐工具	512	12.20
食用低钠盐	154	3.67
其他	20	0.48

表15 群众接受健康教育的形式调查情况

单位：次，%

接受健康教育形式	频数	比例
健康教育材料	2751	65.83
健康教育录像	975	23.33
面对面健康咨询	2536	60.68
健康讲座	1381	33.05
扫盲夜校	354	8.47
健康院坝会	529	12.66
健康互助协会	201	4.81

注：扫盲夜校、健康院坝会、健康互助协会是我县全民预防保健开展的健康教育新形式。

表16 群众需求保健服务情况

单位：次，%

需要的健康保健服务	频数	比例
定期体检	3312	79.25
提供健康咨询和指导	2320	55.52
个人保健知识健康教育	2031	48.60
简单的卫生保健服务(测量血压、血糖)	2803	67.07
健康管理服务	1383	33.09

12. 防病知识获取情况

群众的健康知识获取的主要来源渠道是医疗卫生人员，其次是电视。群众健康知识获取途径情况详见表17。

表17 群众健康知识获取途径情况

单位：次，%

获得健康知识途径	频数	比例	获得健康知识途径	频数	比例
电视	3031	72.53	同事或亲友	844	20.20
医疗卫生人员	3555	85.07	墙报	342	8.18
广播	510	12.20	宣传传单	1266	30.29
报刊书籍	589	14.09	健康讲座	759	18.16
学校或单位	296	7.08	其他	89	2.13

13. 慢病相关知识、态度、行为情况

根据吸烟、饮酒行为，高血压防治知识，糖尿病防治知识，体育锻炼及营

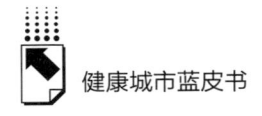

养膳食内容设置调查题目,调查结果显示在本次调查的4179人中,吸烟的危害和健康行为知晓率为48.01%,知晓中国膳食指南推荐成人食盐量的有1382人,知晓率为33.07%,知道食盐易患高血压的人有2093人,知晓率为50.08%。按照《中国慢性病防治工作规划(2012~2015年)》中的"慢性病防控核心信息人群知晓率达50%以上"要求,这次调查吸烟的危害和健康行为的知晓率和人群食盐知晓率仍低于50%的目标。

14. 健康素养调查结果

(1)叙永县居民基本知识和理念素养水平为9.5%,健康生活方式与行为水平为49.5%,基本技能素养水平为16.0%,男女差别不大,文化程度越高,健康素养水平越高。

(2)叙永县居民六大健康素养水平由高到低为:健康信息素养(44.4%)、安全与急救素养(34.9%)、慢性病防治素养(31.4%)、传染病防治素养(30.5%)、科学健康观(14.1%)和基本医疗素养(9.5%)。慢性病防治和安全与急救素养男性高于女性,其余则是女性高于男性,年轻人高于老年人,文化程度越高,健康素养水平越高。

四 成效分析

(一)"三集中"提高服务效率

通过整合资源、统筹时间、固定场所进行集中体检、集中管理、集中宣教"三集中"工作方式,节省人力成本、交通成本,解决乡村医生配备不足的问题。体检覆盖率、健康管理依从性、群众健康知识知晓率都明显提高,调查发现,群众慢性病防控核心信息知晓率接近50%,基本达到国家的要求[1],各项健康素养指标基本达到国家2015年的指标[2]。

---

[1] 《关于印发〈中国慢性病防治工作规划(2012~2015年)〉的通知》,http://www.nhfpc.gov.cn/zhuzhan/wsbmgz/201304/b8de7b7415ca4996b3567e5a09e43300.shtml。
[2] 《国家卫生计生委关于印发〈全民健康素养促进行动规划(2014~2020年)〉的通知》,http://www.nhfpc.gov.cn/xcs/s3581/201405/218e14e7aee6493bbca74acfd9bad20d.shtml。

（二）重心下沉，提高健康服务的可及性

开展全民预防保健工作的目的是着力提高人民群众健康水平，有效遏制"因病致贫、因病返贫"问题，全面推进全民预防保健工作重点在农村，难点在农村。目前，全县231个行政村已实现了行政村村卫生计生站的全覆盖，403个村卫生计生站全部达到甲级村卫生计生站标准，全县有在岗村医生618名，预防保健工作以农村居民为主要服务对象，以村卫生计生站为主要服务机构，距离村卫生计生站30分钟内路程的农户以集中管理为主，距离村卫生计生站30分钟以上路程的农户，由村医生上门服务，让老百姓在家就能享受优质的医疗和预防保健服务，提高了预防保健服务的可及性。

（三）整合资源，提升基层医疗机构服务能力和水平

医疗机构健康体检质量及健康管理水平关系到群众健康管理效果，与群众依从性密切相关，是预防保健工作成败与否的关键环节。针对基层业务人员少，技术水平低的现状，统筹整合市、县、乡、村各级医疗卫生资源，抽调市、县91名临床医务人员以"师带徒"的方式参加预防保健工作，实现临床与公共卫生工作的有机结合，较好地提升了基层医务人员的健康管理与服务水平。

（四）社会效益初步显现

一是全民预防保健是一项"群众满意工程"。抽样调查显示，群众对政府的健康政策满意率在95%以上。二是全民预防保健是一项"作风改进工程"。各级机关干部和医务人员主动面向基层、服务基层，增进了群众对党和政府的信任感和支持度，为建设健康城市提供了坚实的群众基础。三是全民预防保健是一项加快脱贫步伐、同步奔小康的"扶贫攻坚工程"。通过全民预防保健工作的开展，贫困患者得到了及时的帮扶救助，群众患疾病或小病拖成大病的人数将明显减少。

五 问题与讨论

（一）人才队伍建设亟待加强

由于叙永县经济基础薄弱、条件差、待遇低等因素，医卫人才"引不进、

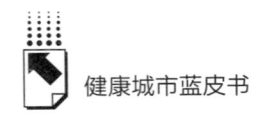

留不住"的问题比较突出，目前，全县有注册乡村医生1170人，实际在岗618人，乡村医生平均年龄47.2岁，仅靠现有的乡镇、村医生队伍，无法满足预防保健工作需要。经测算，开展全民预防保健工作新增加的服务内容，乡镇卫生院需增加医务人员250人，每服务1000人需增加村医生1.17名，按常住人口45.2万测算，还需增加乡村医生528名。

（二）资金保障存在一定压力

按照"保基本、广覆盖、可持续"的原则开展预防保健服务，贫困地区财政承担存在一定压力。从试点来看，开展常态化体检，县级财政每年承担2145万元，仅此一项就占2014年全县地方公共财政收入的3.6%，这对贫困地区而言，仍是一笔不小的开支。

（三）群众对健康管理重要性的认识有待提高

群众健康知识匮乏，加之物质条件差、生活水平低，群众健康意识不强，喜食高油高盐、腌制品和抽烟喝酒等习惯普遍存在。通过健康教育促使个体、群体和社会行为的改变，是一个漫长、艰难的过程，更是一项社会系统工程，具有长期性、复杂性和艰巨性，需要社会各个"健康细胞"都发挥作用。

（四）基层医生健康管理能力尚不足

健康管理的对象多为慢性病患者、老年人、高危人群等。健康管理内容涉及预防、保健、康复、健康教育和健康促进多方面的专业知识。基层医务人员、乡村医生业务水平不高，培训有限，健康管理知识缺乏，难以胜任健康管理工作。

六　建议

（一）强化对农村卫生人才的培养

一是国家应加大对贫困地区专科和中专免费医学生的培养力度。建议将国家级贫困县专科和中专的免学费医学学生，统一纳入中央财政补助范围，以培养一支稳定的乡村医生队伍。二是提高乡村医生培训补助标准。财政部、卫生部2004年下达了关于公共卫生服务补助资金的通知,明确了乡村医生的培训补助经费标准为40元/(天·人),至今未调整。应参照市级机关三、四类会议标准,将补助经费提高到380元/(天·人)。

(二)充实乡村医生队伍

随着人口自然增长及公共卫生项目内容增多,乡村医生能力和数量不能满足群众的健康需求,每千人里乡村医生应达到1.7名。

(三)加大对卫生事业的投入

一是将贫困县卫生预防保健服务体系建设纳入中央对地方均衡性转移支付,将贫困县开展全民体检、健康管理、设施设备购置和阵地建设、新增预防保健人员经费等支出,纳入中央对地方均衡性转移支付中的"医疗卫生标准财政支出"进行测算,由中央财政给予均衡性转移支付支持。或者对国家级贫困县设立卫生预防保健服务体系建设专项补助资金,中央财政承担80%,省、市、县等地方财政承担20%。二是加大公共卫生经费投入力度。以2015年为标准,将贫困地区公共卫生经费标准从40元提高到93元,以满足全民预防体检所需费用。三是医保投入。调整医保基金的支出结构,在基金中按一定比例提留健康管理基金用于健康体检和健康管理。

(四)建立完善全民预防保健服务体系

坚持政府主导、部门合作、全社会参与的工作机制。叙永县开展的贫困地区全民预防保健,探索建立新的健康管理工作模式,实现整合医疗卫生资源,优化医疗卫生服务,加强医防结合,实现全人群、全生命周期健康管理,减少疾病发生,是实现健康城市建设的有效途径。

B.15 2012～2015年金昌市建设健康城市案例介绍

姚发岐 赵有成*

摘 要: 目的:分析金昌市建设健康城市工作情况,为全面优化城市软环境和提升软实力,突出城市特色,营造生态宜居,创建宜于旅游和创业的最佳人居环境提供科学依据。方法:对各成员单位对健康城市方案的落实完成情况的督查考核结果、年度工作情况进行资料收集分析。结果:金昌市建设健康城市总体还处于探索阶段。通过营造健康文化、改善健康环境、优化健康服务、培育健康人群、构建健康社会,大力开展"健康示范单位"和"健康示范家庭"创建活动,各项工作都取得明显成效,城乡人居健康环境逐步改善,广大人民群众的健康素养逐步提高,各项量化指标基本都达到预期目标,同时也存在许多问题。建议:加强探索研究,形成科学机制。

关键词: 健康城市 城市特色 科学机制

一 城市简介

金昌市1981年建市,地处甘肃省河西走廊东段、祁连山北麓、阿拉善台地南缘,北、东与武威市民勤县相连,东南与武威市凉州区相靠,南与张掖市肃南

---

* 姚发岐,金昌市爱国卫生运动委员会办公室主任,主要研究方向为爱国卫生、国家卫生城市创建和健康城市建设;赵有成,金昌市健康教育所所长、副教授,主要研究方向为健康教育与健康促进。

裕固族自治县相接，西南与青海省门源回族自治县搭界，西与张掖市山丹县、民乐县接壤，西北与内蒙古自治区阿拉善右旗毗邻。现辖一县一区（永昌县、金川区），总面积8896平方公里①，总人口47万②，先后被命名为全国文明城市、国家卫生城市、国家园林城市、国家公共文化服务体系示范区、全国残疾人工作示范城市、全国未成年人思想道德建设先进城市，连续六次荣获"全国双拥模范城"称号，多次被评为全省社会治安良好地区和维护稳定工作先进地区。

金昌是中国最大的镍钴生产基地、铂族贵金属提炼中心和全国资源综合利用三大基地之一，被誉为"祖国的镍都"，有色金属资源得天独厚。先后被确定为国家新材料产业化基地、国家新材料高技术产业基地、国家新型工业化示范基地、全国工业固废综合利用示范基地、创建国家循环经济示范城市、国家新型城镇化综合试点城市。邓小平同志1966年视察金昌时，称为"难得的金娃娃、祖国的聚宝盆"。

金昌是典型的资源型城市，部分行业产能过剩，三次产业比例失调，经济受主导工业产品价格波动影响很大。近年来，我们不断深化市情认识，主动适应经济发展新常态，提出"紧紧围绕全面建成小康社会目标，坚持发展第一要务，强化质量为先、生态为重、创新为魂、民生为本理念，重点推进结构调整、循环发展、城乡统筹、环境优化、治理创新，加快经济转型和城市转型，建设繁荣文明和谐现代金昌、宜居宜业宜游幸福家园"的总体发展思路，工作中牢固树立绿色发展、循环发展、低碳发展理念，加快转变发展方式，调整优化产业结构，在稳定发展一产、做精做高二产的同时，大力发展以文化旅游为主的第三产业，促进全市经济、社会、资源、环境协调可持续发展，着力打造"紫金花城"，让金昌成为百姓热爱、游客向往的美丽之都、浪漫之都，成为国内外客商投资兴业的热土、创业发展的乐园，初步探索出了一条典型的资源型城市可持续发展的新路子。

二 建设健康城市发展概述

建设"健康城市"是世界卫生组织为应对城市化给人类健康带来的挑战

---

① 资料来源于2014年金昌市统计年鉴。
② 资料来源于2014年金昌市统计年鉴。

所倡导的一项全球性行动战略，也是中国城市建设科学发展的必然选择。在快速城市化的进程中积极开展健康城市建设，不仅有利于提高中国城市的文明程度和市民的健康水平，而且符合中国构建社会主义和谐社会的根本要求。金昌是一座典型的资源型工业城市，地处西北内陆，风大沙多，降水少，自然条件差，生态环境脆弱；同时金昌又是工矿城市，先有企业，后有城市，过去的城市规划布局不够合理，生活区和生产区相互交织，城市管理有很大的难度。为了不断创造和改善我市自然环境、社会环境，并不断扩大社会资源，使人们在享受生命和充分发挥潜能方面能够相互支持，巩固发展"国家卫生城市"成果，切实提高全市人民群众的整体健康水平，突出城市特色，进一步建立和完善适应金昌市经济社会发展需要的健康保障工作体系，2012年，金昌市委、市政府提出了建设健康城市的目标。在没有考核指标、建设标准的情况下，我们积极学习借鉴试点城市的工作经验，充分考虑市情实情，在以人为本、科学发展的前提下，制定富有特色的建设健康城市标准。从解决人民群众最关心的健康问题入手，研究制定实施方案，成立组织领导机构，建立健全工作制度，广泛宣传普及健康知识，努力营造健康文化、改善健康环境、优化健康服务、培育健康人群、构建健康社会，大力开展"健康示范单位"和"健康示范家庭"创建活动，经过近年来的努力，各项工作都取得明显成效，健康环境逐步改善，广大人民群众的健康素养逐步提高，通过综合考评，各项量化指标基本都达到预期目标（见表1）。

表1 金昌市建设健康城市综合指标

项目	指标
环境指标	
1. 全年空气质量优良天数比例	86%
2. 集中式饮用水水源地水质合格率	100%
3. 全市地表水环境功能区水质达标率	100%
4. 生活垃圾无害化处理率	100%
5. 生活污水集中处理率	89%
6. 医疗废弃物处理率	100%
7. 区域环境噪声平均值	小于53分贝

续表

项目	指标
环境指标	
8. 建成区绿化覆盖率	37%
9. 人均公园绿地面积	19m²
人群指标	
10. 每周运动3次以上，每次运动30分钟以上的人群比例	46%
11. 人均期望寿命	74岁
12. 有劳动能力的残疾人就业率	88%
13. 残疾儿童少年义务教育入学率	92%以上
14. 新生儿出生缺陷发生率	16‰以下
15. 已婚育龄妇女妇科病检查覆盖率	53%
16. 重性精神疾病患者规范管理率和显好率	75%、45%以上
17. 婴儿死亡率	小于等于10‰
18. 孕产妇死亡率	22/10万
19. 公民健康基本知识知晓率	91%以上
20. 居民健康生活方式与行为形成率	84%
21. 居民健康基本技能掌握率	83%
22. 居民综合健康素养率	8.2%
服务指标	
23. 预防接种规范，安全注射率	100%
24. 人均体育设施用地面积	2.1m²
25. 每千人拥有医疗床位数	4.5张
26. 每千人拥有执业医师(助理)数	2.9人
27. 每千人拥有执业护士数	2.3人
28. 城市居民健康档案建档率	86%以上
29. 城市居民艾滋病基本知识知晓率	68%
30. 临床用血来自无偿献血率	100%
31. 每百名老人拥有养老机构床位数	1.3张
社会指标	
32. 城镇居民最低生活标准	比上年度提高10%
33. 城市居民基本医疗保险参保率	95%
34. 亿元GDP生产安全事故死亡率	小于0.2%
35. 各类食用农产品监测平均合格率	98%以上
36. 符合社会救助条件的困难群众的救助率	100%
37. 符合医疗救助条件的困难群众的救助率	100%
38. 各类加工食品监测平均合格率	93%

续表

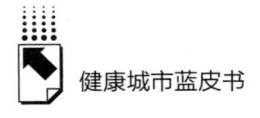

项目	指标
社会指标	
39. 室内公共场所和工作场所全面禁止吸烟	全面达标
40. 保障性住房建设	15.78万平方米
民意指标	
41. 对卫生服务满意程度	86%
42. 对环境质量满意程度	78%
43. 对城市清洁满意程度	90%
44. 对食品安全满意程度	75%
45. 对社会保障满意程度	80%
46. 对社会治安满意程度	88%

注：资料来源于2014年金昌市建设健康城市各责任单位工作总结，其中六项民意指标是相应责任单位通过对金昌市居民和外来人员进行民意测评的结果。

三 工作开展情况及取得的成绩

建设健康城市各成员单位结合实际，研究制定具体的工作方案，突出了工作重点。对照指标任务，积极开展建设活动，真正做了一些人民群众得实惠的具体工作，具体体现在以下几个方面。

（一）营造健康文化

一是在全市组织开展健康教育进机关、进社区、进学校、进企业、进农村等巡讲活动，聘请国家级专家开展全市公务员心理健康讲座；开展了食品药品健康生活大讲堂活动。二是充分发挥社区、学校、医院、企事业单位等行业的教育引导作用，积极开展"健康心理知识普及""小手拉大手"等活动，引导市民形成"合理膳食、适量运动、戒烟限酒、心理平衡"的正确健康观，不断提升了城乡居民的健康素养。居民健康基本知识知晓率超过91%[1]，健康生

---

[1] 资料来源于2014年金昌市爱卫办。

活方式形成率达到84%[1]、综合健康素养率达到8.2%[2]。以学生健康为中心，开展素质教育，加强学生健康教育和安全管理，设立心理咨询室，配备心理咨询师，做好中小学生心理健康教育工作，开齐开足学校健康教育课程，学校健康教育课程开课率达到100%[3]、中小学生健康知识知晓率达到88%[4]、健康行为形成率达到83%[5]。积极开展控烟宣传和"无烟单位"创建活动，继续实施公共场所、医疗卫生单位全面禁烟活动。三是深入实施了全民健康工程和全民健身行动，大力推行"每天锻炼一小时，饮食运动两平衡，健康生活一辈子"的"健康121"行动。加大社会体育、文化指导员培训力度，积极开展了健身操、广场健身舞、体育竞技、文艺会演等丰富多彩、有益大众身心健康的文体活动，把健康理念融入群众的日常生活中。健全全民健身组织网络，配套完善城乡公共体育场地设施，人均体育设施用地面积达到2.1平方米[6]，80%[7]以上的社区建有体育健身设施；经常参加体育锻炼的人数比例达到46%[8]以上，加大社会体育指导员培训力度，每千人口至少要有2名[9]社会体育指导员。

（二）开展"健康示范单位"和"健康示范家庭"建设活动

相关责任单位按照任务分工和"健康示范单位""健康示范家庭"建设标准，确定示范单位，结合实际情况，加大工作投入，积极探索示范单位的建设经验，以点带面，示范引路，进一步加强健康环境建设。领导小组办公室和市委、市政府督查室定期开展督导检查并进行了考核验收，部分单位符合"健康示范单位"建设标准，昌文里社区有20个家庭符合"健康示范家庭"建设标准，获得了命名奖励。2015年，根据建设标准，金川区政府负责建设一个

---

[1] 资料来源于2014年金昌市爱卫办。
[2] 资料来源于2014年金昌市爱卫办。
[3] 资料来源于2014年金昌市教育局。
[4] 资料来源于2014年金昌市教育局。
[5] 资料来源于2014年金昌市教育局。
[6] 资料来源于2014年金昌市体育局。
[7] 资料来源于2014年金昌市体育局。
[8] 资料来源于2014年金昌市体育局。
[9] 资料来源于2014年金昌市体育局。

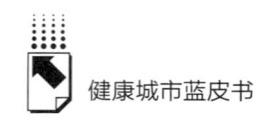

健康市场、2个健康社区、150户健康家庭；市商务局负责建设2个健康商场；市食品药品监管局负责建设2个健康饭店；市旅游局负责建设2个健康宾馆；市卫计委负责建设2个健康医院；市教育局负责建设2个健康学校；市工信委负责建设2个健康企业；市爱卫办负责建设5个健康机关。

（三）构建健康社会

积极推广健康食品、绿色食品，提高农产品质量安全水平。在商场、集贸市场、"五小"行业等公共场所，大力宣传倡导健康消费，健康饮食。实施牛羊定点屠宰场的升级改造，扎实推进"放心肉"体系建设。加强食品药品安全监管，集中开展了"五小行业"专项整治行动。严格食品生产、流通和消费环节管理，加强药品源头管理，严格药品经营企业市场准入、药品经营许可和药品经营企业规范认证工作，实施药品电子监管，国家基本药物生产品种抽验覆盖率达到100%[1]。加大药品流通环节监管，强化药品经营企业管理，规范经营行为。全市药品批发、零售企业的监督检查覆盖率达到100%[2]。坚持推进农业标准化生产，提高农产品质量安全水平；倡导使用无公害农产品和绿色食品，各类实用农产品监测平均合格率达到98%[3]以上，化肥、农药等农业投入品按标准使用。深入实施"放心粮油""放心早餐"工程。加大药品流通环节监管，组织开展了饮食用药安全知识进机关、进企业、进农村、进学校、进社区活动，帮助群众增强用药安全意识，确保了人民群众的饮食和用药安全。加强维护交通秩序，强化交通运输安全管理，规范运输企业、客运站营运秩序，切实抓好驾驶员培训市场整顿规范工作。强化安全教育培训，开展专项整治行动，加强安全生产监督管理，有效遏制重特大安全生产事故的发生，全市亿元GDP生产安全事故死亡率控制在0.2%[4]以下。加强企业基础管理，坚持项目建设"三同时"制度，以人人享有职业病防护为目标，维护职工合法权益。加强和改进社会管理，排查化解各类社会矛盾和民间纠纷，加大社会治安综合治理力度，加强综合协调和整体联动，推动城市管理常态化，营造了社会安定、人民安康的良好局面。

---

[1] 资料来源于2014年金昌市食品药品监管局。
[2] 资料来源于2014年金昌市食品药品监管局。
[3] 资料来源于2014年金昌市农牧局。
[4] 资料来源于2014年金昌市安监局。

（四）开展健康服务

发挥社区、医疗卫生服务机构的作用，进一步完善了居民健康档案，城市居民健康档案建档率达到86%[1]以上。积极开展了常见疾病干预措施进社区、进学校等活动，组织实施了重大疾病防控和国家免疫规划、农村妇女住院分娩等重大公共卫生项目，保证城乡居民都能享受基本公共卫生服务，切实提高了疾病预防控制检验检测和应急处置能力。切实加强公共卫生服务工作，通过推进疾病预防控制、卫生监督、妇幼卫生"三网"监督等工作，使婴儿死亡率小于等于10‰[2]，5岁以下儿童死亡率小于14‰[3]，孕产妇死亡率降至22/10万[4]，临床用血来自无偿献血率达到100%[5]，已婚育龄妇女妇科病检查覆盖率达到53%[6]。适龄儿童免疫规划疫苗接种率超过90%[7]，制定流动人口免疫规划管理办法，居住满32[8]个月以上的适龄儿童建卡、建证率超过95%[9]。严格执行现行国家计划生育政策，积极开展优生优育优教宣传，继续稳定低生育水平，不断优化人口结构。建立健全覆盖城乡居民的基本医疗卫生制度，积极实施基本药物零差率销售，确保医改成果惠及更多的市民。进一步建立健全医疗卫生服务体系，完善基本医疗保障制度，扩大城镇职工、城乡居民医保覆盖面，逐步提高新型医疗保障管理水平和待遇，城市居民基本医疗保险参保率达到95%[10]；加强医德医风建设，居民对卫生服务满意程度达到86%[11]，逐步提高了新型医疗保障管理水平。统筹抓好涉及社会保障、扩大就业、就医就学、社会救助、残疾人救助、住房保障等各项社会事业，进一步建立健全了养老、工伤、失业等多种社会保障制度，不断提高保障标准，扩大保

---

[1] 资料来源于2014年金川区政府。
[2] 资料来源于2014年金昌市卫计委。
[3] 资料来源于2014年金昌市卫计委。
[4] 资料来源于2014年金昌市卫计委。
[5] 资料来源于2014年金昌市卫计委。
[6] 资料来源于2014年金昌市卫计委。
[7] 资料来源于2014年金昌市卫计委。
[8] 资料来源于2014年金昌市卫计委。
[9] 资料来源于2014年金昌市卫计委。
[10] 资料来源于2014年金昌市人社局。
[11] 资料来源于2014年金昌市人社局。

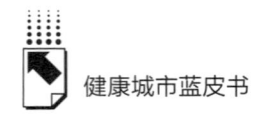

障覆盖面,城镇职工基本养老保险覆盖率达到96.5%①,城镇居民基本养老保险覆盖率达到82%②以上。加大对农村"五保"和城镇"三无"对象救助帮扶工作力度,扩大医疗救助、就业援助、司法援助和教育援助的救助范围,通过就业培训,创新就业模式,拓宽劳务输出渠道等措施,为农民工进城就业营造良好的环境,促进农民工就业。着力改善预防控制、妇幼卫生、卫生监督、计划生育等专业公共卫生机构设施条件,切实提高城乡医疗机构救助能力,加强残疾人康复设施建设,实现残疾人"人人享有康复服务"目标,维护残疾人的社会权利,使有劳动能力的残疾人就业率提高至88%③,残疾儿童少年义务教育入学率超过92%④。

(五)改善健康环境

进一步巩固创建国家卫生城市成果,严格落实长效管理机制,解决城市管理重点、难点问题,不断提升城市管理水平。结合创建国家环保模范城市工作,大力实施"蓝天保护工程",加大环境污染治理力度,综合改善大气质量,全年空气质量优良天数比例达到86%⑤,使市区环境空气质量稳定达到二级标准。加强集中式饮用水水源地保护监测,实施一、二级水源地保护区内污染整治,城市备用水源地建设和生态建设,确保集中式饮用水水源地水质合格率稳定保持在100%⑥。大力发展循环经济、生态农业,倡导绿色消费、低碳生活。组织实施文明交通行动、城市绿化亮化、基础设施建设维护、公共秩序优化、公共行为规范等专项活动,区域环境噪声平均值小于53⑦分贝。大力实施了城市"美化、绿化、亮化"工程,美化人居环境,加强城市绿化建设,建成区绿化覆盖率达到37%⑧,人均公园绿地面积达到19平方米⑨。以城区道

---

① 资料来源于2014年金昌市人社局。
② 资料来源于2014年金昌市人社局。
③ 资料来源于2014年金昌市残联。
④ 资料来源于2014年金昌市残联。
⑤ 资料来源于2014年金昌市环保局。
⑥ 资料来源于2014年金昌市环保局。
⑦ 资料来源于2014年金昌市环保局。
⑧ 资料来源于2014年金川区政府。
⑨ 资料来源于2014年金川区政府。

路、居民区、农贸市场、城市出入口、城乡接合部为重点，综合整治城乡环境卫生。加强建筑工地文明施工监督管理，做到圈围施工、墙体美观。深入推进城乡环境卫生整洁行动，开展病媒生物防制、农村改水改厕工作，配套完善城乡环卫基础设施，逐步提高了城乡生活垃圾、污水收集、转运、处置能力，城区生活垃圾无害化处理率达到100%[①]，生活污水集中处理率达到89%[②]。着力构建以公共租赁房、经济适用房、限价商品房为主体的多层次住房保障体系，进一步加大棚户区改造力度，完善保障性住房管理办法和相应配套政策，切实扩大保障性住房覆盖面。大力发展循环经济、生态农业，建设环保、节水和循环利用的可持续发展城市，营造了生态宜居、宜于创业的最佳人居环境。

四　存在的问题

建设健康城市是一项推进金昌市社会文明进步、让广大人民群众真正得实惠、建设和谐宜居现代金昌的民生工程，与金昌市当前"紫金家园、生态绿城"的发展精神一致。同时，我们也要认识到，建设健康城市工作还处在起步和探索阶段，还没有科学规范的指标体系和评价体系，完全是"摸着石头过河"。我们的基础还很薄弱，一些部门和单位对建设健康城市工作的重要意义认识不足，工作中缺乏主动性和创新性，各项工作有待进一步深化；科学有效的日常管理长效机制还没有形成，有些地方的卫生状况出现反复和滑坡，群众的卫生防病意识、卫生公德意识和健康素养水平有待进一步提高；健康管理还不够科学，没有真正形成健康的人群、健康的环境和健康的社会；城市规划还不完善，城市管理的精细化、规范化水平不高，医疗卫生发展不平衡，城市环卫基础设施不完善，城市环境污染、食品安全、市场管理、公共卫生、社会治安、劳动就业、社会救助、教育资源共享、公共交通等问题仍然存在；影响群众健康的因素仍然较多，慢性病防治、意外伤害预防等工作有待加强，群众反映强烈的一些热点、难点问题还有待进一步解决等。

---

① 资料来源于2014年金川区政府。
② 资料来源于2014年金川区政府。

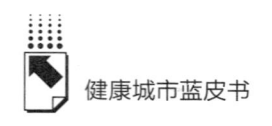

五　对策建议

(一)突出重点难点，扎实推进建设工作

在建设工作中既要统筹规划、整体推进，又要与日常工作紧密结合，突出重点、抓住关键，切实让广大群众在建设健康城市工作中受益。一要注重解决好人民群众关心关注的突出问题。在建设工作中要把与人民群众健康息息相关的重点难点问题解决好，尽最大可能满足人民群众的健康需求，努力创造人与自然和谐的良好环境。要广泛听取民意，切实处理好突出矛盾和老大难问题，各相关部门各尽其责，协调配合，下决心、下功夫抓好治脏、治乱、治差、治污、治堵"五治"专项行动。二要注重强化基础性工作。人民群众健康水平的高低，与一个地方的经济发展水平、社会保障体系、公共卫生条件、生态环境等有直接的关系，要以促进社会和谐为重点，进一步建立健全养老、医疗、工伤、失业、生育等多种社会保障制度，不断提高保障标准，扩大保障覆盖面；要以打造健康生活环境为切入点，从绿化、饮水和食品安全、交通、住房等多方面为人民群众营造健康的生活环境。大力发展循环经济、旅游产业、生态农业，倡导绿色消费、低碳生活，建设环保、节水和循环利用的可持续发展城市，营造生态宜居，宜于创业的最佳人居环境。三要积极推进社会服务建设和管理创新。要坚持"条块结合、以块为主"的属地化管理原则，切实把工作重心落到社区，重视和发挥社区相关组织的作用。特别是要加快社区卫生服务中心的建设，把工作重点从医疗为主转到集预防、保健、医疗、康复、健康教育和计划生育服务六位一体的工作格局上来。要整合社区卫生、教育、文化和体育等各种资源，提高资源使用效益，充分发挥现有资源在建设工作中的积极作用。要深入开展社会管理创新，建立完善由城管执法、卫生、食品药品监管、质监、工商、公安等部门参加的联合执法机制，加强综合协调和整体联动，推动城市综合管理常态化，解决城市管理重点、难点问题，提升城市管理水平。

(二)要加强组织领导，确保建设活动取得实效

建设健康城市是一项全新的工作，需要政府的支持，群众的参与和社会方

方面面的共同努力。一要加强组织领导。近年来，金昌市通过开展各种创建活动，赢得了深厚的群众基础，也为我们积累了一些成功的工作经验。其中"政府大力主导，社会广泛参与，人人共建、人人共享"是确保各项创建工作有序推进的一条重要原则。金昌市建设健康城市工作领导小组办公室要充分发挥牵头、协调职能，充分调动领导小组各成员单位的工作积极性，扎扎实实配合做好建设工作。要严格落实建设健康城市工作例会制度，领导小组各工作小组和牵头单位要定期召开会议，研究落实工作任务，统筹协调解决工作中遇到的困难和问题。二要分解落实责任。各级各有关部门要坚持"谁主管，谁负责"的原则，根据工作任务，细化分解工作任务，并结合实际，认真研究制定具体的工作措施。要严格实行目标责任制，努力形成一级抓一级，层层抓落实的工作格局。同时，要加强协作、互相配合、协同作战，做到分工不分家，形成推动创建工作的强大合力。三要广泛发动群众。建设健康城市是一项需要广大人民群众和全社会广泛参与的群众性活动。因此，要充分利用报刊、广播、网络等传播媒体，通过各种群众喜闻乐见的方式，大力宣传建设健康城市的意义、目标要求、工作任务和市民的社会责任，使建设健康城市工作家喻户晓。要教育动员社会各方面力量关心、支持和参与建设健康城市工作，努力形成创建工作的强大合力。四要强化政策支持，继续完善工作制度，形成长效管理机制。要把建设健康城市工作经费纳入财政预算，保证建设工作所需资金。要围绕人的全面健康发展，进一步完善城市规划管理、环境保护、公共卫生、文化体育、食品药品监督、社会保障、劳动保护、社会就业、交通安全、社会治安等各项法规制度，切实将各项工作纳入法制化管理轨道；要针对城市发展的新情况、新问题，积极研究、制定有利于健康的各项政策，深化医疗卫生、教育、体育、社会保障与社会救济等体制改革，推进建设健康城市各项工作持续发展。

国外借鉴篇

Reports on Experience & Reference

B.16
加拿大温哥华健康城市规划研究

〔瑞典〕约什·韦恩伯格　荆晶　王微*

摘　要：　加拿大温哥华健康城市策略是世界范围内类似案例的典范。本文主要通过回顾和研究温哥华健康城市策略、温哥华发展健康城市策略的经验，以及其今后10年内系统发展的基本框架，深入研究编撰完成。其中，温哥华健康城市发展的基本框架体现了城市的优先和远大目标，包括具体的、可量化的目标和指标。这一案例分析的目的是希望能够提取适用于北京的经验，可以用于发展自己的健康城市策略。此分析主要关注的是建立策略框架中做出的选择，包括选择目标、定位和指标。根据现阶段健康城市战略规划和温哥华成功经验的

---

* 〔瑞典〕约什·韦恩伯格，斯德哥尔摩国际水科学研究院知识服务部项目经理，主要研究领域包括水—能源—粮食纽带关系、水需求及城市规划等；荆晶，瑞典建筑师协会注册建筑师，斯德哥尔摩艺术与城市基金会国际项目经理，主要专注于儿童人居环境的研究；王微，编审，北京日报同心出版社原副总编辑，中国城市报·中国健康城市研究院特约研究员，研究方向为视觉艺术、平面设计、图书选题策划编辑出版。

深入剖析，本文提供了一些针对初步发展阶段的建议，为北京发展健康城市战略、加速与国内和世界其他城市在针对性学科上的交流提供具有可实施性的参考。

关键词： 温哥华　健康城市　规划

一　温哥华健康城市规划解读

选择加拿大的温哥华来作为研究对象，是因为加拿大与健康城市建设有不解之缘。1984 年，在加拿大多伦多召开的国际会议上，"健康城市"的理念首次被提出。1986 年 11 月 21 日世界卫生组织在加拿大渥太华召开了第一届健康促进国际会议，并由此起草了以健康促进为主题的《渥太华宪章》，以期到 2000 年或更长时间达到人人享有卫生保健的目标，并在之后的近 30 年里，逐渐建立起完善的针对如何定义和规划健康城市的指导理论体系。世界卫生组织通过其健康城市网络统一领导这一领域中最主要的网络和智库。世界卫生组织健康城市框架包括 11 个首要目标，以及一些步骤性的指导建议，帮助世界范围内的其他城市（主要是欧洲城市）建立起城市层面的发展策略和框架（见图 1）。温哥华是典型代表城市。

温哥华是一座海港城市，也是加拿大不列颠哥伦比亚省的首府。温哥华的城区人口有 240 万。它是加拿大第三大城市，也是北美人口密度第四大城市。温哥华有一半以上的人口的母语为非英语。因此，温哥华也被称为全球性的试验城市。

温哥华健康城市战略于 2014 年启动，是三个主要的城市范围可持续发展战略规划之一。这一规划的目标是"通过强有力的、全面的框架，打造健康的居住环境和社区"。温哥华城市委员会通过了"全民健康城市：健康城市战略 2014～2025——第一阶段"。规划流程是由温哥华市政府和健康权威机构（温哥华海岸卫生局）通过两年的时间合作完成。主要手段包括以下几点。

（1）文献参考和专家顾问，决定远景、原则，以及初级目标、定位和指标。

（2）建立指导性框架，包括 20 项健康城市"建设模块"。

健康城市蓝皮书

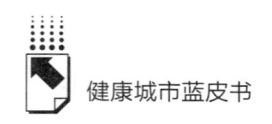

干净、安全、高品质的物理环境（包括住房质量）	通过多种联系、互动、交流形式、广泛接近各类经验和资源	多样化、有活力、有创造力的城市经济
当下稳定、长期可持续发展的生态系统	世界卫生组织健康城市工程 **在城市背景下促进健康** HEALTHY CITIES 2000 世界卫生组织健康城市论文	鼓励同过去、文化和生物遗产、与其他团体和个体的延续性
有力、相互支持、非破坏性的社区		与上述参数和行为相匹配、相促进的城市形态
对于个体生活、健康、幸福相关决策的高度公众参与和管控		全民享有合理的公共健康与疾病治疗服务
满足城市人口基本需要（食物、水、住房、收入、安全、工作）		高度健康状态（包括高度积极健康状态和低疾病状态）

图1　世界卫生组织健康城市提出的11个健康城市首要目标

（3）成立"全民健康城市领导小组"。小组由30名管理者组成，成员来自省、市政府、文明社会组织和"全民健康技术小组"。他们代表了全部城市部门和相关主管部门，如公园和娱乐、公安、经济委员会等。

（4）主办健康城市峰会（2012年和2014年）和公开演讲，展示规划方案，并于专家和其他城市代表交换意见。

（5）开展公众参与、线上线下活动。超过10000人参与提出建议和意见。

发展策略将分为几个步骤实施：第一步决定远景、原则、远期目标、定位和指标，同时包括一系列计划采取的具体措施；第二步由负责人于2015年向城市委员会汇报，并发展第一个四年计划，同时听取相关利益人的顾问意见。实施方案将包括不同方面的一系列具体措施。

关于目标、定位和确定的指标，在表1中有详细说明。另外，此文包括了针对不同领域的背景调研和主要磋商结论，以及面临的具体挑战和政府回复。图2描述了13个健康城市目标（内圈）和温哥华市相关法规（现有和计划未来实施）的关联。这个分析最基本的作用是确定实施措施的有效性，以及未来4年内，健康城市策略需要进一步开展的行动。

表1 目标、定位和确定的指标综述

项目	2025年目标	评价指标
好的开始	温哥华的儿童有最好的享受童年生活的机会	
	85%的温哥华儿童在进入幼儿园时的发育状况，已经达到上学的要求	1. 对学校准备就绪 2. 贫困儿童 3. 符合资质的有质量、可负担、易获取的儿童保育
每个人的家	很多经济适用住房可供所有温哥华人选择	
	1. 到2015年消除无家可归人口 2. 到2021年建成2900套辅助性住房，5000套新社会住房（其中包括1000套单开间酒店式公寓）以及5000套保障性出租房（《住房及无家可归策略》）	1. 每户每月在住房上的花费超过月收入的30% 2. 有庇护与无庇护的无家可归人员* 3. 新辅助性、社会性、安全租赁和第二套租赁住房单元
提供好的饮食	温哥华有一个健康的、合理的、可持续的食品体系	
	到2020年，将城市范围及社区的食品资产至少比2010年水平提高50%（《最绿色城市的实施方案/食品策略/公园委员会本地食品实施方案》）	1. 食品资产 2. 社区食品网络 3. 加拿大国家营养食品篮子工程的健康成本
人口健康服务	温哥华居民享有平等的获得高质量社会、社区和健康服务的条件	
	1. 所有温哥华居民与家庭医生联网 2. 温哥华居民在需要时可以获取的健康服务的百分比，在2014年基础上提高25%	1. 与家庭医生和主要医保供应商的联网 2. 靠近"社区枢纽"（图书馆、社区中心、邻居住房） 3. 需要时可获取的服务 公园委员会休闲设施接入项目的使用率
减少分化幸福工作	温哥华居民有足够的收入满足时常基本需求，同时有很多健康的工作机会	
	1. 减少75%的城市贫困率 2. 每天至少达到3%的中位数收入增长	1. 低收入个体* 2. 中位数收入 3. 收入分布 4. 贫困工作人口 5. 生活工资 6. 工作质量
安全感和融入感	温哥华是一座安全的城市，居民感到有保障	
	1. 让温哥华居民的归属感提高10% 2. 让温哥华居民的安全感提高10% 3. 通过每年减少暴力和贫困犯罪以及性侵犯和家庭暴力使温哥华成为加拿大最安全的主要城市	1. 归属感 2. 安全感 3. 报告犯罪率

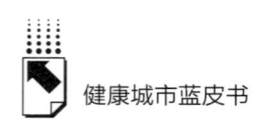

续表

项目	2025年目标	评价指标
培养联系网	温哥华居民联系并参与到与我们相关的各个空间和地点 1. 每个温哥华居民都至少有四个联系人,在他们需要的时候可以寻求帮助 2. 市投票出席人数超过60%	1. 社会支持网络规模 2. 信任感 3. 志愿服务 4. 市投票出席率 5. 原著儿童寄养
动感生活 走向户外	温哥华居民参与充满活力的生活,同时有着独一无二的接近大自然的资源 1. 到2020年,所有温哥华居民的住所,距公园、绿色步道或其他绿色空间步行在5分钟内 2. 到2025年,将温哥华18岁以上居民达到加拿大体育活动指导原则的数量,在2014年基础上提高25%	1. 达到加拿大体育活动知道原则的居民 2. 公园委员会一卡通使用 3. 居民居住地距离公园或其他绿色空间不超过5分钟步行路程(400米) 4. 树冠覆盖率
终身学习	温哥华有平等的获取中心学习和发展的机会 将终身学习的参与人数,在2014年基础上提高25%	1. 互联网接入 2. 阅读习惯 3. 参与学习活动或项目 4. 原住民高中毕业及高等教育完成率
表达自我	温哥华有一个多样性的、蓬勃的文化发展生态,它丰富了每一个居民和旅游者的生活 将公共参与和社区参与艺术和文化的人数,在2014年基础上提高25%	1. 参与艺术与文化活动 2. 艺术家和文化工作者 3. 创意空间和地点
随意走走	温哥华提供安全、有活力和便利的条件,让人们可以享受在城市徜徉 到2020年,让步行、自行车和公共交通变成主要的(超过50%)的交通方式(《最绿色城市的实施方案/交通2040》)	1. 可持续交通模式共享* 2. 有效交通出行数量 3. 交通相关死亡事故
乐在其中	温哥华人可以享受平等的健康环境,乐在其中 1. 在《最绿色城市实施方案》里增加生态多样性的目标和有毒物质预防目标。 2. 温哥华每一个社区的步行指数都不低于70(说明大多数事情可通过步行完成)	1. 社区步行指数

续表

项目	2025年目标	评价指标
全民健康城市的合作领导力	公共、私人和民事部门的领导通过协同合作的方式,不断推进建设一个健康的温哥华的目标	
	在第二阶段中,90%的"人人行动"将实施	1. 参与健康城市领导力圆桌会议 2. "人人行动"的实施 3. 广泛合作评价

* 为了提高和支持温哥华建立和谐城市的目标,这些指标的跟踪应当包含原住民人口。

温哥华健康城市策略为北京提供了有用的学习参照,以及可能借鉴的模型。主要包括四个方面。

(1) 温哥华策略中,健康环境、健康社区、健康居民三个"基础模块"可以直接移植到北京和其他城市。对于任何一座城市而言,这几项是普遍意义上符合逻辑的核心组件。然而对于具体问题的评价和确定,还需要建立在对城市的具体分析及对利益相关者的咨询基础上。

(2) 温哥华对于健康城市的"广义"的理解。健康城市策略是温哥华三项城市重要规划之一,并且以此为首要方针,指导城市层面的其他策略和实施措施。大多数目标和指标是建立并统一于现有实施规划和策略上的。这对于规划项目的顺利实施及成本效率的把控是十分重要的。

(3) 给每个具体的目标和实施方案都要有清晰的角色定位和权责分配。温哥华在具体项目上指定了具体介入的执行合作伙伴与机构。这对于高效执行策略来说非常重要,同时也有利于城市其他行政部门的支持与配合。

(4) 给立法流程的发展和执行制定清晰的时间节点,对于立法的发展和规划不能急功近利。温哥华留出了两年的时间作为发展策略的接受期,同时将计划执行分为不同阶段。其中,第一年为每个目标、定位和指标制定具体的方案和规划。并将此作为第一个四年计划的开端。这样明智的考虑有利于各政府部门协同合作,同时保证执行过程从开始就是正确的。

二 温哥华健康城市规划的经验借鉴

这一章节用国际上建设健康城市的经验,尤其以温哥华为例,为北京提供具体的分析和建议。

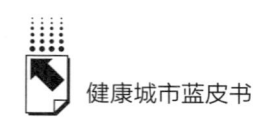

（一）对健康城市的理解

（1）城市对于发展健康城市的理想相似，但是它们的策略都不相同。要推行更健康的城市发展和城市人口策略，需首先了解城市面临的主要威胁，以及从何入手来强调这些问题。没有一成不变的发展蓝图，但是借鉴有价值的经验，有助于制订针对具体城市问题的计划。

（2）健康城市发展策略可以是跨越多领域的，也可以为城市提供远景目标。协调并融合其他相关城市规划方针是制定一个高效发展策略的必要组成部分。这些相关规划包括绿色建筑、健康教育、减少污染等。

（3）对于评价城市健康指数的指标，最重要的是看哪些指标与城市发展的首要目标相吻合，由此获得最大的健康效益。世界卫生组织框架给出了53个建议指标，这些指标分为四大类：健康、健康服务、环境问题—空间规划/污染控制、环境问题－社会经济相关。关于这些指标已有很详细的指导建议信息和衡量标准。然而从温哥华的经验来看，当这些指标遵从于城市的上位规划和目标时是最有效的。因为这样，主要的措施便于实施，而且整个流程可以在相应领域被衡量。

（二）从温哥华健康城市规划的经验得到的启发

（1）温哥华健康城市规划总结的五个成功关键点：①对主要挑战和基准线评价的准确诊断；②充足的投资保证发展措施的顺利实施；③对于现有政策的预先评价，做到与之相关方面的兼容和协作；④合理支配责任部门与参与的合作伙伴；⑤市长办公室坚定和强有力的领导。

（2）温哥华策略中的一些内容可以直接为北京所借鉴。然而其框架结构和背后的发展规划实施流程更值得学习。北京可以合理地设计自己的策略，但是有很多方面可以借鉴温哥华健康城市规划的经验。从其中观察出的关键点有四点。①理想情况下，策略的定位应当是以现状为基准线的提高和进步。这个定位应当在短期内可以实现，并且在中长期有更远大的目标。②这一整体规划应该设置在城市层面，并且成为主要的城市发展战略之一。提倡健康生活、营养平衡、增强锻炼虽然都是城市发展的组成部分，但他们不能代表健康城市策略及政策的全部。③温哥华为健康城市发展创建了两个委员会。一个是由市政府和相关部门组成的领导小组；另一个是由专家组成的技术团队，为健康城市策略的发展和实施提供稳定的基础支持。④非常推荐北京通过相关机构和利益相关人进行顾问流程，从而发展实施计划和确定重点方向。在必要阶段，可以邀请一些国际专家参与顾问流程。这一步骤很重要，需要优先完成，其他方面在紧随其后的过程中应以此为准则。接下来的一步是分析现有政策和规划，以及在目标领域中，城市的现状。当然，这一步也可以与之前的流程同时推进。现有的实施效果良好的政策、规划和定位也应当在健康城市策略中合理的吸纳和采用。而当前还没有被清晰的规划和实施的区域和方向，应当在健康城市策略中相应发展和补充。这是健康城市规划最重要的价值和目的。同时一个非常重要的附加价值，是对于增进城市健康中的投资效率更深刻的认识。

三 对北京发展健康城市的九条建议

（一）建立北京健康城市策略

这是向北京健康城市促进委员会建议的核心任务。这一策略应当受世界卫生组织健康城市项目指导。但是，和温哥华的情况一样，应当由城市自己发展与领导。这个策略应当包含一定数量的目标领域、具体定位以及SMART（智慧）指标。以上这些内容应当通过相关部门和合作伙伴的顾问发展出来，并且应由市长办公室直接领导。北京可以通过自己的经验，将发展的策略作为中国其他城市的指导建议和标杆，从而发展类似的协同策略。在决定目标、定位和指标的重点领域时，可用类似表格的方法分析这些领域内现行的城市政策、措施、和发展规划。应最大限度地配合这些现行的定位目标。

（二）发展一个独立的学习与知识交换体系，以此支持这些目标和定位的实现

这包括以下五点。

（1）城市与城市交流——通过研讨会的形式，对某些具体面临的挑战进行国内外城市间的交流。

（2）定位研究——通过评价选项、现有知识、成功案例来指导具体定位

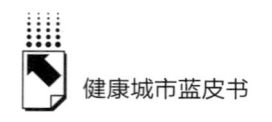

和目标的实施，尤其是那些最有挑战和实施困难的目标。

（3）竞争力培养——有很多有价值的和迅速积累的知识体系可以在实施中指导健康城市规划。规划中的具体问题应当首先被标记出来，随后对这些待解决的具体问题的责任人进行培训。培训内容包括现有方法论和过去的经验。这样，所积累的知识体系可以在整个规划中达到更好的效果。

（4）健康影响评价——健康影响评价的方法论在很多领域中都可以使用。在北京推进更健康的城市规划过程中，将健康影响评价通过改编、应用、执行等方法纳入城市发展过程，这是最直接的方法。在实施该评价的过程中，应当在国家范围和世界卫生组织网络内，定期交流成果，以便发挥持续的影响力。

（5）年度论坛——在中国城市间分享和交换经验，必要时邀请相关国际城市参加。

（三）放大世界卫生组织健康城市网络的知识库的效应

世界卫生组织网络为城市间的交流提供了一个组织完善的构架，同时为推行更健康的城市环境提供了宝贵的知识和来自全球的丰富经验。为了提高在网络中的参与度，北京应当明确指出具体领域中面临的政策性、规划性挑战。这样，国际上相关的案例和经验可以给北京提供更深刻的参考价值。

世界卫生组织健康城市网络在欧洲的体系作为中国城市网络的学习案例：如果北京计划成为中国健康城市网络的龙头（甚至在亚洲城市、世界巨型城市范围内），可以参考世界卫生组织健康城市网络在欧洲的运营结构设计，包括提交给秘书处及其相关的国家协调机构的指导建议和契约。通过实践证明成功的案例都可以根据北京的实际情况加以借鉴利用，同时也要提供有意义的指导建议和原理，以免"重复创新"。北京健康城市建设促进会应作为中国的秘书处，同时作为顾问帮助希望发展健康城市策略和加入健康城市网络的城市。

在世界卫生组织网络构架内发展交流和参与的汇报机制——应当有策略地明确当前面临的主要挑战，便于世界卫生组织通过自身网络提供相应的指导、顾问和推荐合适的案例。同时，发展过程中的主要成果可以通过记录的方式，为世界卫生组织网络提供来自北京市和中国的实践经验。

（四）健康检查比指数更有帮助

各个领域的城市排名是非常普遍的实践方式，这是一种刺激城市在这些领域加大经济和政治投入力度的有效方法。但是这种排名并不能指导具体实施，而且需要量化的方面以及各项权重都有极其复杂的变量。因此，更可行的方法是建立一个健康城市发展重心的总体清单，以及如何评价各具体问题基准线的方法论。这一角色应由北京市政府部门及其相关研究机构承担。如果需要进一步的帮助，可以通过世界卫生组织网络，寻求国际专家的顾问和建设支持。

欧盟城市水问题蓝图网络是一个很好的例子。通过对于水问题的关注，该网络逐渐建立起一套从十几个方面评价城市表现的体系。同时通过网状图表来进行分析。这些被评价的方面并没有权重或排名，而是侧重于通过城市间交流，找到最适合的介入方式。与健康城市指数相比，给城市做一次"健康检查"，是更推荐的一种方法。这样的"健康检查"可以帮助城市制定自己的评价基准线和主要实施领域。可以更有效地帮助城市建立自己的介入机制，确立适合自己背景、现状、和发展目标的策略。

（五）北京这样的超大型城市需要不同的健康城市发展策略和网络，如交流网络

虽然不同大小的城市都有可以借鉴的地方，但是超大型城市面临问题的复杂性和城市环境类型都是独一无二的。从长远来看，应当着眼于超大城市普遍面临的挑战和机遇，研究具体对策。

（六）平等问题应包含在健康城市策略中

这一问题也要求特殊的考虑和规划。具体来说，对于北京外来人口子女入学、生活安全条件，以及北京未登记人口，对于北京的整体人口健康都高度相关。如何明确和考虑以上问题，需要对现有目标和定位进行研究，需要结合现有政策或建立新政策来解决。不能因其复杂性而忽视这些问题。

（七）健康城市是一个动态、复杂、具有挑战性的领域

持续的学习和交流是非常必要的。持续的提高和改善是永恒的追求。对于

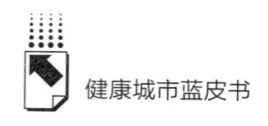

一个人或城市,都没有包治百病的秘方。健康城市需要持之以恒的努力和发展。虽然在这一领域的框架和知识体系已经有了长足的进步,但是创造健康城市评价体系和实施过程中的未知和挑战永远是无止境的。

(八)北京应当将健康影响评价纳入其城市发展战略,并作为未来所有开发项目的硬性要求和参考标准

将健康影响评价制度化,同时建立监管和实施机制,是确保政策、规划和定位实现的基础。现有的知识体系中包含了这些内容,应当持续的改进和适用到北京和中国的背景之下。

(九)北京有极大的潜力成为健康城市规划的标杆

北京的城市演化过程将其人口和环境健康置于充满挑战的条件下和极速发展的环境中。北京对全国乃至全球范围的城市来说都是非常难得的案例。发展北京健康城市将极大地推动和促进世界范围内对于超大城市发展的研究。

健康城市是一个高度复杂的领域。这一领域从未缺乏科技性文献和实践经验的参考。历经一个世纪积累的经验和教训,可以提供很多具体的实施途径和手段,让城市环境更适宜健康的生活方式和更健康的居民。一系列与健康城市相关的措施已经在全世界实施起来,并已形成31个国家级健康城市网络。仅欧洲和北美,就有超过1000个城市参与其中。这代表了宝贵的经验和财富库,同时也反映了一套多样化的体系,这比仅提供一种参考模式更有意义。当一个城市需要确定一种发展模式或寻找相关知识时,可以更简单有效地从文献中得到答案和灵感。温哥华为我们提供了一个可以借鉴的范本。

参考文献

Wernham, Aaron, and Steven M. Teutsch. "Health in all policies for big cities." *Public Health Management and Practice* 21 (2015): S56.

Van Leeuwen, Cornelis J., et al. "City blueprints: 24 indicators to assess the sustainability of the urban water cycle." *Water resources management* 26.8 (2012): 2177-2197.

Awofeso, Niyi. The Healthy Cities approach: Reflections on a framework for improving global health. (Bulletin of the World Health Organization, 2003), pp. 222 – 223.

City of Vancouver. 2014. "A healthy city for all: Vancouver's Healthy City Strategy 2014 – 2025". http://vancouver.ca/people – programs/healthy – city – strategy.aspx.

Evelyne de Leeuw, Agis D. Tsouros, Mariana Dyakova and Geoff Green. *Healthy cities Promoting health and equity-evidence for local policy and practice: Summary evaluation of Phase V of the WHO European Healthy Cities Network*, Europe.

B.17 悉尼城市建设规划与健康城市

赵亚莉 陈 苏*

> **摘 要：** 悉尼是有关媒体评出的全世界5座最健康城市之一,这与其城市建设规划密不可分。《悉尼2030战略规划》的愿景是让悉尼成为一个绿色、全球化和网络化的城市,该规划不仅是悉尼对于可持续发展的一种认识,也是悉尼市对健康城市理念的充分理解和应用。悉尼城市建设规划带给我们四点启示:创新的合作机制和参与机制;社会建设的可持续性;关注社区建设;发展绿色交通,构建多元交通运输网。
>
> **关键词：** 悉尼 2030规划 绿色 健康城市

一 悉尼可持续发展城市规划

(一)悉尼简介

悉尼(Sydney),澳大利亚第一大城市及新南威尔士州首府,澳大利亚经济、金融、航运和旅游中心,世界著名的国际大都市。

悉尼位于澳大利亚东南沿海,是欧洲在澳大利亚建立的首个殖民聚落地,1788年由英国第一舰队船长阿瑟·菲利普于雪梨湾建立,最早收纳被流放的罪犯,后来随着澳洲淘金热,大量移民涌入,悉尼渐成南半球最重要的都市之一。悉尼市环绕杰克逊港而建,20世纪以后成为世界著名的海港城市。

---

* 赵亚莉,副研究员,中共北京市委研究室战略处处长,主要研究方向为决策应用研究;陈苏,北京健康城市建设促进会宣传部主任助理,主要研究方向为健康城市研究。

悉尼在澳大利亚国民经济中的地位举足轻重。2013年，悉尼的区域生产总值达到3374.5亿美元，高于丹麦、中国香港、新加坡等发达国家及地区。高度发达的金融业、制造业和旅游业是悉尼市场经济的主体。其中，世界顶级跨国企业、国内外金融机构的总部均扎根悉尼。同时，悉尼也是澳大利亚证券交易所、澳大利亚储备银行以及美国20世纪福克斯制片厂的所在地。

悉尼是多项重要国际体育赛事的举办城市，曾举办过包括1938年英联邦运动会、2000年悉尼奥运会及2003年世界杯橄榄球赛等。

（二）悉尼城市规划与展望

英国《卫报》把居民健康状况作为评判标准，在世界范围内选出了5座最健康的城市，悉尼荣登榜首。这除了与悉尼的地理环境优势相关以外，还与悉尼城市建设规划密不可分。

悉尼在气候变暖和全球厄尔尼诺现象的影响下，以能源短缺等世界性问题为前提条件，经过广泛征求市民意见后提出了《悉尼2030战略规划》（见图1）。该规划的三大愿景为"绿色""全球化""网络化"。2012年，悉尼又发

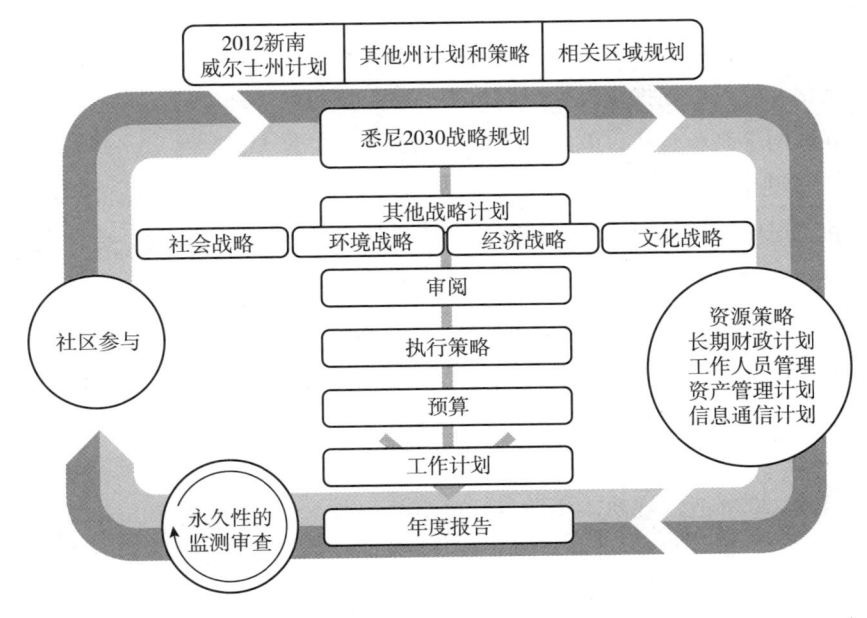

图1 悉尼城市规划概况

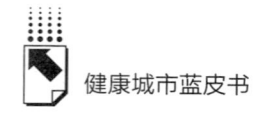

布了《悉尼当地环境规划2012》，该规划重要目标之一是促进生态可持续发展。2014年，悉尼市政府又基于《悉尼2030战略规划》提出了《社区战略规划2014》。

二 《悉尼2030战略规划》与健康城市

（一）《悉尼2030战略规划》的愿景

（1）绿色。悉尼市被全球公认为环保的领先者，有杰出的环保业绩和推动经济增长的新型"绿色"行业。悉尼市将利用绿色基础设施网络，减少温室气体的排放，降低化石能源、水资源以及其他不可再生资源的需求，保持悉尼绿化率。悉尼未来将会通过规划新的住房机会，融合主要交通设施、基础设施以及公共空间等方式扩大悉尼的绿化面积，并且极力保护本土动植物群落和生态环境。

（2）全球化。悉尼未来要建设世界水准的旅游景点，并在文化基础设施、标志物和便利设施方面不断投资，保持其在澳洲最重要的全球化城市以及国际门户的地位。悉尼将在市中心给商业活动和高素质职位保留优质的空间，对社交、文化及娱乐设施提供支持，以培育、吸引及留住全球人才。悉尼将扶持科技、互联网等高新企业，鼓励企业创造和合作。

（3）网络化。凭借悉尼局部性的步行和自行车网络，连接城市小区、市中心和悉尼城区其他地方的交通路线，悉尼居民的出行更加方便。公共交通网络建设将减少私家车的使用时间，同时推行更环保的交通方式，减少碳排放。悉尼的社区将继续成为居民关注的焦点，在小区中设立活动枢纽，使各种服务相对集中，彼此互通互联，进而大大提升悉尼的宜居性。

（二）《悉尼2030战略规划》目标

《悉尼2030战略规划》中的目标更多的是考虑城市的健康和可持续发展。

目标1：与20世纪90年代的水准相比，2030年使温室气体的排放量减少50%，到2050年减少70%。

目标2：到2030年悉尼有能力通过本地发电满足100%本地电力需求，通过本地水源保证 10% 的水供应。

目标 3：到 2030 年，悉尼市内最少会有 138000 套住房（48000 套新增住房），以满足不断增加的不同住户类型需求。

目标 4：到 2030 年，在所有住房中，悉尼市社会住房将占所有住房的 7.5%，由非营利性机构或其他提供者提供的价格适宜住房占 7.5%。

目标 5：到 2030 年，悉尼至少会有 465000 个就业岗位，其中包括新增的 97000 个就业岗位。其中金融、高级商业服务、教育、创意行业和旅游产业等绿色产业就业岗位份额将增加。

目标 6：到 2030 年，80% 的上班族乘坐公共交通工具上下班，80% 的城市居民在出行时不使用私家车辆。

目标 7：到 2030 年，至少 10% 的市民市内出行方式为自行车，50% 的出行都是步行。

目标 8：到 2030 年，每位居民都能在步行 10 分钟的时间内（800 米）走到新鲜食品市场、托儿所，享受到保健服务和休闲、社交、学习的基础设施。

目标 9：到 2030 年，悉尼市每位居民会在步行 3 分钟的时间内（250 米）走到"畅行绿色通道"，后者连接海港前滨、海港公园、摩尔和百年纪念公园或悉尼公园。

目标 10：到 2030 年，社区凝聚力和居民社会交往的程度将会增加，至少 45% 的居民会认为大部分人值得信任。

悉尼市在上述十个目标的指导下，开展了五项重大行动，确定了十大战略方向和十个项目创意（见图 2、图 3）。

（三）《悉尼2030战略规划》与健康城市建设间的关系

"可持续悉尼 2030"是《悉尼 2030 战略规划》的指导方向，该战略规划的愿景是让悉尼成为一个绿色、全球化和网络化的城市。"可持续悉尼 2030"与世界卫生组织健康城市（健康环境、健康社会、健康服务、健康人群四个方面）理念相融合。

世界卫生组织于 1996 年公布了健康城市的十项具体标准及其内容，为世界各国开展健康城市建设提供了良好的借鉴和参考。其中这十项内容为：①为市民提供清洁安全的环境；②为市民提供可靠和持久的食品、饮水、能源供

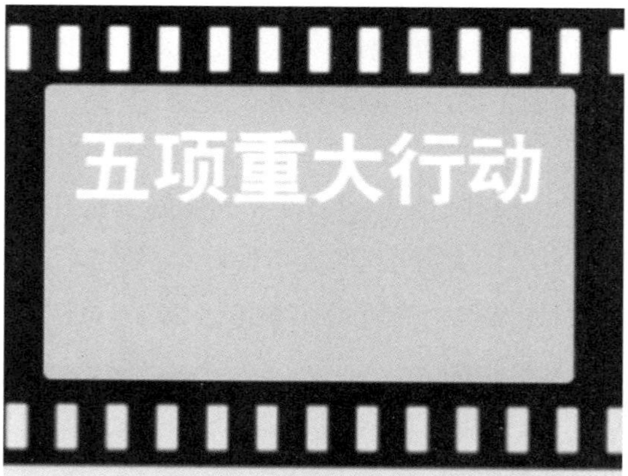

①在悉尼的中心建设一个重新充满活力的市中心
②综合性的悉尼内城交通网络
③适宜居住的绿色网络
④活动枢纽成为悉尼城市小区社区和交通的核心
⑤转型发展与永续性重建

图 2 《悉尼 2030 战略规划》五项重大行动

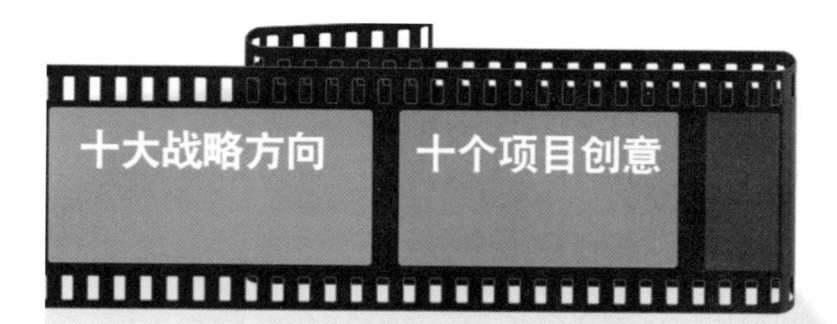

①具有全球竞争力和创新性的城市　　①西部边缘
②领先的环保城市　　　　　　　　　②三个城市广场
③四通八达的综合性城市交通　　　　③保护市中心
④一个适合步行和骑自行车的城市　　④Eora之旅
⑤一个活跃而迷人的市中心　　　　　⑤文化带
⑥充满活力的本地区社区和经济　　　⑥港口至海湾
⑦一个有文化和创意的城市　　　　　⑦连接绿色广场
⑧为多样化的人口提供住房　　　　　⑧Glebe——价格适宜的住房
⑨永续性发展、重建和设计　　　　　⑨新镇（Newtown）的新行动
⑩通过有效的伙伴关系进行实施　　　⑩绿色转型系统

图 3 《悉尼 2030 战略规划》战略方向和项目创意

应，具有有效的垃圾清除系统；③通过各种富有活力和创造性的经济手段，保证市民在营养、饮水、住房、收入、安全和工作方面的基本要求；④拥有一个强有力的相互帮助的市民群体，其中各种不同的组织能够为了改善城市健康而协调工作；⑤能使其市民共同参与制定涉及他们日常生活，特别是健康和福利的各种政策；⑥提供各种娱乐和休闲活动场所，以方便市民之间的沟通和联系；⑦保护文化遗产并尊重所有居民（不分其种族或宗教信仰）的各种文化和生活特征；⑧把保护健康视为公众决策的组成部分，赋予市民选择有利于健康行为的权力；⑨为改善健康服务质量做出不懈努力，并能使更多市民享受健康服务；⑩能使人们更健康长久地生活并减少疾病。

在《悉尼2030战略规划》提出的"绿色""全球化""网络化"三大愿景中，悉尼把"绿色"放到了悉尼2030战略规划第一愿景的位置，这和健康城市理念中把"健康环境"放到第一的位置相吻合。健康的环境是人类健康生活的基本，而绿色正是健康环境的重要要素。悉尼所指的绿色不单是城市的绿化，其中也提到了绿色产业和城市的可持续发展，包括水资源、电力资源和其他资源的利用。绿色悉尼的目的就是让悉尼拥有良好的健康环境，使得悉尼更加宜居。这与世界卫生组织对健康城市的标准中"为市民提供清洁安全的环境"和"为市民提供可靠和持久的食品、饮水、能源供应，具有有效的清除垃圾系统"一致。

该战略规划提到了800米"市民活动圈"和"绿色畅行通道"的规划目标，其中"增加市民公共交通适用比例"和"增加市民骑行和步行比例"的目标和健康城市理念当中的"健康服务"理念相吻合。特别是该规划重视市民对于公共服务的需求，这不单是让市民可以在城市当中体验到城市给自己带来的便利，同时也让社区的建设更加完善，与世界卫生组织对健康城市标准中"提供各种娱乐和休闲活动场所，以方便市民之间的沟通和联系"一致。

该规划提到了提升悉尼市居民凝聚力，让悉尼市大部分居民可以互相信任，这个目标契合了健康城市当中"健康社会"的理念，居民与居民之间能够互相信任，相互帮助就是健康的社会，与世界卫生组织健康城市标准中"拥有一个强有力的相互帮助的市民群体，其中各种不同的组织能够为了改善城市健康而协调工作"一致。

除了以上四点，该规划也处处体现了健康城市的建设理念，比如悉尼市特

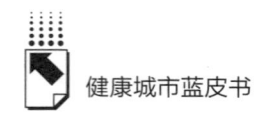

别注重保障性住房和增加工作岗位,在世界卫生组织健康城市标准当中同样提到了"通过各种富有活力和创造性的经济手段,保证市民在营养、饮水、住房、收入、安全和工作方面的基本要求"。健康城市特别重视城市的个性化发展,悉尼作为澳大利亚第一大城市,规划中提到了"悉尼属性"让悉尼城市建设具有自己的特色。

所以,《悉尼2030战略规划》不仅是悉尼对可持续发展的一种认识,更是悉尼市对健康城市理念的充分理解和应用。未来的悉尼将拥有以下健康城市的基本特征:健康、安全和高质量的自然环境;稳定、可持续的生态环境;社区之间相互支撑,没有内耗;居民对于影响其日常生活、健康和福利的政策拥有较高的参与度和决策权;能够满足全体城市居民的食品、用水、居住、收入、安全和就业等所有基本需求;居民拥有各种各样的机会和丰富资源,相互之间有着密切的联系和交流;城市经济呈多样化,富有创新精神;延续传统文脉,做到群体和个人之间相互交流等。可以说《悉尼2030战略规划》是悉尼健康城市建设规划的一种体现。

三 悉尼《社区战略规划2014》与城市建设

(一)《社区战略规划2014》规划背景

《悉尼2030战略规划》在城市层面上对悉尼市做出了可持续发展的一个展望。2014年,悉尼又提出了《社区战略规划2014》,该规划把悉尼市中心城区部分作为一个社区做了可持续性发展目标,是一个更高水平的可持续发展报告,其中提出了每个人,每个小区对可持续发展的贡献。该规划还发布了建立综合性的社会健康指标,衡量整个社会、文化、环境进步的指标,并且规定每年发布可持续发展监测报告。

(二)《社区战略规划2014》具体措施和展望

《社区战略规划2014》可以说是《悉尼2030战略规划》的进一步延伸,它的具体目标是用社区的"组合增量"和显著的"逐步变化"使悉尼实现可持续发展。该规划对《悉尼2030战略规划》中的目标进行了调整,列举了近

悉尼城市建设规划与健康城市

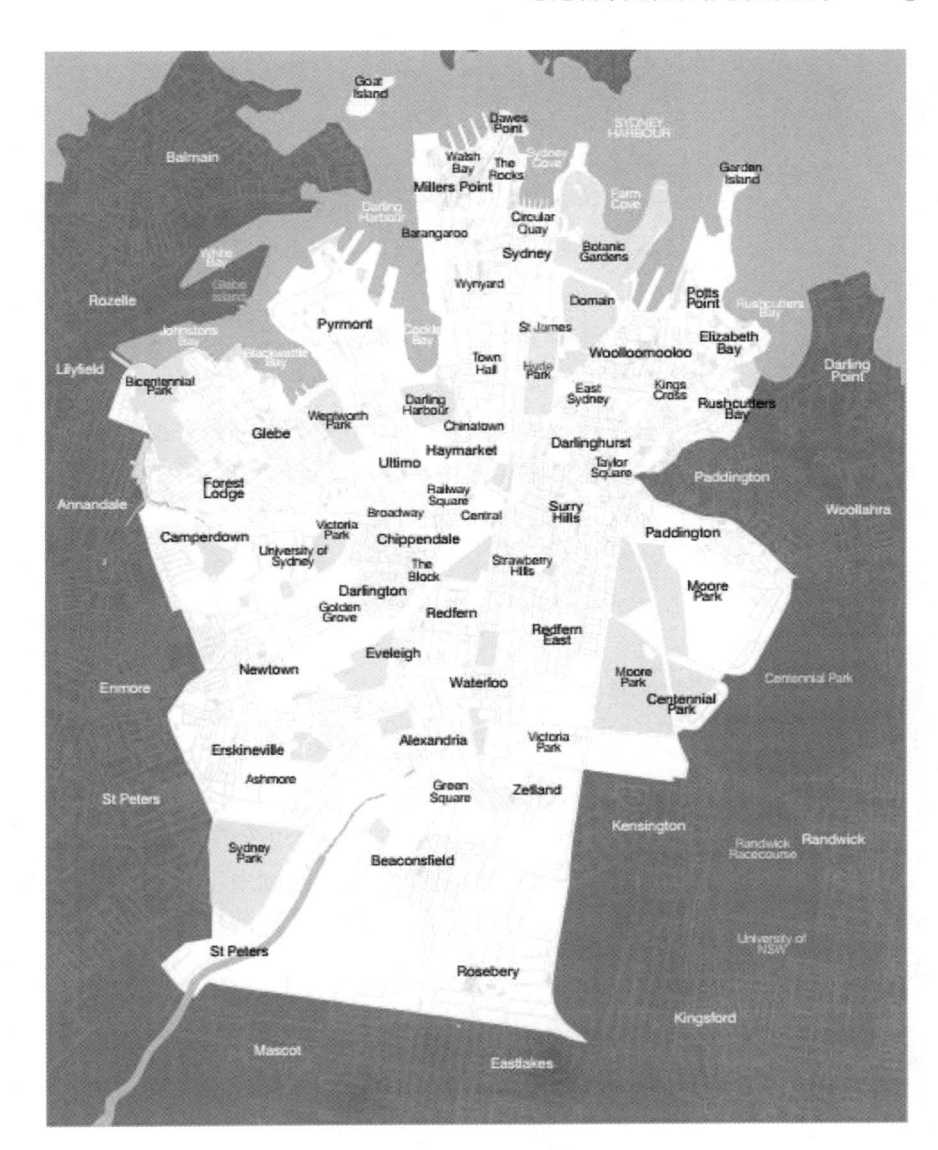

图4 悉尼地方政府区地图

年来悉尼对《悉尼2030战略规划》的具体措施,其中列举了悉尼自《悉尼2030战略规划》制定之后所采取的十大行动。

1."开放的悉尼"战略与行动

悉尼开展了政策公开和网络政策咨询工作。在夜间政策制定上,悉尼市在

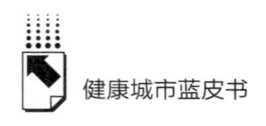

官方网站上开放政策制定窗口方便访客进行政策咨询和提出建议。征求完大家意见后的政策文件在"你的悉尼"官方网站上进行公示。全市有超过 15000 名访客到"你的悉尼"官方网站上,咨询和了解悉尼市的夜间政策,在政策文件公示阶段,有 96.4% 的访客表示对该政策"非常满意"。其中 101 项有关车间和食品卡车的项目已经实施。现在悉尼市民表示悉尼市的夜生活更加安全且充满活力。

2. 促进绿色基础设施建设和可持续方案的实施

悉尼发起了建筑伙伴合作关系,通过悉尼最大的公共、私人建筑机构让整个城市的基础建设具有更好的可持续性。悉尼同时加强其他绿色基础设施建设。比如建立专门购买"绿色设施"的网站和修建更加智能的"绿色公寓"、开展绿色村庄建设、评选悉尼市的"绿色标兵"等。

在可持续发展方案的制定上,悉尼市采取了以试点带动全市的策略。例如"分散式供水计划"(用户直接从水源地取水后经过简单的处理后饮用),由相关利益者和社区共同参与规划,并在相关社区实施,然后将实施情况反馈给再生能源规划委员会,再由规划委员会进行总结后反馈给其他进行可持续建设的社区。这样的建设方式同样适用于其他的绿色基础设施建设。

3. 连接我们的城市

《悉尼 2030 战略规划》当中特别提出了增加悉尼市公共交通的比例,例如建设公共交通网络,鼓励居民骑行和步行出门等。规划中用了一个复杂社区作为参考,以便于了解复杂社区的规划制定和实施。与社区相关的利益群体和该社区参与了"连接我们的城市"计划。该计划在社区、商业代表和政府机构的支持下,于 2009 年"城市说"研讨会上讨论并决定实施,2012 年得以实现并进行了展示。

4. 建设以骑行和步行为主的城市交通绿色网络

悉尼建立了多极化的自行车网络,并且进行大量的骑行宣传。宣传在很多企业和居民当中起到了良好的效果。自 2012 年以来,我们向社区提出了三个自行车项目后收到了 100 封左右关于骑行项目的意见书。悉尼市政府通过登门拜访和举办有针对性的社区信息会议对超过 100 个居民进行了直接对话来完善项目。随后悉尼市向社区发放超过 10000 份项目规划通知书。其中"共享路径"计划在悉尼的大部分社区进行推广,该计划包含骑车培训课程、社会媒体的大幅宣传自行车活动、鼓励大家选择自行车出行方式宣教等，从而让悉尼城区内的居民更多地选择自行车出行从而降低私家车出行带来的环境污染和碳排放。另外，骑行群体的壮大使悉尼市自行车网络建设得以更快地进行，比如在即将实施的"CBD自行车道计划"中，骑行群体的大力支持使该计划得以更快地实现。

5. 活泼，引人入胜的城市中心建设

悉尼市政府对城中心"21世纪乔治街"上的企业和业主进行面对面访谈，在经历了2年调研时间之后，威尔士州政府宣布在悉尼城区中央街道建设轻轨。2012年，就如何改造社区和悉尼市中心的城市交通的问题，悉尼市政府和广大居民进行了两次讨论。其中"连接我们的城市"计划得以优先进行。

乔治街道的轻轨项目通过动画的形式在多媒体平台上进行传播。艺术家们通过丰富的设计元素展现了100年后轻轨时代乔治街道的社区，目的是为了让市民想象未来的主要街道的样子。悉尼还把乔治街道的改良方案做成了宣传册进行发放，并且有超过8500名游客对悉尼的街道改良政策做出了反馈。最终改良计划于2013年的一个展览会上进行公示。在展示上有咨询顾问团队、设计顾问团队、公共艺术咨询顾问小组以及商业小组来回答大家对于街道设计提出的种种问题。最终，新南威尔士州州政府采取了这个轻轨计划方案，并且在社会上广泛进行招标合作，预计将在近两年实施此项计划。

6. 充满活力的地方区域规划

在悉尼城市规划当中，对于有质量的绿色空间投资同样是格外受政府重视的项目之一，并且了解用户对于公园的需求同样重要。悉尼市政府在向当地居民咨询如何提升当地社区游乐场、公园的升级和需求建议的同时，也向学校的孩子们咨询，并且根据孩子们的需求设计了菲茨罗伊花园游乐场、国王十字街、和解公园、圣杰姆斯公园、切尔西街道游乐场等。悉尼市认为让孩子参与设计游乐场和街道有助于创造令人兴奋的、高质量的游戏环境，让孩子为自己的游乐场代言是最好不过的事情。悉尼市认为现在对孩子进行投资就是给悉尼的未来做投资，在2030年，这些孩子将成为悉尼的承载者，而他们设计的这些街道和游乐场更好地让这些孩子们认为他们就是悉尼这座城市的主人。

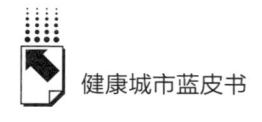

对于社区的建设来说，悉尼市同样注重残疾人对社区服务设施的需求。悉尼市在社区建设咨询小组成员中必须有残疾人组员，这些组员会在当地社区残疾人之间进行访谈和咨询，其中在社区建设中的无障碍设施、活动规划、住房、交通设施、媒体传播、立法等项目当中都有残疾人都参与商定。这样做体现出了悉尼市政府对于残疾人群体的重视。

悉尼社区建设咨询小组就悉尼地方政府区域的规划建设向悉尼市政府理事会提出了12项社区规划建议：①清晰的寻路指示；②巴士车站升级工作；③公共厕所升级计划；④乔治街道轻轨建设和城区运输系统建设；⑤经济发展计划以及旅游业零售业发展行动规划；⑥优化文化政策；⑦开展"悉尼日"主题活动；⑧多样化的和平共处方案；⑨进行"悉尼双年展"；⑩海港在开发计划；⑪城市游乐场的调研计划；⑫可持续的发展控制规划。

7. "遇见 Eora 之旅"

该计划是在"2030年悉尼可持续发展咨询"大会上为了保护悉尼原住民和托雷斯海峡岛民的文化遗产而提出的一个项目，重点是让社区外来居民和当地原住民的社区文化得到更好的保护和融合。"Eora"这个词语在原住民的语言当中是"人"的意思。所以"遇见 Eora"之旅可以说是"人民之旅"。这个项目由悉尼的原住民和托雷斯海峡岛民所组成的顾问小组进行指导，该组组员联系当地社区居民进行社区规划。这样的目的使悉尼原住民和托雷斯海峡岛民的社区更具有他们本身的特色，同时也体现悉尼是个包容城市的特点，使悉尼离"创意城市"更近。

8. 多样化的住房策略

住房作为居民刚性需求的一部分内容，悉尼市政府联系和住房相关的人员和部门实施了多样化的住房策略，同时悉尼市政府也重视同社会组织的合作，比如通过购买服务的方式让当地社会组织对无家可归人群进行调查，从而帮助这些无家可归的人群提供保障性住房和"无家可归保险"。保障性住房策略作为悉尼市发展策略之一，悉尼市将定期为生活在城市底层的人群举行"101研讨年会"，通过对底层人群的咨询和访谈决定是否要新增保障性住房。

9. 港村北侧公共领域规划研究和绿色广场及绿色图书馆建设

悉尼市通过研究发现，港村北侧公共区的建设不足，并且增加和改善巴兰加鲁地区和城市的其他区域之间的联系。对当地社区来说，更重要的是保持当地社区的独特性和社区历史的保护。市政府和当地社区进行了沟通，帮助社区在不影响当地社区独特性的情况下进行可持续规划，从而使当地社区进行可持续发展。

绿色广场和绿色图书馆的建设规划采用设计大赛的形式进行。绿色广场图书馆的设计大赛不仅激发了当地社区成员的想象力，而且对于全球设计圈的设计师来说也是一个前所未有的挑战。一共有167项设计方案在网上进行征集意见。这些设计方案破纪录地被下载超过39500次。悉尼采用同样的方法对水上中心的设计进行了设计大赛。

10. 建立有效的合作伙伴关系

悉尼市政府和新南威尔士州政府之间就有关乔治步行街建设和轻轨开发的项目进行了创新合作。这种创新合作方式是实现"可持续悉尼"的必要手段。其他的例子还有悉尼市政府同新南威尔士大学建筑环境学院、悉尼大学、悉尼科技大学等大学签署了城市规划战略合作协议。这些协议的签署一是建立了悉尼市城市规划的智库，二是可以让城市建设规划更加实用和普及。悉尼市政府正因为有这些战略合作伙伴的帮助，才可以让其实现2030可持续发展目标。

四 悉尼城市建设规划带给我们的启示

（一）创新的合作机制和参与机制

在悉尼市的建设当中我们看到了很多创新的合作机制和参与机制。比如让当地社区居民参与规划自己的社区，让学校孩子参与规划游乐场和街道等。这样的全民参与城市规划建设同样是健康城市所倡导的。健康城市的提出是对未来城市运行状态的美好设想和展望，其目的在于通过人们的共识，动员市民、政府和社会团体合作，以此提供有效的环境支持和健康服务，从而改善城市的居住环境和居民的健康状况。2009年通过的《萨格勒布宣言》提出，建设健康城市要遵循平等原则、充分参与和赋权原则、跨部门协作原则、团结友好原则以及可持续发展原则。

（二）社会建设的可持续性

我们平时强调的可持续发展，绝大多数都是侧重在生态环境与发展之间的

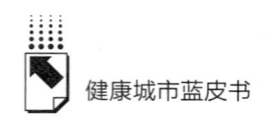

关系。社会可持续发展，涉及了生态环境、经济、社会资源、福利和社区发展等因素，具体包括以下几点特征：平等、包容和文化多样性；人权与社会公正；社区发展与公众参与；公众健康与福利；文化事业发展；各机构间伙伴关系的构建。《悉尼2030战略规划》中的多个策略都是"社会可持续性"概念的体现："旧城区可持续型"更新发展体现了社会公平性特征；"发展区域活动中心"体现了社区发展与民众参与特征；"建立行人走廊带"体现了公众健康与福利特征。对于处于快速城市化过程中的中国城市，城市规划工作迫切需要将"社会可持续性"纳入规划范畴。

（三）关注社区建设

一是悉尼重视对于社区的个性化建设。例如对于原住民社区更加注重该社区的历史文化保护。社区个性化建设就是悉尼个性化建设，同样个性化的社区有助于使社区居民增强对其社区的归属感。二是悉尼注重社区认同感建设。悉尼鼓励居民在所居住区域内进行基本消费活动，既可以减少居民出行、降低能耗，又能培育当地的认同感，而这种对社区的认同感正是一个社区和谐、稳定的最本质推动力。三是悉尼注重社区的基础设施建设。社区的基础设施建设好坏体现了社区的基本属性，悉尼注重社区的基本设施建设就是让社区有一个良好的基本属性。社区不仅是人们的居住场所，同时也是人们的精神家园，与人的身心健康有着紧密的联系，而且，社区也是人们结合成组织的最基层单位，是健康城市的细胞工程。没有健康的社区，就没有健康的城市。1985年世界卫生组织《渥太华宪章》公布了健康促进所依赖的五大领域，社区行动位列其中，这是对社区作用的充分肯定。由于中国的城市相对悉尼等城市的社区建设起步较晚，社区的重要性并未得到充分认可，作用也未充分发挥，社区的建设也并未到位。因此，借鉴悉尼经验，我们应重视社区的建设，从而通过建设社区促进健康城市建设。

（四）发展绿色交通，构建多元交通运输网

在《悉尼2030战略规划》《社区战略规划2014》当中对于悉尼的交通网络建设格外重视，其中公共交通建设和骑行、步行基础设施建设都是作为悉尼的重点基础建设项目。交通规划是完善城市功能、提升城市服务品质与竞争

力、应对环境与能源挑战的重要举措。便捷的交通出行不仅有利于城市的发展，同样对人的健康有所帮助。骑行、步行的基础设施建设间接促进了人的身体健康。

参考文献

City of Sydney."Sustainable Sydney 2030."http：//www.cityofsydney.nsw.gov.au/2030.

City of Sydney."Sustainable Sydney 2030—Community Strategic Plan."http：//www.cityofsydney.nsw.gov.au/2030.

City of Sydney."Sydney Local Environmental Plan 2012."http：//www.cityofsydney.nsw.gov.au.

周祎旻、胡以志：《城市中心区规划发展方向初探——〈悉尼2030战略规划〉为例》，《北京建设规划》2009年第3期。

武慧兰、陈易：《健康社区探讨》，《住宅科技》2004年第2期。

王凯军、金冬霞：《悉尼奥运会对城市环境整治和景观生态建设的促进经验》，《城市管理与科技》2003年第5卷第1期。

王彦峰、王鸿春、鹿春江：《英国伦敦健康城市建设调查》，载王彦峰主编《中国健康城市建设研究》，人民卫生出版社，2012。

雷海潮、杨玉洁：《国外健康城市建设的新进展与启示》，载王鸿春主编《健康城市蓝皮书：北京健康城市研究报告（2015）》，社会科学文献出版社，2015。

"悉尼"-百度百科：http：//baike.baidu.com/link？url=xw-PHpzKoF1vfVonEKJBxtssL_p0TdEMV5uHs7ve8-biW-IbEX5HTd9OV2FdT9K_hBVroiU1QsWnkamGZt54ZV_t6eDbcOB9T2Z7ahr219K。

附 录
Appendices

B.18
关于开展健康城市健康村镇建设的指导意见

全国爱卫会关于印发《关于开展健康城市健康村镇建设的指导意见》的通知

各省、自治区、直辖市人民政府，国务院各有关部门：

《关于开展健康城市健康村镇建设的指导意见》已由全国爱卫会全体会议审议通过，并经国务院同意，现印发给你们，请认真贯彻落实。

建设健康城市和健康村镇是新时期爱国卫生运动的重要载体，也是建设健康中国的重要抓手，各地、各部门要高度重视，切实加强组织领导，结合工作实际，抓好组织实施，把健康中国的目标转化为健康城市健康村镇的指标，以爱国卫生工作的新成效加快健康中国的建设进程。

全国爱国卫生运动委员会

2016 年 7 月 18 日

（信息公开形式：主动公开）

健康城市是卫生城市的升级版，通过完善城市的规划、建设和管理，改进自然环境、社会环境和健康服务，全面普及健康生活方式，满足居民健康需求，实现城市建设与人的健康协调发展。健康村镇是在卫生村镇建设的基础上，通过完善村镇基础设施条件，改善人居环境卫生面貌，健全健康服务体系，提升群众文明卫生素质，实现村镇群众生产、生活环境与人的健康协调发展。建设健康城市和健康村镇，是新时期爱国卫生运动的重要载体，是推进以人为核心的新型城镇化的重要目标，是推进健康中国建设、全面建成小康社会的重要内容。根据《国务院关于进一步加强新时期爱国卫生工作的意见》（国发〔2014〕66号）部署，经国务院同意，全国爱国卫生运动委员会决定在全国开展健康城市和健康村镇建设，现提出如下意见。

一 总体要求

（一）指导思想

深入贯彻党的十八大和十八届三中、四中、五中全会精神，牢固树立并切实贯彻创新、协调、绿色、开放、共享的发展理念，以保障和促进人的健康为宗旨，将健康融入所有政策，通过建设健康城市、健康村镇，营造健康环境、构建健康社会、优化健康服务、发展健康文化，提高人群健康水平，促进经济社会可持续发展，推进健康中国建设，为全面建成小康社会做出贡献。

（二）基本原则

坚持以人为本，健康优先。坚持以人的健康为中心，针对当地居民的主要健康问题和健康需求，制定有利于健康的公共政策，将健康相关内容纳入城乡规划、建设和管理的各项政策之中，促进健康服务的公平、可及。

坚持政府主导，共建共享。发挥政府的组织优势，促进部门协作，鼓励、组织和引导机关、企事业单位、社区、家庭和居民参与健康城市、健康村镇建设活动，提高全社会的参与度，使健康福祉惠及广大群众。

坚持城乡统筹，典型示范。推进城乡公共资源均衡配置，促进基础设施和

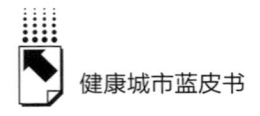

公共服务向农村地区、薄弱环节倾斜，缩小城乡差距，逐步实现城乡健康服务均等化。通过培育和推广典型经验，强化示范引领，扩大健康城市、健康村镇覆盖面，提升建设水平。

坚持问题导向，创新发展。找准城乡发展中影响健康的重点难点问题，科学施策，综合治理。因地制宜，积极探索，不断创新建设的策略、方法、模式，循序渐进推动健康城市、健康村镇持续发展。

（三）工作目标

通过建设环境宜居、社会和谐、人群健康、服务便捷、富有活力的健康城市、健康村镇，实现城乡建设与人的健康协调发展。到2017年，建立健全健康城市和健康村镇建设管理机制，形成一套科学、有效、可行的指标和评价体系，推动各省（区、市）开展建设试点，基本形成可推广的建设模式。到2020年，建成一批健康城市健康村镇建设的示范市和示范村镇，以典型示范带动全国健康城市和健康村镇建设广泛深入开展，为建设健康中国奠定坚实基础。

二 重点建设领域

（一）营造健康环境

以满足人民群众日益增长的健康需求为出发点，根据资源环境承载能力，构建科学合理的城市布局，统筹城乡污水处理厂、垃圾无害化处理场、公共厕所等环境卫生基础设施的规划、设计和建设，做到科学合理、兼顾长远。推进主要污染物减排，推行清洁生产和发展循环经济。加强饮用水水源地保护，深入推进水生态环境治理和土壤污染防治，创新环境治理理念和方式，形成政府、企业、公众共治的环境治理体系，实现大气、水、土壤等环境质量总体改善。大力发展绿色建筑和低碳、便捷、安全的交通体系，提高节能水平。加大环境卫生综合治理力度，开展生活垃圾源头减量和分类收集处理，清除病媒生物孳生地，着力解决城乡环境脏乱差问题，创造整洁有序、健康宜居的环境。

(二)构建健康社会

保障城乡居民在教育、住房、就业、安全等方面的基本需求,不断提高人民群众生活水平。建立更加公平更可持续的社会保障制度,扩大社会保障覆盖范围,基本养老、基本医疗保险保障人群实现基本覆盖,逐步缩小城乡、区域、群体之间的社会保障待遇差别。建立健全基本公共服务体系,促进基本公共服务均等化,努力实现基本公共服务城镇常住人口全覆盖。统筹城市和农村养老资源,促进基本养老服务均衡发展。建设以居家为基础、社区为依托、机构为补充的多层次养老服务体系。着力保障特殊困难老人的养老服务需求,确保人人享有基本养老服务。建立覆盖全过程的农产品和食品药品监管制度,保障饮食用药安全。健全社会救助体系,支持慈善事业发展,逐步拓展社会福利保障范围,保障老年人、残疾人、孤儿等特殊群体有尊严地生活和平等参与社会发展。

(三)优化健康服务

建立健全基本医疗卫生服务体系,实现人人享有基本医疗卫生服务。深化医药卫生体制改革,建立现代医院管理制度和分级诊疗制度,加强基层卫生人才特别是全科医师队伍建设,补足医疗卫生服务的短板。加强疾病预防控制体系建设,提高疾病监测和干预能力,积极防治传染病、寄生虫病、慢性病、职业病、地方病和精神疾病等重大疾病。完善突发事件卫生应急机制,提高卫生应急能力,加强传染病监测预警,及时处置传染病疫情。加强口岸卫生检疫能力建设,严防外来重大传染病传入。提升中医医疗服务能力,发展中医养生保健服务,探索中医药与养老、旅游、文化等产业协同发展新业态。

(四)培育健康人群

强化妇幼健康和计划生育服务工作,实施综合干预措施,提高出生人口素质和妇女儿童健康水平。倡导社会性别平等,完善各项配套措施,实施好全面两孩政策,促进人口长期均衡发展。开展全民健身活动,提高群众身体素质。完善全民健身公共服务体系,加强全民健身场地设施建设,建设健康步道、健

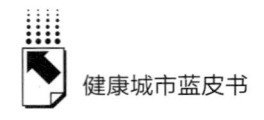

康广场、健康主题公园等支持性环境。保障中小学体育课时，大力开展青少年课外体育活动，加强青少年体育技能培训。加强健康教育和健康促进，普及健康素养知识与技能，定期开展健康素养监测调查，评价干预效果。引导居民建立合理膳食、适量运动、戒烟限酒和心理平衡的健康生活方式，增强群众维护和促进自身健康的能力。

（五）发展健康文化

充分利用各种大众传播媒介，开展多角度、多层次、全方位的健康知识宣传，在全社会倡导正确的健康理念。着力提高全民健康意识，移风易俗，改变陈规陋习和不健康的生活方式，把健康科学知识转变为群众能够理解接受、易于养成践行的良好行为习惯。加强中医药科普宣传，传播中医药健康文化，提升群众中医养生保健素养。大力倡导健康文化，鼓励和支持健康文化产业发展，创作出更多群众喜闻乐见的健康文化作品，不断满足人民群众日益增长的多层次健康文化需求。健全市民公约、村规民约等社会规范，宣传社会主义核心价值观，倡导公序良俗，让健康理念深入人心。

三 健康城市建设的重点任务

（一）开展健康"细胞"工程建设

以健康社区、健康单位和健康家庭为重点，以整洁宜居的环境、便民优质的服务、和谐文明的文化为主要内容，推进健康"细胞"工程建设，向家庭和个人就近提供生理、心理和社会等服务，倡导团结和睦的人际关系，提高家庭健康水平。以学校、企业、机关和事业单位等为重点，完善控烟措施，落实健康体检、职业健康检查、职业防护、安全管理等制度，营造相互尊重、和谐包容的单位文化，创造有益于健康的环境。

（二）建立健康管理工作模式

加强防治结合，建立健全全人群、全生命周期的健康管理组织体系。加快推进健康服务信息化建设，实现医疗服务、公共卫生和医疗保障等信息互联共享，以大数据支撑群体疾病预测和个体化服务。发挥中医预防保健优势，推动医疗服务从注重疾病治疗转向注重健康维护，发展治未病、中医特色康复等服务，探索开展中医特色健康管理。推进全民预防保健服务，对居民的健康危害因素及健康状况进行全面的监测、分析、评估、预测，通过疾病预防和治疗，实现有病早治、未病先防。

（三）完善环境卫生基础设施

加强城市污水和垃圾处理设施建设，逐步实现城市污水"全收集、全处理"，城市医疗废物集中处置，城市生活垃圾处理减量化、资源化和无害化。加快城市公厕建设，形成布局合理、数量充足、设施完善、管理规范的城市公厕服务体系。推广降尘、低尘清扫作业方式，扩大机械化清扫保洁作业范围，提升城市市政公用设施建设和管理水平。

（四）加强饮用水安全管理

严格饮用水水源保护，依法清理饮用水水源保护区内违法建筑和排污口，开展饮用水水源地规范化建设，定期进行安全评估。从水源到水龙头全过程监管饮用水安全，定期监测、检测和评估当地饮用水源、供水单位出厂水和用户水龙头水质等饮水安全状况，并按时向社会公布。城市水环境质量和水功能区水质达标率达到国家要求，切实落实消毒卫生措施，加强饮用水卫生监测、检测，提升饮用水水质，确保水质卫生安全。

（五）改善环境质量

加强大气污染综合防治，坚持源头管控，减少污染物排放，狠抓细颗粒物、可吸入颗粒物和臭氧综合治理。整治工业废气，加快重点行业脱硫、脱硝、除尘改造工程建设。积极发展城市公共交通，加强机动车环保管理，提升燃油品质，强化移动源污染防治。加强大气环境监测，定期公开城市环境空气质量情况。以改善水环境质量为核心，分流域、分区域、分阶段科学治理，推进水污染防治、水生态保护和水资源管理。保护和改善土壤环境，加强土壤污染风险管控，探索实施建设用地准入管理，防范人居环境风险。大力实施绿化美化亮化工程，推进生态园林建设，强化湿地等自然资源保护，营造良好生态环境。

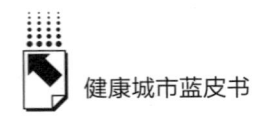

（六）完善公共安全保障体系

强化治安防控、交通和消防管理，健全公共安全管理机制，完善应急体系，推进紧急医学救援网络建设，提高突发公共事件处置能力。落实安全生产责任制，防控职业危害风险，提高劳动者职业健康和安全水平。完善农产品质量安全监管体系，强化食品药品安全管理，防范食品药品安全事件发生。提高全民安全意识和应急自救能力，减少伤害特别是对青少年的伤害发生。

四 健康村镇建设的重点任务

（一）改善农村基础设施条件

完善道路、环卫、电力、通信、消防等基础设施，全面实施"硬化、绿化、亮化、美化、净化"，推进广播电视、通信等村村通和宽带普及。大力发展农村客运。全面推进农村垃圾治理，加大村镇垃圾清运设备和中转设施建设力度，乡镇应当建有垃圾转运站，普及密闭运输车辆，改造或停用露天垃圾池等敞开式垃圾收集场所、设施，因地制宜推进生活垃圾简单分类和资源化利用。采取城市管网延伸、集中处理和分散处理等多种方式，加快农村生活污水治理。

（二）加强农村改水改厕

加快实施农村饮水安全巩固提升工程，加强水源保护，突出工程管护机制建设，辅以新建改建措施，进一步提高农村饮水集中供水率、自来水普及率、供水保证率和水质达标率。推进城乡统筹区域供水，将城市供水管网和服务向农村延伸。加快农村无害化卫生厕所改造，农村新建住房要配套建设无害化卫生厕所。乡镇政府所在地、中小学、乡镇卫生院、集贸市场、公路沿线等区域要建设无害化卫生公厕。鼓励建设四格式生态厕所，提高粪便无害化处理和资源化利用水平。坚持集中连片、整村推进，统筹实施改水改厕、污水处理等项目，让农村居民喝上干净水、用上卫生厕所。

（三）深入开展环境卫生整洁行动

全面开展农村环境卫生综合整治，清理乱堆乱放，拆除违章建筑，疏浚坑塘河道。建立村庄保洁制度，通过购买服务等方式聘请保洁员。加强农业面源污染治理，强化畜禽养殖污染物的综合利用，防治畜禽养殖污染，加强病死畜禽无害化处理。推广生物有机肥、高效低毒低残留农药，禁止秸秆焚烧，引导开展秸秆综合利用工作，规范收集、处置农药包装物、农膜等废弃物。加强规范种植和绿色养殖，提升农产品质量安全水平，规范农产品流通市场。深入开展美丽宜居乡村建设，保护自然景观，加强绿化美化，建设有历史记忆、农村特点、地域特色、民族风格的美丽宜居村镇。深入推进卫生村镇创建活动，健全卫生管理长效机制，以乡带村，以村带户，有效破解农村卫生管理难题。

（四）加强农村医疗卫生服务

全面实施居民大病保险制度，完善医疗救助制度。强化农村疾病预防控制、妇幼保健等公共卫生工作，全面落实重大和基本公共卫生服务项目，重点控制严重危害农村居民的重大疾病。按照常住人口规模和服务半径科学布局基本医疗服务资源，每个行政村应当设置1个村卫生室，每个乡镇办好1所标准化建设的乡镇卫生院，方便农村居民就地就近看病就医。强化乡镇卫生院基本医疗卫生服务能力，提升急诊抢救、二级以下常规手术、正常分娩、高危孕产妇筛查、儿科等医疗服务能力，加强全科医学建设，在乡镇卫生院设立中医综合服务区（中医馆），在村卫生室全面推广中医药服务。加强乡村医生队伍建设，保证村卫生室正常运转，筑牢农村卫生服务体系网底。

（五）提高群众文明卫生素质

广泛开展健康教育活动，普及疾病防治和卫生保健知识，破除迷信，倡导科学文明健康的生活方式，引导和帮助农村居民养成良好的卫生习惯，依托农村社区综合服务设施拓展医疗卫生、健康教育和环境整治服务功能。健全完善乡村文化活动室、图书室、文化广场等场所，组织开展丰富多彩、健康向上的

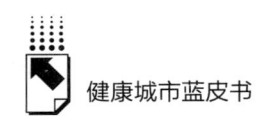

群众文化生活，积极发展乡村特色文化。建设农村体育健身场所和设施，培养农村文体骨干和体育健身志愿者，带动开展简便易行的群众性健身活动。

五 强化组织实施

（一）加强组织领导

各省（区、市）要将健康城市、健康村镇建设列入政府重要议事日程，加强统筹规划，明确部门职责和任务，扎实推进建设工作。各级爱国卫生运动委员会要充分发挥组织协调作用，建立健全政府主导、部门协作、社会参与的工作机制，确保各项任务措施落实到位。各有关部门在制定公共政策时，要充分考虑和评估对健康的影响，探索建立公共政策健康影响评价机制。

（二）制定发展规划

各地区要结合实际，研究制定健康城市和健康村镇发展规划。要通过开展健康影响因素评价、居民健康状况调查等方式，对本地城乡建设和居民健康状况进行分析评估，明确主要健康问题和影响健康的主要因素，确定有针对性的干预策略和可行的阶段性目标，制定相应实施方案，确定阶段性评价指标和部门职责分工，分阶段、分步骤完成工作目标。

（三）开展社会动员

各地区要大力开展群众性爱国卫生运动，加强健康城市、健康村镇理念宣传，提高群众知晓率和支持率，推动社会力量积极参与、支持健康城市、健康村镇建设。保障财政对医疗卫生事业的基本投入，引导和支持社会资本参与项目建设，充分发挥社会组织和志愿者作用，形成各方力量有序参与健康城市、健康村镇建设的良好格局。

（四）加强效果评价和督导检查

全国爱国卫生运动委员会办公室要会同有关部门借鉴国际经验，建立适合我国国情的健康城市、健康村镇建设指标和评价体系，组织第三方专业机构进行健康城市建设效果评价，指导地方进行健康村镇建设效果评价；要加强督导检查，开展典型经验交流，总结推广健康城市、健康村镇建设的有效模式。各省（区、市）爱国卫生运动委员会及其办公室要加强对本行政区域内健康城市、健康村镇建设工作的指导和检查，组织开展对健康村镇建设情况的评估。

B.19
创建健康城市一流智库
推动全国健康城市建设

——中国健康城市建设评价指标体系研讨会暨中国城市报·
中国健康城市研究院成立仪式在京召开

杜博伦*

由全国爱国卫生运动委员会办公室指导，中国城市报社、中国医药卫生事业发展基金会、北京健康城市建设促进会主办，北京健康城市建设研究中心协办，中国城市报·中国健康城市研究院承办的中国健康城市建设评价指标体系研讨会暨中国城市报·中国健康城市研究院成立仪式于7月21日在人民日报社召开。中国城市报·中国健康城市研究院成员和来自全国各地健康城市领域相关专家70余人出席会议。

北京健康城市建设促进会理事长、中国城市报·中国健康城市研究院院长王鸿春研究员主持会议并介绍了研究院的成立背景。《中国城市报》总编辑解树江宣读了人民日报社张建星副社长发来的贺词，并对中国城市报·中国健康城市研究院提出殷切希望。中国医药卫生事业发展基金会理事长王彦峰教授致辞，对研究院的成立给予肯定并提出希望和要求。世界卫生组织驻华代表处首席代表施贺德专门为研究院的成立发来贺信。全国爱卫办爱国卫生工作办公室主任崔钢宣读了全国爱卫办副主任张勇副局长的贺信，并代表全国爱卫办对中国城市报·中国健康城市研究院表示祝贺。《中国城市报》副总编辑陈柳钦宣读中国城市报·中国健康城市研究院名誉院长、院长、副院长、秘书长、副秘书长和特约研究员名单。王彦峰理事长、解树江总编辑、崔钢处长共同为研究

---

* 杜博伦，中国城市报·中国健康城市研究院项目助理、北京健康城市建设促进会研究部副主任，主要研究方向是公共管理、城市管理和健康城市研究。

院揭牌。三十余名与会专家对健康城市评价指标体系等议题进行了研讨，并提出了相关建议。

近年来，全国对健康的重视程度越来越高，2003 年战胜"非典"以后，2008 年原卫生部起草了《健康中国 2020 战略》、2012 年国务院将医疗卫生事业纳入国家"十二五"规划、2014 年《国务院关于进一步加强新时期爱国卫生工作的意见》明确提出要"探索和开展健康城市建设。建立适合中国国情的健康城市建设指标和评价体系"。

为了进一步加强国内健康城市领域的智库建设，推动中国健康城市的建设与发展，在全国爱国卫生运动委员会办公室指导下，中国城市报社与中国医药卫生事业发展基金会、北京健康城市建设促进会共同发起成立了中国城市报·中国健康城市研究院，旨在打造面向全国的健康城市领域的宣传平台、咨询平台、服务平台、合作平台和创新平台，致力于开展健康城市理念传播、健康城市规划制定、健康城市理论探索、健康城市应用研究和健康城市全球互动。

作为发起单位，中国城市报社依托中共中央机关报《人民日报》的传媒影响力和智库资源，将积极传递健康城市理念，提高社会的参与程度；中国医药卫生事业发展基金会多年来始终致力于推进中国健康城市建设，在活动促进、资金支持、理念传播等方面发挥了重要作用，特别是在推进健康北京建设过程中做出了特别贡献；北京健康城市建设促进会作为全国首家健康城市社会组织，在健康城市理论研究、决策咨询以及黏合社会组织与政府机构的关系等方面扮演了重要角色。通过对健康城市理论与实践的深入研究，中国城市报·中国健康城市研究院将有力地推动全国健康城市的发展进程，为"健康中国"贡献力量！

B.20
后　记

2016年8月19日至20日，全国卫生与健康大会在北京召开。习近平总书记在大会上强调"把人民健康放在优先发展战略地位，努力全方位全周期保障人民健康"。8月26日，中共中央政治局召开会议，审议通过"健康中国2030"规划纲要，这是我国积极参与全球健康治理，履行我国对联合国"2030可持续发展议程"承诺的重要举措。在《中国健康城市建设研究报告（2016）》即将付印之际，看到党中央对健康问题高度重视，"健康中国"取得重大进展，我们深感责任重大，并备受鼓舞。《中国健康城市建设研究报告（2016）》由中国城市报·中国健康城市研究院、中国医药卫生事业发展基金会、首都社会经济发展研究所、北京健康城市建设促进会和北京健康城市建设研究中心共同组织编写完成。

本书由中国医药卫生事业发展基金会理事长、中国城市报·中国健康城市研究院名誉院长王彦峰，世界卫生组织驻华代表施贺德担任编委会主任，中国城市报·中国健康城市研究院院长、北京健康城市建设促进会理事长、北京健康城市建设研究中心主任王鸿春，《中国城市报》总编辑解树江和首都社会经济发展研究所所长盛继洪担任主编。整个研创工作是由王彦峰、施贺德、王鸿春、解树江和盛继洪集体策划组织实施完成的。感谢社会科学文献出版社对本书出版工作的全力支持，并对书稿的提纲、内容提出了很好的建议。

感谢全国爱国卫生运动委员会办公室在本书的策划和编辑过程中，在政策上给予指导，在沟通协调方面给予大力支持。本项目为北京市社科基金研究基地重点项目，感谢北京市哲学社会科学规划办公室在立项、研究过程中给予的大力支持。

感谢社会科学文献出版社社长谢寿光先生、社会政法分社社长王绯女士、分社总编辑曹义恒先生、分社副社长周琼女士的大力支持和耐心指导。

中国城市报·中国健康城市研究院副秘书长张晓冰、北京健康城市建设促

后 记

进会研究部副主任杜博伦、北京健康城市建设促进会办公室副主任范冬冬和北京健康城市建设促进会宣传部主任助理陈苏、邵婕做了大量的组织协调工作。

  本书是对中国健康城市的发展状况进行总体评价的第一本蓝皮书，力求在健康城市和可持续发展的背景下，为党和政府的健康城市建设提供理论依据和决策参考。由于时间仓促、水平有限，并且国内尚无先例可鉴，书中的内容难免会挂一漏万，存在问题和不足，恳请广大读者、学者批评指正。

《中国健康城市建设研究报告（2016）》
编辑委员会
2016年8月31日于北京

Abstract

Healthy city as an important national strategy that be absorbed in the nation's "13th Five-Year" Plan, its significance become more and more prominent for the sustainable development of cities in recent years. 〈On Further Strengthening the Views of the Patriotic Hygiene Work in the New Period〉 of the State Council mentioned to accelerate the construction of healthy city, " healthy China " has been rised to a national strategy in the Fifth Plenary of the 18th Central Committee, absorb "13th Five-Year" Plan into the national healthy city guidance and its index system, development of healthy city in China is gradually entering a new period.

This book is under the guidance of the national patriotic health campaign committee office and the world health organization representative office, which is the first national "blue book of Chinese healthy city" that collaborating compiling by the China academy of healthy city, Chinese medicine health development foundation, social and economic development in the capital institute and Beijing health promotion association. The book is made up of eight parts: general report, health environment, health social, health services, health people, case, draw lessons from abroad and the appendix. All reports based on a large number of empirical studies and investigation, which focused on the investigation of four aspects: health environment, health social, health services and health people. This book strive to organize Chinese annual combing and analysis of relevant experts, research and summarize the development direction and vein, analysis the existing problems, and puts forward development suggestions, to put forward decision-making references to the development of healthy city for the party and the government.

General report is focused on the countermeasure analysis research of Healthy City practice and development in China, mainly analyse the situation of Chinese healthy city development road in 20 years development. Characterized by extensive health conception, operating mechanism of " government-leading, departmental coordination and social participation", developing pattern pushed by government

Abstract

planning and projects, the good foundation laid by hygienic city, the diversified contents of construction and the positive propaganda and education, gradually formed and becomes more and more mature. However, there are certain problems exist in the process of the construction of healthy city in China such as the lack of macro-planning and the low operability of urban planning, the declining coordinate ability and the narrow work connotation of PHC (Patriotic Health Committee), the low public recognition and the impendency of improvement of people's health literacy, the underpowered construction of Health City and the limited effect of NGO (Non-Government Organization), the high requirements of healthy city but low level of the scientific research, the large amounts of tasks of projects but small numbers of the training work. As a consequence, this paper comes up with five targeted responses in order to achieve the ambitious goal of "Healthy China" and propel the construction of healthy city in the next stage.

Healthy environment take the management of life garbage in the city and biodiversity protection for example, managing and assessing the health environment of Chinese urban. The former by using statistical data since 2006, combining with the case, from four perspectives of harmless, reduction, recycling and low cost to evaluate the national management effect of living garbage in more than 288 urban regional; the latter from the relationship between urbanization and biodiversity, from the perspectives of how to coordinate social, economic and environment, launching investigation and planning research with points of view of regional ecology and urban ecology towards urban biodiversity resources, and put forward original views to the urban sustainable development and residential environment construction.

Healthy society using the methods of Delphi expert consultation method and literature review method to comparative analysis and research toward the system of social public security development trend and planning, community health and healthy city at home and abroad, the application of research of health evaluation index system of city, found that although nationwide healthy city and community construction has been carried out, understanding and progress of different provinces and cities are different, which need further strengthen community health work, the correct understanding of the relationships between community health and healthy city, establish health community evaluation standard, maintaining public security must be from set up a sound and long-termmechanism, promote the change of the concept of thinking, method, means, system and mechanism innovation, speed up and improve the public security system, clear the eight concept and key tasks, build urban public security intelligence management system which based on big data and security risk management.

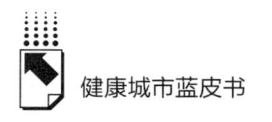

Healthy services based on the analysis of the connotation of the construction of healthy city, integrating points of view of the urbanization and the public service supply, from the perspect of healthy city development, do correspondence study of construction of health service system and the mechanism perfection. As well, the establishment of the combination of sports and medicine has a great practical significance to the national fitness campaign. The policy of Suzhou "sunshine fitness card", issued and brought into force in 2005, has adopted the way of combination of sports and medicine, which allows applicants to consume in fitness stadium with the extra money of health insurance. The article starts with the current situation of the combination of sports and medicine, analyzes the implementation of Suzhou "sunshine fitness card" and elements that affects the consumption of physical fitness with the methods of document literature, questionnaire survey, and statistics and so on, analysis the existing problems in the current medical system, make recommendations to promote health system reform under the background of the new time.

Healthy people focus on the health of people, using panel data and spot checking data, though cross-sectional comparison and contrast around the historical, combining with expert interviews and qualitative analysis, analysing and summarizing the health factors and affecting affactors of Chinese population. This paper based on data survey, face with the health factors change affecting of urban and rural residents and focus on the health level, analysising problems, put forward the countermeasures and suggestions; An achievement and problem oriented, summarizes successful experience, combing specific problems, put forward to strengthen health and empowerment to prevent universal health education development direction cooperated by multi-sectoral.

Cases article mainly summarized experience of the healthy city of demonstration cities, take the healthy city development experience of China, Shanghai, Hangzhou, Suzhou, Weihai, Luzhou and Jinchang, through summarizing concise, framing, sharing for readers the action implementation of the fourth round of of Shanghai's healthy city, Hangzhou's health building pilot project experience, thinking of Suzhou's development stage, Weihai's practice of the development of healthy city, exploration of Luzhou's universal preventive care for poor areas, and Jinchang's project implementation and supervision appraisal assessment in the healthy city.

Draw lessons take healthy city strategies in Vancouver and the urban planning of sustainable development in 2030 of Sydney as analysis background, which provide foreign experience reference for China's healthy city development.

Appendix mainly record the important documents and information of significance of China's healthy city development on the milestone under the national macro policy perspective as the main content, and authoritively issued 〈About to Carry Out the Guidance for the Construction of Healthy City〉 and 〈The Evaluation Index System of Healthy city〉, summarized the founded condition in 2015 of healthy city institute of China at the same time.

Keywords: Healthy City; Urban Disease; Sustainable Development

Contents

Preface Ⅰ   *Chen Zhu* / 001

Preface Ⅱ   *Dr. Bernhard Swärtlander* / 001

Ⅰ General Report

B. 1 The Countermeasure Analysis Research of Healthy City Practice and Development in China

Wang Yanfeng, Wang Hongchun, Zhang Xiaobing,

Li Ji and Long Qian / 001

    1. Introduction   / 002

    2. The Practice of China Cities   / 008

    3. Chinese Healthy City Construction   / 014

    4. The Healthy City Construction Problem Analysis   / 022

    5. Countermeasures and Suggestions to the Development of China's Healthy City   / 029

Abstract: Healthy city, the core of which is people-oriented, is not only the most effective approach to promote the residents' health and the harmonious body and mind, but also the optimal strategic option supported by people in the process of global urbanization in 21st century. After 20 years development, Chinese healthy city development road, characterized by extensive health conception, operating mechanism of "government-leading, departmental coordination and social participation", developing pattern pushed by government planning and projects, the good foundation laid by hygienic city, the diversified contents of construction and the positive propaganda and education, gradually formed and becomes more and more mature. However, there are certain problems exist in the process of the construction of healthy city in China such as the lack of macro-planning and the low operability of urban planning, the declining coordinate ability and the narrow work connotation of PHC (Patriotic Health Committee), the low public recognition and the impendency of improvement of people's health literacy, the underpowered construction of Health City and the limited effect of NGO (Non-Government Organization), the high requirements of healthy city but low level of the scientific research, the large amounts of tasks of projects but small numbers of the training work. As a consequence, this article comes up with five targeted responses in order to achieve the ambitious goal of "Healthy China" and propel the construction of healthy city in the next stage.

Keywords: Health; Healthy Cities; Chinese Healthy City Development Road

Ⅱ Reports on Healthy Environment

B.2 Evaluation Report for Municipal Solid Waste Management in China *Song Guojun, Sun Yueyang* / 033

Abstract: The goals of municipal solid waste (MSW) management includes harmless, reduction, recycling and lower cost in the context of harmless. From the four goals, This report using the date from 2006 to 2013, combined with the case study, evaluated the MSW management effect of 288 cities at prefecture level and above of China. Taking Beijing as a case, the report constructed a social cost evaluation model and evaluated the social cost of MSW harmless disposal of all process links. From the current situation of MSW management in China, harmless disposal lacks of evidence, and law enforcement is weak; Reduction is slow, with no effective measures; Recycling has little process; Lower cost information is less and poor. In order to solve these problems, and to break the deadlock of MSW management, this report made the following suggestions including source separation of waste, building recycling funds, promoting the franchise, Implementation of Discharge Permit System, and information disclosure and public participation.

Keywords: Municipal Solid Waste; Management Evaluation; Policy Suggestion

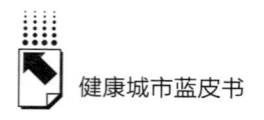

B.3 Biodiversity Conservation is the Basis of the City Development

Hu Jingren, Du Bolun, Shao Jie and Li Caihong / 052

Abstract: Biodiversity refers to the sum of Earth's life forms, which is the basis for human survival and development of the city. Due to soared population and immigration, great damage to biodiversity and trouble of sustainable urban development have been made. We should use wisdom of modern science to understand and research on all aspects of the impact to urban development, and improve biodiversity conservation.

Urbanization is an inevitable trend of the development of human society. While bringing enormous social and economic prosperity, urbanization has also caused serious environmental pollution, which affects the development of the ecosystem directly or indirectly, and is the deterioration factor on deterioration of the natural environment.

Cities, especially some of which have thousands of years of history and ancient culture, have important issues on how to coordinate the relationship between society, economy and environment, and to realize sustainable development of the city with ecological living environment. To achieve this goal, an urgent study on the sustainable development of biodiversity is needed. We should make investigations and planning on urban biodiversity with ideology of urban ecology and regional ecology, which will promote the sustainable development on economy, society and ecology of the surrounding area.

The space of human development is related to the protection of our planet. Biodiversity conservation has been never stalled in urban development process. Comrade Hu Deping has proposed that the economy should be driven by environmentally-friendly technology. As chairman Xi Jinping said, good environment equals to great wealth, which have indicated the correct attitude on biodiversity conservation and green development.

Keywords: Biodiversity; City; Development Basis

III Reports on Healthy Society

B. 4 Planning of the "Thirteen Five" Urban Public Security
System and Development Trend   *Zhang Liming / 067*

Abstract: Public security is everywhere, public safety is related to the overall situation of reform, development and stability. "To promote the development of the party, to keep the peace," local governments and enterprises to overall national security concept as a guide, you need to establish a correct concept of urban safety and security concept of development, analyzing the current public security situation changes in the new features, new trends, local economic and social transformation and development escort. Maintenance of public safety, we must start from the establishment of a sound long-term mechanism to promote the idea of ideas, methods and means, institutional innovation, quickly improve the public security system. Based on the "Thirteen Five" Urban Development Trend of Public Safety, to proceed from the current urban public safety system problems proposed building intelligence control strategy based on large data security and risk management of urban public safety, then given "thirteen five" public security system development plan should grasp the concept of the eight key tasks and ponder the next five years.

Keywords: City; Public Safety; "Thirteen Five"; Big Data; Risk Management Plan

B. 5 Analyses on Healthy Communities Construction in China
Yao Wei, Zou Xuxi / 079

Abstract: Objective: China has promoted launch the Healthy City Construction and Building Healthy Communities in the country, but about it that understanding and progress were different the provinces and cities, the evaluation system was various. So we urgent need to analyze and summarized, marketing experience and comprehensively promote. Methods: Delphi expert consultation, literature review method, Analyze the relevant literature. Result: Through presentation, comparison and analysis the difference the conception of Health Community and Healthy Communities with Part of a healthy community evaluation system, introduced the health community building process and achievements in china, Analysis of health community indicators completion that it related to provinces and municipalities. Conclusion: It was a correct understanding of the relationship between Building Healthy Communities and Healthy City Construction; Establishment the evaluation standard of Healthy Communities which it was relatively uniform and Chinese characteristics; Further strengthen community health; Development of national policies which improved the lifestyle of the residents.

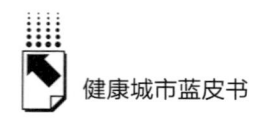

Keywords: Healthy Communities; Healthy Cities; Index System

Ⅳ Reports on Healthy Service

B.6 Healthy City Construction and Medical System Reform

Wang Dashu, Zhu Lulu / 097

Abstract: The construction of healthy city is not only related to the sustainable development of the city, but also closely related to people's health. This paper firstly explains the concept of healthy city and then extends to the construction of healthy cities and towns, and chooses the medical system to analyze. The medical system reform in China has been carried out for several decades, but with the development of economy and the progress of the society, the medical system does not fit for the development of the society and the people's needs. The reform has been carried out, but there are also some problems. This paper summarizes the four stages of the process about the medical system reform from China's opening up to today and then analyzes the difficulties of the reform of medical system and presents American and Germany experience. Finally, this paper puts forward the policy suggestions for medical system reform in China.

Keywords: Healthy City; Medical System Reform; Policy Recommendations

Contents

B.7 Studies on the Fitness Model in the Combination of Sports and Medicine in China Cities- Suzhou "Sunshine Fitness Card" as An Example *Huang Yaling, Zhao Tong / 110*

Abstract: Following the tendency of younger, it has not only seriously influenced the living quality of individual and families, but also caused severe financial burden to our country. As the national fitness campaign has launched, people have made more requirements for reasonable and scientific exercises. The establishment of the combination of sports and medicine has a great practical significance to the national fitness campaign. The policy of Suzhou "sunshinefitness card", issued and brought into force in 2005, has adopted the way of combination of sports and medicine, which allows applicants to consume in fitness stadium with the extra money of health insurance. The article starts with the current situation of the combination of sports and medicine, analyzes the implementation of Suzhou "sunshine fitness card" and elements that affects the consumption of physical fitness with the methods of document literature, questionnaire survey, and statistics and so on.

Keywords: Combination of Sports and Medicine; Sunshine Gym Membership; Fitness Model for Public

V Reports on Healthy People

B.8 The Analysis of Changes in Health Status and Its Influence Factors of Urban and Rural Residents in China
Li Tao, Hao Xiaoning and Liu Zhi / 128

Abstract: Objectives: To provide decision-making basis for the improvement of health promotion strategies and interventions in China and consequently promote the health level of Chinese residents, we described the health status and its trends of urban and rural residents in China as well analyzed the changes in major health influencing factors. Methods: Through the panel and the sampling survey data, the present situation of health was analyzed by using the method of cross-section comparison and historical development before and after comparison, in conjunction with the results of qualitative analysis through expert interviews. Results: The overall health level has been further improved. Two weeks prevalence rate has increased but the severe level decreased. The prevalence of chronic diseases showed a sharply rising trend and has been the main cause of death. The overall level of dietary nutritional status has been improved and the overall physical development showed a better trend. Health behavior styles have improved, but the health risk factors have not been effectively controlled. Recommendation: The top-level design of Health Chinese Strategy should be improved centering on health; the comprehensive targeted interventions for health promotion should be implemented; the prevention and healthcare for the vulnerable groups including the elderly, the maternal, the young, etc. should be strengthened; and the prevention and control system of chronic disease should be improved to actively promote the management of patients with chronic diseases.

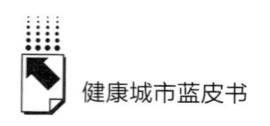

Keywords: Health Status; Influencing Factors; Health Behavior; Health Promotion; Health Intervention

B.9 Health Status of Chinese Population in 2015: Face the Challenge, Protect and Improve People's Health

Tian Xiangyang, Jin Feiwen / 151

Abstract: China's 60-years rapid development created a world health miracle in living and health level improvement. However, the Chinese people are still challenged by multiple intertwined health problems as the chronic disease pandemic, infectious disease epidemic, low health literacy, unhealthy life-style, high health expenses, orientation confusion of health reform, deterioration of environmental health risk factors and health inequity. It would be the most efficient and imperative way to establish health-centered and prevention-oriented working pattern, to strengthen health empowerment, to build multi-sectoral cooperation mechanism, and to fully implement overwhelming national health education strategy.

Keywords: Chinese People; Health Status; Health Problems

VI Reports on City Case

B.10 Implementation Report on Shanghai's the Fourth Action in Healthy City

Jiang Zongmin, Li Zhongyang, Li Guangyao, Tang Qiong,
Xu Yuan and Yue Zhichun / 166

Abstract: The Health Cities project of Shanghai has been carried out for 10 years now, and every 3 years served as an action period. Therefore, the fourth round of this project had been implemented from 2012 to 2014. During this time period, by continuing on emphasizing the importance of multi-departmental cooperation, diversification security, the promotion of legalization and the social participation system, this project managed to continually develop health citizens activities, increasingly perfect the health supportive environment and upgrade the capacities of health management service. The working platform and interfering path of this project are becoming more and better-rounded, while the communication patterns of it are also innovative in all matters. Many citizens have benefited from this project thanks to its wide coverage, and clearly this project has achieved a lot in the area of health promotion.

Keywords: Health Promotion; Health Cities; Health Management

B.11 Studies on Status of Health Building Pilot Project in Hangzhou

Cai Yihua, Wang Jianxun, Li Jintao and Chen Junfang / 178

Abstract: In order to further enrich the connotation of healthy urban construction, and create healthy atmosphere of buildings, improve health level for building population in Hangzhou, the city health office chose three of the most representative business districts and the representative buildings, and one government comprehensive office building as experimental units. Then, using Social Ecological theoretical Model as a framework, we assess the health risk factors of these buildings. To improve building health promotion jobs, we take comprehensive interventions to create a healthy environment, disseminate health knowledge, optimize health services and foster health population. After a year of interventions, the related issues of experimental units crowd life behavior have been well improved. Under the context that "Healthy China" has been involved in national strategies, health experimental unit construction of buildings can provide a good experience to promote the healthy urban construction all over the country.

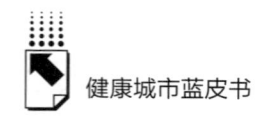

Keywords: Hangzhou; Healthy Buildings; Experimental Unit; Health Promotion; Present Situation

B. 12　Practice and Thinking on the Construction of Healthy City in Suzhou　　　　　　　　　　*Bu Qiu, Liu Junbin* / 192

Abstract: The construction of healthy city in Suzhou started since1999, it experienced four stages as the pilot, all-round development, projects promotion and steady development. Suzhou healthy city has carried out a series of work in healthy environment, health society, healthy service and healthy population. This paper concise Suzhou healthy city construction major work experience, analyzes the new situation and the main problems, and puts forward the countermeasures and suggestions for the development of the healthy city on the next step.

Keywords: Healthy City; Health Promotion; Practice; Suzhou

B. 13　Healthy City Practice Experience in Weihai
　　　　　　　　　　Yang Zhenghui, Li Jing and Wang Zexun / 208

Abstract: Objective: To explore the strategies and methods of establishing healthy city by means of sum up the practice of establishing healthy city in Weihai City. Methods: a retrospective review was made on the data of all aspects of establishing healthy city in Weihai city. Results: The coordinated development of healthy environment, healthy society and healthy people were realized and the goal of building a healthy city was achieved basically in Weihai City by improving the living environment of urban residents, strengthening the comprehensive management of city appearance and the environment protection, developing the public health, improving the health awareness and action of the citizens and ensuring the food safety. Recommendation: Healthy city reflects the comprehensive health level of a city, it is necessary to mobilize the whole society to participate in the action of healthy city.

Keywords: Healthy Cities; Creating; Strategy; Weihai

B. 14 Studies on the Construction of the People's Health Protection System in Poverty-Stricken Area—Exploration of the Pilot Implementation of the Universal Preventive Care in Luzhou County's Healthy City Project

Ren Ying, Li Zhengye, Luo Gang and Wang Guangming / 217

Abstract: Objective To explore how to improve the health service ability of primary health care institutions and the ways to cultivate healthy people through the national preventive and health care pilot. Reference for establishing healthy city in Luzhou. Methods to carry out free physical examination to the resident population, establish the health record, carry on the health risk assessment and prediction to the individual, carry out the general health management and " 2 + 1 " accurate management respectively. Results a total of examination 26. 91 million people, filing rate 100% , health risk assessment rate of 100% , report feedback rate 100% ; the main risk factors of health effects: greater than or equal to 18 years old adult, overweight rate 25. 51% , obesity 8. 53% rate, rate of smoking 28. 33% , drink liquor rate 22. 10% , halophilic rate of 2. 70% , and exercise rate of 6. 50% . Chronic disease and chronic disease high risk situation: more than 18 years old adults. The prevalence of hypertension 24. 77% rate; diabetes prevalence rate was 4. 84% . The incidence of chronic disease in high risk population 36. 76% rate, the population of which is more than or equal to three risk factors occur rate was 5. 94% . Management after 1 year special survey results: survey blood pressure value 95. 22% of the witting rate, blood glucose value awareness rate of 87. 78% , drug treatment of the patients with hypertension was 92. 58% , the rate of blood pressure control 18. 36% ; diabetes drug treatment rate of 77. 52% , rate of blood sugar control 14. 73% ; awareness of the harm of smoking rate 48. 00% , willing quitting proportion for 23. 43% , has taken 17. 1% of smoking behavior; known halophilic susceptible to hypertension ratio of 50. 08% and willingness to change the halophilic reduce the proportion of the amount of salt was 86. 00% had taken the proportion of salt restriction action 42. 60%. Conclusion: the promotion of free health examination and classification of health management in poor areas is an effective way to cultivate the healthy people and improve the health service ability of primary health care institutions, and it is worth popularizing.

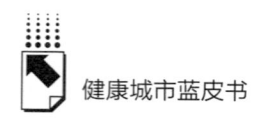

Keywords: Xuyong County; Luzhou County; The People's Health Protection System

B. 15　Introduction of Healthy City Case in Jinchang (2012 −2015)

Yao Faqi, Zhao Youcheng / 238

Abstract: objective: to analyze the work condition of the construction of healthy city of Jinchang, to provide a scientific basis for comprehensively optimize urban soft environment and enhance the soft power, for highlight the characteristics of the city, for build ecological livable, the best living environment for tourism and business. Methods: supervise the assessment results of implementation and completion the of healthy city project member of each units; collect and analysis data of the annual work condition. Results: the construction of healthy city of Jinchang is still in the exploratory stage. All kinds of work have made prominent effects through creating a healthy culture, improving health environment, optimizing health services, fostering healthy public, building a healthy society, efforts in carrying out the create activities of "healthy demonstration unit" and "healthy model family", and China's urban and rural residential health environment has gradually improved as well as people's health literacy, the quantitative indexes have basically achieved the anticipated goal, there are also many problems exists at the same time. Suggestions: strengthen the exploration research, forming a scientific mechanism.

Keywords: Healthy City; Urban Characteristics; Scientific Mechanism

Ⅶ Reports on Experience & Reference

B.16　Studies on Healthy City Urban Planning of Vancouver,

　　　　Canada　　　　　　　　*Josh Weinberg, Jing Jing and Wang Wei / 250*

Abstract: Healthy city strategies in Vancouver, Canada is a good model all around the world. This paper mainly achieved by review and research of healthy city development experience in Vancouver as well as the basic framework of development strategy in the next 10 years. Among them, the basic framework of Vancouver's urban development embodied urban priority and ambitions, including specific, accountable targets and indicators. The purpose of this case study hope to extract suitable experience for Beijing and its development of healthy city. This analysis focuses on the choice of the strategies' framework, including target selection, positioning and indicators. According to the current healthy city strategic planning and the successful experience of Vancouver, this article provides some suggestions on the preliminary stage of healthy city, so as to promote Beijing healthy city development and speed up with the domestic and other cities in the world on a specific subject, as well as a practical reference for the communication.

Keywords: Vancouver; Healthy City; Urban Planning

B.17　Urban Planning of Sydney and Healthy City

　　　　　　　　　　　　　　　　　　　　　　　　Zhao Yali, Chen Su / 262

Abstract: Sydney is named one of the world's five healthy cities by related media, which is inseparable from its city building and planning. The vision of "2030" planning of Sydney is to make Sydney a city of green, globalize and networked. This program is not only Sydney's awareness of sustainable development, but also a full understanding and application of the concept of healthy city. The city building and planning of Sydney brings us four enlightenments: 1. The innovative mechanism of cooperation and participation. 2. The sustainability of social development. 3. Focus on community construction. 4. Develop green transportation and build multivariate traffic network.

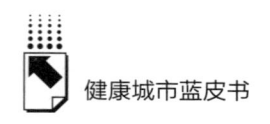

Keywords: Sydney; "2030" Planning of Sydney; Green; Healthy City

Ⅷ Appendices

B. 18   The Guidance of Healthy City Construction in China

/ 276

B. 19   Creating TOP Healthy City Think-Tank, Promoting National Healthy City Construction-Symposium on China Healthy City Construction Evaluation Index System and Establishment Ceremony of China City News China Institute of Healthy City launched in Beijing *Du Bolun* / 286

B. 20   Postscript / 288

社会科学文献出版社　　　　　　　　　　　　皮书系列

❖ 皮书起源 ❖

"皮书"起源于十七、十八世纪的英国，主要指官方或社会组织正式发表的重要文件或报告，多以"白皮书"命名。在中国，"皮书"这一概念被社会广泛接受，并被成功运作、发展成为一种全新的出版形态，则源于中国社会科学院社会科学文献出版社。

❖ 皮书定义 ❖

皮书是对中国与世界发展状况和热点问题进行年度监测，以专业的角度、专家的视野和实证研究方法，针对某一领域或区域现状与发展态势展开分析和预测，具备原创性、实证性、专业性、连续性、前沿性、时效性等特点的公开出版物，由一系列权威研究报告组成。

❖ 皮书作者 ❖

皮书系列的作者以中国社会科学院、著名高校、地方社会科学院的研究人员为主，多为国内一流研究机构的权威专家学者，他们的看法和观点代表了学界对中国与世界的现实和未来最高水平的解读与分析。

❖ 皮书荣誉 ❖

皮书系列已成为社会科学文献出版社的著名图书品牌和中国社会科学院的知名学术品牌。2011年，皮书系列正式列入"十二五"国家重点出版规划项目；2012~2015年，重点皮书列入中国社会科学院承担的国家哲学社会科学创新工程项目；2016年，46种院外皮书使用"中国社会科学院创新工程学术出版项目"标识。

法律声明

"皮书系列"(含蓝皮书、绿皮书、黄皮书)之品牌由社会科学文献出版社最早使用并持续至今,现已被中国图书市场所熟知。"皮书系列"的LOGO( )与"经济蓝皮书""社会蓝皮书"均已在中华人民共和国国家工商行政管理总局商标局登记注册。"皮书系列"图书的注册商标专用权及封面设计、版式设计的著作权均为社会科学文献出版社所有。未经社会科学文献出版社书面授权许可,任何使用与"皮书系列"图书注册商标、封面设计、版式设计相同或者近似的文字、图形或其组合的行为均系侵权行为。

经作者授权,本书的专有出版权及信息网络传播权为社会科学文献出版社享有。未经社会科学文献出版社书面授权许可,任何就本书内容的复制、发行或以数字形式进行网络传播的行为均系侵权行为。

社会科学文献出版社将通过法律途径追究上述侵权行为的法律责任,维护自身合法权益。

欢迎社会各界人士对侵犯社会科学文献出版社上述权利的侵权行为进行举报。电话:010-59367121,电子邮箱:fawubu@ssap.cn。

社会科学文献出版社